노인치위생학

Geriatric Dental Hygiene Care

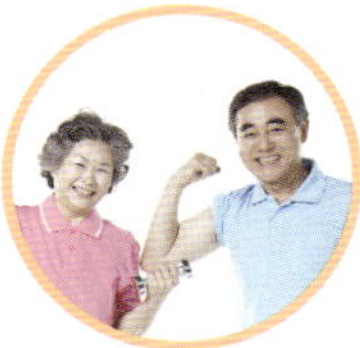
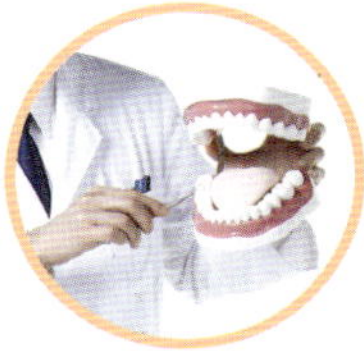
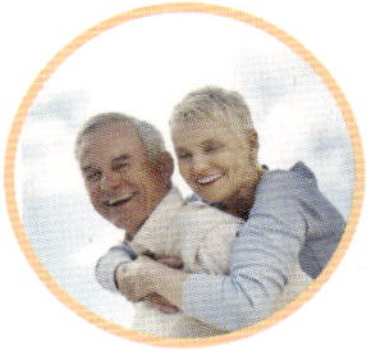

군자출판사

노인치위생학

첫째판 1쇄 인쇄 | 2012년 3월 5일
첫째판 1쇄 발행 | 2012년 3월 10일
첫째판 2쇄 발행 | 2016년 9월 2일

집 필 진 강부월, 구인영, 김남희, 김동열, 김영경, 김정숙, 김지화, 김혜진, 박정란, 성정희, 손정희, 신선정, 유자혜, 이근유, 이병호, 이형숙, 장종화, 정재연, 조은별, 최부근, 최준선, 하명옥, 황윤숙
발 행 인 장주연
출 판 기 획 이윤희
편집디자인 채경신
표지디자인 김명애
일 러 스 트 이혜옥
발 행 처 군자출판사
등 록 등록 제 4-139호(1991. 6. 24)
본사 (10881) **파주출판단지** 경기도 파주시 회동길 338(서패동 474-1)
전화 (031) 943-1888 팩스 (031) 955-9545
홈페이지 | www.koonja.co.kr

* 파본은 교환하여 드립니다.
* 검인은 저자와의 합의 하에 생략합니다.

ISBN 978-89-6278-529-6

정가 25,000원

머리글

노인은 삶에서 건강을 지키는 것이 가장 중요한 문제라 생각합니다. 특히 건강을 지키는 것이 가장 중요한데 이는 구강을 잘 관리함으로써 치아를 포함한 구강조직을 건강하게 유지하고 이를 통해 신체적 건강은 물론 정신적, 사회적 건강을 유지할 수 있게 될 것이라고 생각하기 때문입니다.

노인은 사회 · 경제적인 은퇴와 신체적, 심리적 노화과정을 겪고 있습니다. 하지만 노인에게 현실은 당장 경제적인 것과 신체적인 것에만 관심을 기울일 뿐 노인에게 필요한 다양한 서비스나 지원은 제공되지 못하고 있습니다. 그중에 하나가 구강서비스입니다.

이제 고령화 사회에 진입하는 우리사회의 노인을 위한 구강관리 내용을 책으로 정리해 보았습니다.

이 책은

첫째, 노화와 관련된 신체적 · 사회적 · 심리적 변화를 담고 있습니다.

둘째, 노화에 따른 구강의 변화와 노인기에 주로 발생되는 구강병을 중심으로 살펴보았습니다.

셋째, 노인들에게 제공되어야 하는 구강관리의 여러 서비스를 구체적으로 제시하고 그 방법을 실무에서 실행할 수 있도록 하였습니다.

넷째로 건강하거나 그렇지 못한 상황의 노인 건강을 위한 구강건강증진 체조를 포함한 교육, 섭식 관리법들을 제시하고 있습니다.

마지막으로 치과위생사가 고령화사회에서 준비하여야 할 것을 제안하고 있습니다.

참고문헌과 앞선 연구가 많이 부족한 상황에서 노인치위생학의 발간을 위해 저자들은 3여년 시간동안 세미나와 수차례의 회의를 거치며 학문의 방향과 필요성에 대해 의견을 모았고 이제 미숙하지만 책으로 엮었습니다. 이 책이 고령화사회에서 치과위생사들로 활동할 학생들의 교재로 활용되길 희망합니다. 또한 임상이나 보건분야에서 노인구강관리에 관심이 있는 후학들에게 지침서가 되길 바랍니다. 더불어 여러 관련분야 사람들에게 노인 구강관리에 대한 치위생계 생각을 전하는 안내서가 되길 희망해봅니다.

유에서 무를 창조하는 것은 여러 사람의 노력과 열정이 있어야 가능합니다만 아직은 많이 미숙합니다. 그러기에 여러 읽는 이들의 많은 충고와 비판을 기다립니다. 독자들의 진심어린 조언이 노인치위생학을 좀 더 다듬고 전문화 시켜 노인치위생학을 발전시킬 수 있으리라 기대합니다.

끝까지 지치지 않는 열정과 사랑, 학문에 대한 책임감으로 노인치위생학의 탄생을 위해 최선을 다해 주신 많은 동료 저자분들과 출판하기까지 많은 도움과 성원을 아끼지 않으신 장주연 사장님과 이윤희 선생님, 여러 직원분들께도 깊은 감사를 드립니다.

2012년 2월 저자 일동

감 수

- 강부월 동남보건대학교
- 이형숙 대구보건대학교

편집위원

- 김남희 연세대학교
- 박정란 백석대학교
- 장종화 한서대학교
- 정재연 한양여자대학교
- 황윤숙 한양여자대학교

집필진

- 구인영 경운대학교
- 김동열 서라벌대학
- 김영경 충청대학교
- 김정숙 구미1대학
- 김지화 포항대학교
- 김혜진 동의대학교
- 성정희 가톨릭상지대학교
- 손정희 대원대학교
- 신선정 강릉원주대학교
- 유자혜 영동대학교
- 이근유 아산시보건소
- 이병호 영산대학교
- 조은별 한국건강증진재단 구강보건사업단팀
- 최부근 신성대학교
- 최준선 가천대학교
- 하명옥 광주보건대학교

Contents

Chapter 3 노인치위생처치

Chapter 4 노인구강 건강증진

Chapter 5 노인구강보건관리의 현재와 나아갈 길

부 록

Chapter 01

고령화사회의 이해

(Active Aging Society)

1. 노인의 정의
2. 노화에 따른 변화
3. 고령화사회의 사회보장과 복지

‖ 학습목표 ‖

- 학습자는 노인을 정의할 수 있다.
- 학습자는 노화에 따른 변화를 설명할 수 있다.
- 학습자는 고령화사회의 개념을 설명할 수 있다.
- 학습자는 고령화사회의 사회보장을 설명할 수 있다.
- 학습자는 노인장기요양보험제도를 설명할 수 있다.

1. 노인의 정의

노인을 정의하는데는 여러 관점이 있다. 신체적 노화는 시력의 경우 40대 중반에서 시작하고, 사회적으로는 은퇴시기라고 보는 관점들도 있다. 또한 우리 조상들은 만 60세가 되어 환갑잔치를 하면 노인으로 보기도 한다. 노인에 대해서는 외형적 변화나 체력의 저하, 사회적 역할, 심리적 변화 등 즉 나이, 신체적 기능, 사회적 역할 상실 등에 따라 구분할 수 있다.

노인에 대한 정의를 하는 것은 노화를 어떤 기준에 의해 규정함으로써 사회적으로 보살핌이 필요하거나, 지원을 하여야 하는 기준을 정하고 사회가 공동으로 적극적 대책이 필요하기 때문이다.

우선 나이를 기준으로 구분했을 때 우선 법률적 기준들이 일률적이지 않고 노동력이나 보호대상에 따라, 혹은 사업의 수혜 범위에 따라 노인을 다르게 규정하고 있다. 즉 국민기초생활보장법은 시행령 제7조[1]에서 근로능력이 있는 수급자를 18세 이상 64세 이하로 규정하고, 노인복지법 제26조[2]의 경로우대 대상이나 동법 시행규칙 제14조[3]의 노인주거복지시설의 입소대상자 등에서도 대부분의 연령 조건을 65세를 기준으로 한다. 하지만 국민연금법 제61조[4]에서는 노령연금 수급권자를 60세(특수직종근로자는 55세)로 규정하고 있으며, 고용상 연령차별금지 및 고령자고용촉진에 관한 법률 제2조[5]에서는 고령자의 정의를 55세 이상인 사람으로 보고 있다. 그럼에도 불구하고 현재 노인에 대한 인구지표나 국가 간의 통계지표 비교에 있어 65세를 기준으로 하고 있다.

1) 국민기초생활보장법 시행령 제7조(근로능력이 있는 수급자) ① 법 제9조 제5항 전단에 따른 근로능력이 있는 수급자는 18세 이상 64세 이하의 수급자로 한다.

2) 노인복지법 제26조(경로우대) ① 국가 또는 지방자치단체는 65세 이상의 자에 대하여 대통령령이 정하는 바에 의하여 국가 또는 지방자치단체의 수송시설 및 고궁 · 능원 · 박물관 · 공원 등의 공공시설을 무료로 또는 그 이용요금을 할인하여 이용하게 할 수 있다.

3) 제14조(노인주거복지시설의 입소대상자 등) ① 법 제32조에 따른 노인주거복지시설의 입소대상자는 다음 각 호와 같다.
   1. 양로시설 · 노인공동 생활가정: 다음 각 목의 어느 하나에 해당하는 자로서 일상생활에 지장이 없는 자
      가. 「국민기초생활 보장법」 제2조에 따른 수급권자(이하 "기초수급권자"라 한다)로서 65세 이상의 자
      나. 부양의무자로부터 적절한 부양을 받지 못하는 65세 이상의 자
      다. 본인 및 본인과 생계를 같이 하고 있는 부양의무자의 월소득을 합산한 금액을 가구원수로 나누어 얻은 1인당 월평균 소득액이 통계청장이 「통계법」 제17조 제3항에 따라 고시하는 전년도(본인 등에 대한 소득조사일이 속하는 해의 전년도를 말한다)의 도시근로자가구 월평균 소득을 전년도의 평균 가구원수로 나누어 얻은 1인당 월평균 소득액이하인 자로서 65세 이상의 자(이하 "실비보호대상자"라 한다)
      라. 입소자로부터 입소비용의 전부를 수납하여 운영하는 양로시설 또는 노인공동생활가정의 경우는 60세 이상의 자

4) 국민연금법 제61조(노령연금 수급권자) ① 가입기간이 10년 이상인 가입자 또는 가입자였던 자에 대하여는 60세(특수직종근로자는 55세)가 된 때부터 그가 생존하는 동안 노령연금을 지급한다.

5) 고용상 연령차별금지 및 고령자고용촉진에 관한 법률 제2조(고령자 및 준고령자의 정의) ① 「고용상 연령차별금지 및 고령자고용촉진에 관한 법률」(이하 "법"이라 한다) 제2조제1호에 따른 고령자는 55세 이상인 사람으로 한다. ② 법 제2조제2호에 따른 준고령자는 50세 이상 55세 미만인 사람으로 한다.

또한 노인을 단순이 65세 이상을 모두 노인이라는 하나의 단어로 보지 않고 연령계층을 구분하여 연령에 따른 다양성과 차이를 반영하고자 60~74세까지를 초기 노인(연소 노인, young old), 75~84세를 노인(중노인, middle old), 85세 이상을 고령노인(old old)이라고 구분한다. 즉 노년기를 기능 수준에 따라 초기노인, 노인, 고령노인으로 구분하기도 한다.

노인학자들은 기능연령(functional age)의 관점에서 노년기를 정의하기도 한다. 이러한 연령의 구분은 향후 노인과 관련된 여러 정책을 기획하고, 이로 인한 국가의 재정적 · 사회적 부담 등을 고려하는 중요한 지표가 될 것이므로 노인의 연령적 구분뿐만 아니라 사회적 역할 등을 고려하여 구분하여야 할 것이다.

노인 인구가 전체인구 중에 차지하는 비율로 구분해보면 고령화사회(aging society)란 65세 이상 노인 인구가 전체 인구의 7% 이상을 차지하는 사회이고, 14% 이상이 되면 고령사회(aged society), 그리고 전체 인구에서 20%인 초고령사회(super-aged society)라 한다. 우리사회는 이미 2000년에 7.2%로 고령화사회에 진입하였고, 2008년에는 10.2%, 그리고 2018년에는 14%의 고령사회로 그리고 2026년에는 초고령사회로 진입할 것이라 예측하고 있다. 이러한 증가 속도는 프랑스가 고령화사회에서 고령사회로 가는 115년에 비해 18년으로 급속하게 변화하고 있으며, 고령사회에서 초고령사회로는 영국이 50년에 의한 변화를 우리나라는 8년에 의해 도달할 것이라 예측한다. 이러한 인구 동태의 변화는 우리나라 저 출산율과 연소인구 증가율과 비교해 볼 때 향후 우리나라의 인구구조는 피라미드형이 아니라 항아리형으로 변해 갈 것이다.

고령화사회는 국가의 부양인구 증가와 생산력 감소 등의 문제로 바로 볼 것이 아니라 아니라 노인인구의 삶을 위해 여러 가지 즉, 노인에 대한 편견이나 노인차별, 노인질병 등의 여러분야에 대한 관심과 연구가 필요 할 것이다.

특히 구강분야는 고령이 되면서 상실되는 치아뿐만 아니라 연하, 발음, 저작 등 여러 구강기능장애에 대해 관심을 가져야 하고 노인의치 보철의 건강보험 재정 확보와 수혜대상 확대 등 여러 관점에서 해결해야 할 과제들이 당면해 있다.

고령화사회를 맞이하는 치과위생사는 자연발생적 노화에 대해 이해할 뿐 아니라 발치와 같이 적극적 대응으로 기간을 연장 할 수 있는 노화의 문제에서는 그 역할을 수행하기 위해 노화를 이해하고 향후 고령화 사회의 직업적 역할을 살펴보는 것이 중요하다.

2. 노화에 따른 변화

1) 신체적 변화

노화는 정상적으로 늙어가는 신체과정을 의미한다. 즉, 모든 사람은 나이가 들어감에 따라 전신에 걸쳐 신체적 변화를 경험한다. 신체적 변화란 구조 및 기능의 변화를 의미하며 신체적 변화에 대한 적응이 잘 되는 것을 생리적 변화, 즉 건강한 노화과정이라 한다. 노화로 인한 생리적 변화는 각 신체 조직에서 서로 다른 속도로 진행된다. 생리적 변화는 출생과 더불어 시작되는 것으로 평생 동안 이루어진다.

생리적 변화에서 벗어났을 때 병적인 변화로 구분하지만 생리적 변화와 병적인 변화를 정하는 것은 매우 어려우며, 특히 노인에서는 더욱 구분하기 어렵다.

(1) 근 · 골격계의 변화

노화는 외모상의 변화로 인해 인지되는데 이는 근육 및 골격계의 변화에 의해서 발생된다. 가장 현저한 변화는 추간판의 위축으로 인해 신장의 감소와 골다공증 등이 나타난다. 또한 골다공증에 의해 경추의 변화가 생겨 두부가 뒤쪽으로 경사진 것처럼 보이며, 골다공증으로 인한 자세 변화와 함께 골격이 약해져서 골절되기 쉽다. 이러한 변화는 폐경기 이후 에스트로겐(estrogen)이 급격히 저하되는 여성에서 많이 발생한다.

관절은 관절 내의 성질이 변화되어 얇아지고 탄력성이 사라지게 되며 관절을 지지하는 인대가 약해져 기동성에 문제가 생길 수 있다. 또한 관절의 활막 역시 관절면이 마모되고 관절낭을 이루고 있는 여러 가지 요소들이 파괴되어 염증이나 통증, 강직 및 기형과 같은 문제가 나타날 수 있다.

근육의 경우 근육 통제의 장애나 근육량 감소, 근육 위축으로 인해 근력의 저하와 피로도가 발생하고 근육의 탄력성이 상실된다. 근육의 글리코겐(glycogen) 저장 능력이 감소함으로써 근육 수축 시 사용할 수 있는 에너지원이 감소한다. 근육의 단위면적당 모세혈관의 수는 감소하지만 산소이용 정도는 변하지 않으므로 노인들은 쉽게 피로해지는 경향이 있어 심한 훈련과 활동은 피하여야 한다.

① 순환기계의 변화

심장, 혈관계 질환은 다른 모든 질환을 합한 것보다 높은 비율로 매년 최대 사망원인이 되고 있으며, 노인에 있어서 순환기계의 주된 변화는 심장의 수축력 약화와 혈관경화를 꼽을 수 있다. 심장의 수축력은 심장근육의 콜라겐(collagen)과 아밀로이드(amyloid) 침착으로 인해 심실이 탄력을 잃음으로써 약화된다. 심장은 노화에 의해서 크기는 변화하지 않으나 근력의 저하로 심근의 수축과정에서 보다 많은 에너지가 요구된다. 따라서 갑작스러운 스트레스에 적응하는 것이 어렵다.

혈관의 경화는 부정맥을 초래할 수 있으며 특히 동맥경화증은 동맥벽을 두껍고 딱딱하게 만들어 비만, 고혈압, 고혈당, 과지방혈증을 일으킬 수 있다. 이러한 순환기계의 변화는 신진대사를 저하시킴으로써 체온조절능력을 저하시킬 수 있다. 건강한 성인의 정상체온 범위는 36.2~37.2℃이지만 건강한 노인의 체온범위는 이보다 폭이 훨씬 넓다. 또한 일시적인 순환장애로 인해 노인은 체위성 저혈압이 일어날 수 있으므로 갑자기 자세를 바꾸는 것을 피하고 순환기계의 기능에 적응하는 것이 필요하다.

② 호흡기계의 변화

호흡기계는 순환기계와 더불어 생체조직에 산소를 공급하고 탄산가스를 배설하는 역할을 한다. 노화로 인해 호흡기계는 형태와 기능면에서 다음과 같이 변화한다. 먼저 흉곽은 강직이 증가되고 흉골의 돌출로 인해 전후경이 늘어나 흉곽의 팽창이 제한되며 복근의 수축력이 약화됨으로써 폐활량이 감소한다. 따라서 운동에 대한 내성(tolerance)이 떨어지기 때문에 활동 중 휴식을 자주 취하는 것이 좋다.

비강에서 폐포에 이르는 기도는 퇴행성 변화로 인해 비강점막과 선조직이 위축되고 섬모운동이 저하되어 이물질이나 세균으로부터 방어능력, 분비물이 가지는 살균작용이 저하된다. 또한 외이(外耳)의 변화로 상기도가 폐쇄되어 구강호흡을 하게 되고 이러한 구강호흡은 기도의 건조를 조장한다. 노인은 활동이 증가할 경우 호흡곤란을 일으키게 되는데 이는 심장 · 혈관계의 부하가 증가했다는 것을 의미한다. 노인의 폐혈관은 확장성이 결핍되어 내막과 중막은 비후되나 내강은 좁아져 용적이 감소하고 모세혈관 수도 감소한다. 또한 심박출량이 감소하고 조혈능력이 저하되어 빈혈이 나타나고 기관지의 신축성 저하나 폐포 수 감소는 산소분압의 저하로 이어질 수 있다.

③ 소화기계의 변화

미뢰수의 감소와 후각의 저하로 인한 미각의 저하는 대부분의 노인에서 나타날 수 있다. 또한 치아의 탈락이나 결손, 의치의 부적합으로 인해 음식물을 씹기가 힘들어지고 타액의 감소로 구강건조증이 생길 수 있다. 노화로 인해 소화기계는 확실히 변화하지만 노인은 소화기계의 노화에 적응하는 능력이 있으므로 소화기능 자체의 장애는 없다.

④ 비뇨기계의 변화

노인의 비뇨기계는 신단위 수가 적어져 신장의 투과기능이 저하되거나 방광용량 이상으로 요실금이 나타날 수 있으며, 배뇨신호에 문제가 생겨 방광용량의 한계에 도달할 때까지 배뇨의 자각이 잘 전달되지 않는 등의 이상이 나타난다.

⑤ 생식기계의 변화

여자 노인은 폐경으로 인한 난소 수축이 일어나며 이로 인한 난자 생성 능력 소실, 난소호르몬 감소,

외음부 점액 분비량 저하 등이 일어나며 유방도 난소호르몬의 결핍으로 편평하게 되는 등 남자 노인보다 현저한 변화가 일어난다. 남자 노인의 경우 음경과 고환의 크기가 감소하고 전립선이 비대해지는 등 변화가 나타나지만 정자의 생성 능력은 충분하게 이루어지고 있는 것으로 알려져 있다.

⑥ 내분비계의 변화

난소의 기능 저하로 성호르몬의 분비가 감소하거나 췌장의 기능 저하로 인슐린의 분비가 감소하고 코르티솔(cortisol)의 분비도 감소한다. 반면 부갑상선 호르몬의 농도는 증가하는 경향이 나타나지만 호르몬의 분비 감소 및 과다가 크게 일어나지는 않는 것으로 알려져 있다.

⑦ 피부의 변화

외피 전체에서 피하지방이 감소하는데 특히 상지 및 하지의 피하지방 감소로 온도변화에 대해 민감하게 느낄 수 있다. 또한 피부가 건조하고 얇아진다거나 머리카락 감소, 백발 형성, 시력 저하, 주름살이 생길 수 있다.

⑧ 신경계의 변화

노인에 있어 모든 신체조직의 세포기능 저하와 함께 신경계의 기능 저하가 나타난다. 신경다발과 신경선류의 감소로 신경원의 수가 줄어들게 되어 대뇌로 가는 자극전도능력과 대뇌로부터의 자극전도능력이 저하된다. 따라서 자극에 대한 신체 반응 속도가 10~15% 늦어지게 된다. 신경계의 변화는 근육의 변화와 함께 균형, 자세, 동작평형을 유지하는 능력을 저하시킨다.

⑨ 감각기관의 변화

노화가 진행됨에 따라 눈, 귀 등의 감각기관에도 변화가 나타난다. 가령과 더불어 색의 식별능력이 저하되고 안구의 굴절과 투명도의 이상으로 시력이 저하되거나 명암에 대한 반응력도 저하하여 특히 약간 어두운 상태에서의 적응이 어렵다. 눈물생성이 감소한다거나 하안검의 탄력상실로 인해 눈썹이 안으로 말려 들어가는 현상이 나타날 수 있다. 시력문제보다 많이 나타나는 것이 청각장애이다. 고막 근육의 위축으로 인해 소리에 고막이 쉽게 진동하지 않기 때문에 노인은 일상적인 음성을 알아듣는 능력이 저하한다. 뿐만 아니라 신경계의 변화로 인해 중추신경계는 귀에서 들린 정보를 다시 의미를 가진 말로 바꾸는 것이 어렵게 된다.

2) 심리적 변화

노화로 인해 변화하는 심리적 반응에는 의존성, 신뢰감, 지능상태, 공격성, 애정과 기분의 변화, 불만감 및 자아존중감의 변화가 있다. 시력의 저하나 노인성 난청, 배뇨 장애, 성욕 감퇴 등 여러 가지 신체적 노화현상으로 삶의 의미를 잃어버리게 된다거나 정상적인 인간관계를 형성하기 어렵게 됨으로써 노화현상에 순응하지 않으면 심기증이나 우울증으로 발전할 수 있다. 따라서 평정한 마음으로 현실적 노화현상을 받아들일 수 있도록 신체적 노화현상을 자각시킨다. 노인들이 강한 불안감, 불만족감을 느끼는 원인으로 지적 능력의 저하를 들 수 있다. 가정과 사회에서의 입장이 흔들리게 됨으로써 자신이 무능하다고 여기고 사회와 가정에서 도피해 버릴 수 있다. 지능은 특히 기억력, 분석력, 학습능력이 저하되고 주의집중력과 지속력이 저하된다. 규칙적인 신체활동은 기능손상을 저하시킬 수 있을 뿐만 아니라 부정적 심리변화를 줄이고 자아존중감 및 삶의 질을 개선하는데 도움이 된다.

3) 사회적 변화

본인을 둘러싼 주위상황이 늙음을 자각시키는 것을 사회적 노화현상이라고 한다. 사회적 변화는 상실에서부터 시작한다. 즉 회사에서 퇴직한다거나 교우관계가 축소되고 수입원이 없어지는 것을 말한다. 이러한 변화로 인하여 불안감 및 절망감이 발생 될 수 있다. 또한 가정에서는 가족의 장으로서의 존재감이 희박해짐으로써 고독감을 느끼거나 가사에서의 역할이 감소되고 배우자나 친구와의 사별로 인해 심한 허무감, 절망감, 고독감을 느끼게 된다. 또 다른 사회적 변화로는 적극적인 사회 참여로부터 사회적 지지로의 변화이다. 다른 어느 연령층보다 사회적 지지에 영향을 받는 그룹이 노인이다. 적극적인 신체활동이 지역사회 참여와 사회화를 촉진시킬 수 있는 좋은 수단이 될 수 있지만 신체활동에 대해 부정적 태도를 가지고 있거나 동기유발이 부족할 수 있다. 하지만 주변 사람들로부터 받는 사회적 지지 즉, 감정적 지지나 기구적 지지, 정보적 지지는 건강 상태를 좋게 하고 감정적인 고통을 감소시킬 수 있다. 더 나아가 인생에 대한 만족감을 증가시키고 건강한 자긍심을 발달시킬 수 있기 때문에 건강한 노화를 위해서는 사회적 지지를 제공할 필요가 있다.

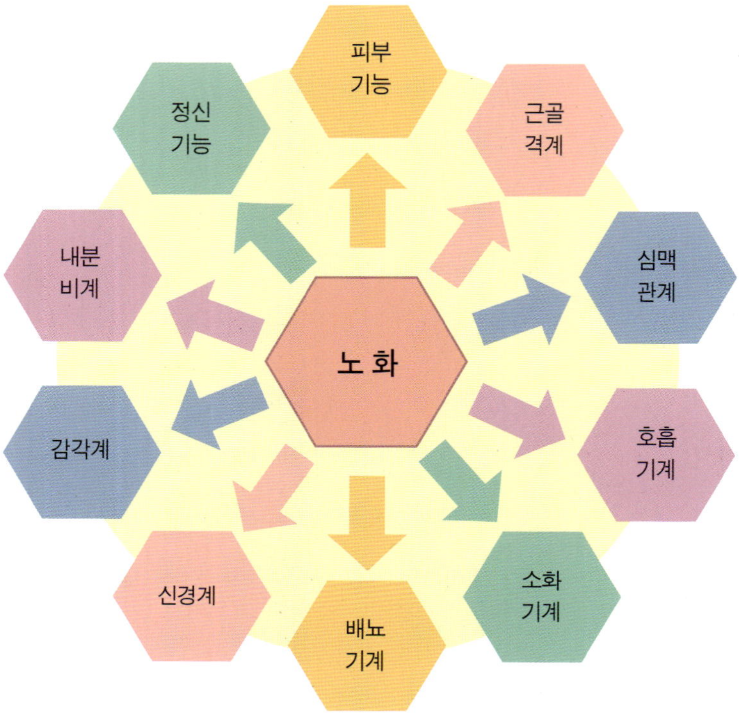

그림 1-1 노화에 따른 변화

3. 고령화사회의 사회보장과 복지

1) 고령화 사회

21세기 한국에 있어 최대 과제 중의 하나는 인구고령화 문제이다. 고령화 선진국의 경험에서와 같이 인구고령화는 연금, 의료, 복지, 주택 등 사회보장은 물론 경제, 사회 전반에 걸쳐 광범위한 영향을 미치고 문제를 파생시킨다. 세계에서 가장 급격하게 고령화가 진행되는 우리나라의 경우에도 예외일 수 없다.

2011년 통계청 자료에 의하면, 2010년 한국의 사회지표는 우리나라는 경제적 수준의 향상과 의료기술의 발전으로 인해 국민의 평균수명이 지속적으로 높아져 65세 이상 고령인구 비율이 1980년 3.8%에 불과하였으나, 2010년에는 10.7%이었고, 2019년에는 14.2%, 2050년은 38.2% 정도가 될 전망이다. 또한 기대수명에 있어서도 2009년 남자는 76.99세, 여자는 83.77세로 평균 80.55세이며 2050년에는 우리나라 인구의 평균연령은 53.4세 정도가 될 전망이다. 또한 생산연령인구에 대한 고령자의 인구비율인 노인부양지수가 1970년 5.7%에서 2002년에는 11.1%로 증가되었고, 2019년에는 19.8%, 2050년 노년부양비는 72.0%로 예측되고 있는데, 이는 15~64세 생산가능인구 1.4명이 노인 1명을 부양하는 것과 같은 의미이다. 이러한 노년부양비의 증가는 곧 재정 부담으로 이어지는데 건강보험 기준 전체의료비 중 65세 이상 고령자가 차지하는 비중은 1999년 17.0%에서 2009년 30.5%로 늘어난 실정이다.

(단위: 억원, %, %p)

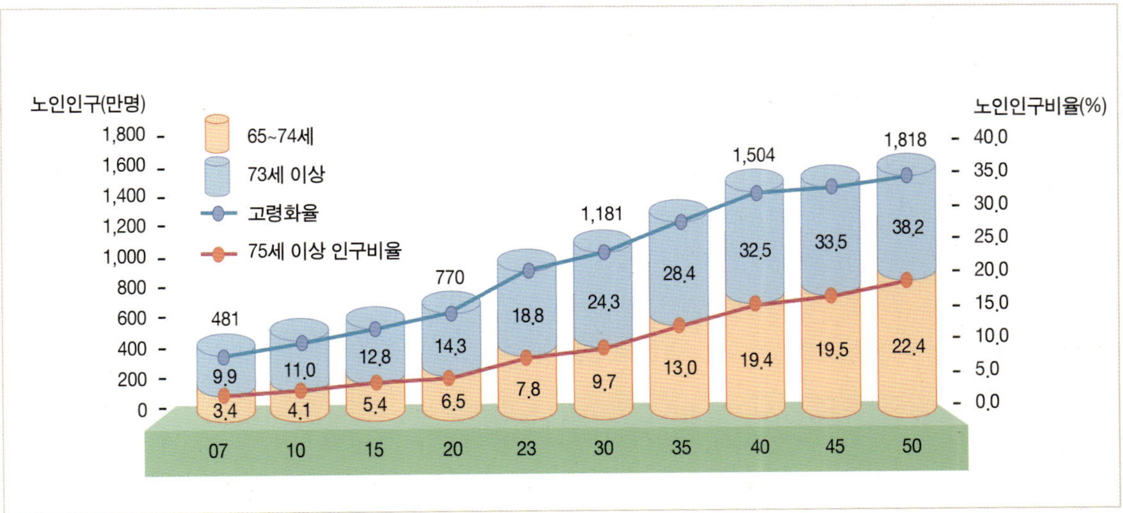

그림 1-2 건강보험 65세 이상 노인의료비 지출

표 1-1 보건소 연계 치과진료

	전체의료비	65세 이상 노인의료비				전체의료비 중 노인의료비 구성비
		계	65~69세	70~74세	75세 이상	
1999	113,797	19,332(100.0)	7,859(40.7)	5,705(29.5)	5,768(29.8)	17.0
2004	223,559	51,097(100.0)	20,472(40.1)	14,819(29.0)	15,806(30.9)	22.9
2008	350,366	104,904(100.0)	36,504(34.8)	30,733(29.3)	37,667(35.9)	29.9
2009	**394,296**	**120,391(100.0)**	**39,871(33.1)**	**35,552(29.5)**	**44,968(37.4)**	**30.5**
증감(률) (2009/2008)	12.5	14.8	9.2	15.7	19.4	0.6

출처: 건강보험심사평가원, 진료비통계지표, 각년도

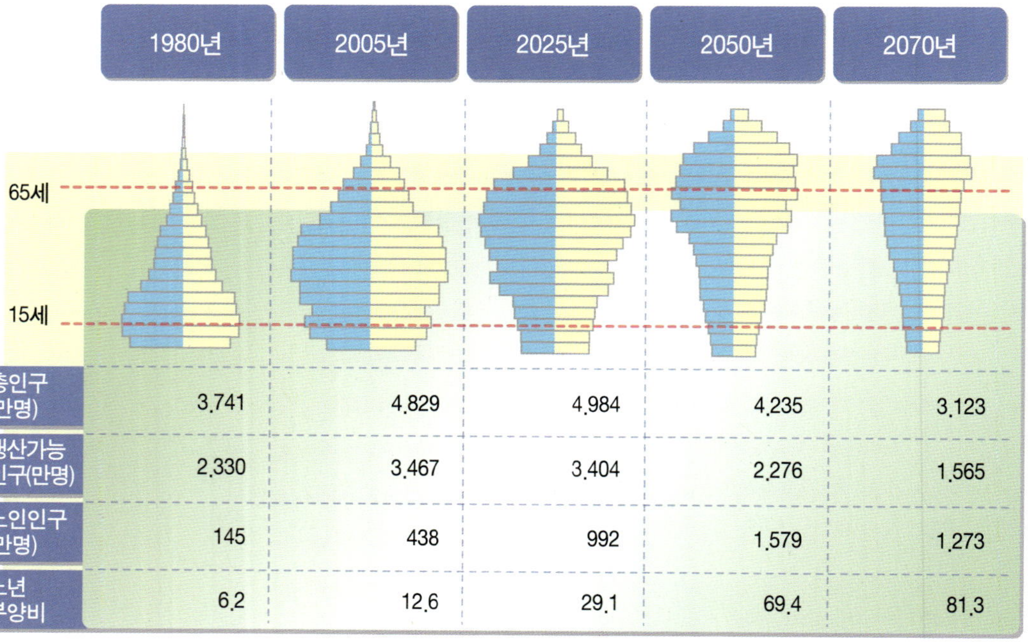

	1980년	2005년	2025년	2050년	2070년
총인구 (만명)	3,741	4,829	4,984	4,235	3,123
생산가능 인구(만명)	2,330	3,467	3,404	2,276	1,565
노인인구 (만명)	145	438	992	1,579	1,273
노년 부양비	6.2	12.6	29.1	69.4	81.3

그림 1-3 우리나라 인구구성비

출처: 통계청

2) 인구고령화의 영향

인구고령화의 영향은 개인과 가족, 사회로 구분하여 생각해 볼 수 있고, 사회, 경제, 문화, 교육, 정치, 사회복지 등 부문별로 나누어 고려해 볼 수 있다.

개인에게 미치는 영향은 노쇠, 질병과 장애 등 건강약화로 인한 개인적 문제가 발생할 수 있다. 가족과 친척, 사회의 보건복지 서비스를 받는 데 있어서 수발자와의 갈등, 미안함, 비용문제 같은 어려움을 겪을 수 있다. 또한 경제력의 약화로 일상생활비, 의료비, 수발 비용, 여가생활 비용 등의 부담문제가 발생한다. 사회적 역할 상실로 인한 뚜렷한 역할의 부재로 사회 주류에서 분리된 주변부 인생이 되고, 여가에 대한 사회화 부족으로 여가시간 선용문제가 심각해진다. 또한 배우자의 상실과 이에 따른 외로움 및 노혼과 관련된 문제도 노인 개인에게 중요한 관심사와 문제가 될 수 있다.

가족에게 미치는 영향은 노인단독세대가 증가하면서 노인이 자녀와 별거하는 경우가 많아지고, 노인들의 건강이 약화되면 가족들에게 여러 가지 문제가 생기게 된다. 즉, 수발 부담, 노인과 동거할 것인가 아닌가에 대한 갈등, 이와 관련된 주거공간의 부족, 가족 역할의 재조정 등의 문제가 따를 수 있다. 이로 인한 의료비용이 가족에게 큰 부담이 될 수 있다. 이로 인하여 노인에게 편리한 주거개발이 필요하게 되며, 가족 이외에 지역사회시설 서비스 이용이 증가하게 된다.

사회에 미치는 영향은 저출산으로 노동인구가 감소하여 고령의 근로자가 노동시장에 더 오래 머물러 있어야 하거나, 노동력 부족현상이 발생할 가능성이 높아진다. 또한 빈곤노인이 증가하여 소득과 의료비에 대한 공공부조 비용이 증가할 것이다. 이로 인해 노인문제를 해결하기 위한 사회복지 서비스 개선과 발전은 물론 노인의 다양한 문제와 욕구를 해결하기 위한 서비스가 제공되어야 할 것이다.

3) 사회보장과 복지

(1) 사회보장

우리나라 노인의 사회보장은 건강보험, 기초노령연금, 장기요양보험, 국민연금으로 나눌 수 있다.

건강보험 적용을 받는 65세 이상 노인인구가 2011년 6월 말 현재 500만 명을 넘어섰다. 기초노령연금은 65세 이상 노인 중 소득 하위 70%에 해당하는 노인에게 지급하는 연금으로 월 평균 9만 1,200원씩 지급받고 있다. 또한 노인장기요양보험은 일상생활을 혼자하기 힘든 65세 이상 노인, 치매 등 노인성 질환을 앓고 있는 65세 미만을 대상으로 시설급여, 재가급여, 특별현금급여, 복지용품 등을 지급한다. 이 노인장기요양보험의 수급자는 2010년 31만 명에서 2030년 102만 명으로 3.3배, 보험금 지급액은 6.3배로 증가할 전망이다. 국민연금 지급액 역시 지속적으로 증가하고 있는 추세이다. 2030년 기준으로 건강보험노인진료비 · 기초노령연금 · 장기요양보험 · 국민연금의 네 가지 노인사회보장 지급액은 올해 정부 예산의 70.6%에 이를 것으로 추산된다. 한편 우리나라 노인들의 주소득원은 자녀 등에 의한 사적이전소득(私的

표 1-2 인구고령화로 인한 영향

개인에 미치는 영향
• 건강약화 • 가족으로부터의 수발 서비스 수급 • 노후 생활의 경제적 문제 • 여가선용과 역할상실 • 배우자 상실과 고독, 소외
가족에 미치는 영향
• 가족 수발자의 수발 부담과 갈등 • 의료비 부담 증가 • 주거와 가족제도의 변화 • 가족 외적 서비스 이용 증가
사회에 미치는 영향
• 노동자의 고령화와 노동인력 부족 • 공적연금 보험료 부담의 증가 • 절대적, 상대적 빈곤노인에 대한 사회적 비용부담 증가 • 국가 재정 적자의 증가 • 노인의 다양한 삶의 질 향상 욕구를 충족시키기 위한 사회적 비용 증가 • 노인의 다양한 서비스 수요에 응하기 위한 시장경제 서비스 발전 • 가정과 직장의 양립 체계가 가능한 노동시장 및 보육 서비스 발전 • 저축률 감소와 경제성장의 둔화 • 사회체계의 근본적 변화

移轉所得)이므로 우리나라는 전형적인 사적이전소득에 의존하는 국가군에 속하는 반면, 독일 · 일본 · 미국은 공적연금에 의한 공적이전소득(公的移轉所得)이 주요한 소득원이기 때문에 노후 소득보장에서 공적연금이 상당히 중요한 역할을 수행하고 있다.

(2) 노인의료 및 복지 서비스

우리나라의 전체 국민의료비 지출에서 노인의료비가 차지하는 비중은 노인인구점유율에 비하여 2~3배 높은 수준이다. 우리나라의 노령화율이 선진국에 비하여 절반 수준에 불과하여 노인의료비 비중도 선진국의 1/2 수준에 머무르고 있으나, 인구대비 의료비 비중은 수준 높은 선진국 경향을 나타내고 있다. 독일과 일본이 노인의료비중가 문제에 대처하기 위하여 요양보험제도를 도입하였다는 것은 잘 알려진 사실이며, 현재 우리나라도 유사한 시스템을 도입하여 운영하고 있다.

2002년 보건복지부자료에 의하면 1990년대 들어 재가장기요양서비스를 받는 65세 이상 노인 비율을 살펴보면 북유럽 국가인 덴마크, 핀란드, 노르웨이, 스웨덴 등은 13~24%로 매우 높지만, 우리나라는 그 수혜율이 선진국에 비해 못 모치고 있으나 최근 급격한 고령화에 따라 65세 이상 노인 중 경증을 포함한 장기요양대상 노인은 노인 인구의 12.1%에 이르고 있다.

(3) 노인보건 관련 의료정책

우리나라 일반 국민의 보건의료정책에 관한 종합계획의 수립 및 조정은 보건복지부 내 보건의료정책본부가 담당하나, 노인의 보건의료정책은 보건복지부 내 저출산고령사회정책본부의 노인정책팀, 노인지원팀, 노인요양제도팀, 노인요양운영팀으로 분류되어 담당하고 있다.

노인의 의료보장체계는 스스로 생계를 유지할 능력여부를 기준으로 의료급여(공적부조)와 건강보험, 노인장기요양보험으로 나눌 수 있다.

정부에서 주도하는 노인대상 보건의료서비스는 표 1-3과 같다.

표 1-3 정부주도 노인대상 보건의료서비스

사전 예방적 건강투자 확대	• 65세 노인건강검진(고혈압, 당뇨, 골다공증 등)
건강운동 참여 확대	• 노인건강대학 • 건강체육시설 확충 • 노인 선호 생활체육 보급
취약계층 보건의료서비스 확대	• 무료급식 및 영양교육 실시 • 맞춤형 방문 보건서비스 제공 • 안검진 및 안과수술 지원 • 의치보철 지원 확대

(4) 노인보건 관련 법령

노인의 건강진단은 노인복지법에서 제안하고 있고 노인의 건강증진은 노인의료기본법에서 제안하고 있다. 노인관련법과 법령은 표 1-4와 같다.

4) 노인장기요양보험제도

(1) 목적

노인장기요양보험제도는 지금까지 가족영역에 맡겨져 왔던 고령, 치매, 중풍 등으로 인한 장기간병, 장기요양 문제를 사회연대원리에 따라 국가와 사회가 분담함으로써 직접 장기요양서비스를 받는 노인뿐 아

표 1-4 노인보건 관련 법령과 내용

구분	내용	법/법령
노인 건강진단	• 국가 또는 지방자치단체는 대통령령이 정하는 바에 의하여 65세 이상의 자에 대하여 건강진단과 보건교육을 실시할 수 있다.	[노인복지법 제27조]
	• 보건복지부장관, 시 · 도지사 또는 시장 · 군수 · 구청장이 2년에 1회 이상, 국 · 공립병원, 보건소 또는 보건복지부령이 정하는 건강진단기관에서 대상자의 건강상태에 따라 1차 및 2차로 구분하여 실시한다. • 보건교육은 복지실시기관이 보건소 또는 보건 · 의료관련기관 · 단체로 하여금 실시하게 할 수 있다.	[노인복지법시행령 제20조]
노인 건강증진	• 노인의 질환을 조기에 발견하고 예방하며, 질병 상태에 따라 적절한 치료와 요양(療養)이 이루어질 수 있도록 하는 등 노인의 건강을 보호 · 증진하기 위하여 필요한 시책을 강구하여야 한다.	[노인의료기본법 제33조]
노인 보건사업	• 노인요양시설의 입소조치 • 노인에 대한 건강진단 및 보건교육 • 재가노인복지사업을 하는 자에 대한 지원 • 건강진단의 공고 • 건강진단기관의 지정	[지역보건법 제9조]
노인 장기요양 급여	• 장기요양기본계획을 수립 · 시행함에 있어서 노인뿐만 아니라 장애인 등 일상생활을 혼자서 수행하기 어려운 모든 국민이 장기요양급여, 신체활동지원 서비스 등을 제공받을 수 있도록 노력하고 나아가 이들의 생활안정과 자립을 지원할 수 있는 시책을 강구하여야 한다.	[노인장기요양보험법 제5조]
	• 장기요양급여의 종류 —재가급여: 방문요양, 방문목욕, 방문간호, 주 · 야간보호, 단기보호, 기타재가급여 —시설급여: 노인복지법 제23조에 따른 노인의료복지시설 등에 장기간 동안 입소하여 신체활동 지원 및 심신기능의 유지 · 향상을 위한 교육 · 훈련 등을 제공하는 장기요양급여 —특별현금급여: 가족요양비, 특례요양비, 요양병원 간병비	[노인장기요양보험법 제23조]

니라 장기요양을 직접 담당하던 중장년층과 자녀 등 모든 세대, 모든 구성원에게 혜택을 주는데 그 목적이 있다. 노인들은 더 이상 자식들에게 부담을 주지 않고 계획적 · 전문적 장기요양 서비스를 받을 수 있어 품위 있게 노후를 보낼 수 있으며, 장기요양을 직접적으로 담당하던 중장년층은 정신적, 육체적, 경제적 부담에서 벗어나 경제, 사회활동에 전념할 수 있고, 자녀들도 장기요양 부담에 해소된 가정에서 더 나은 교육과 보살핌을 받을 수 있다.

(2) 지원대상(내용)

'노인장기요양보장' 이라는 용어는 노화, 만성적 질환, 장애 등으로 장기적 요양보호가 필요한 노인에 대하여 국가가 사회적 보호서비스를 제도적으로 보장한다는 뜻을 가지고 있다. 이 용어는 장기적 요양보호라는 뜻을 지닌 'long-term care' 에 해당하는 것으로서 그동안 요양보호, 요양, 보호, 수발, 간호, 개호, 케어 등 여러 가지 용어로 번역하여 사용되어 왔다. 이 중에서 개호(介護)란 용어는 일본이 이 제도를 도입할 때 만들어낸 말이다.

'노인요양' 이란 만성적 질환 등의 원인으로 기능적 활동능력(functional ability)을 상실하여 독립적으로 생활하기 어려운 노인에게 장기간에 걸쳐 제공되는 서비스를 말한다. 여기서 말하는 기능적 활동능력이란 몸을 움직이는 것, 화장실을 이용하는 것, 식사하는 것, 시장을 보러 가는 것 등 일상생활에 필요한 활동능력을 말한다. 그리고 여기서 말하는 서비스는 신체적, 정신적 건강 관리와 재활훈련 등을 위한 건강보호 서비스(health care service)도 있고, 대상자의 일상생활의 욕구를 해결해주기 위한 사회적 서비스(social service)도 있다. 즉 노인장기요양보험제도는 65세 이상의 노인이나 65세 미만의 노인으로 치매 · 중풍 · 파킨슨 등 노인성 질병 등으로 거동이 불편한 분에게 세수 · 목욕 · 배변처리 · 식사 · 세탁 · 주변환경정리 · 간호처치 등 요양서비스가 필요하게 되었을 때 본인의 가정이나 요양시설을 이용하여 필요한 서비스를 제공하는 제도이다.

(3) 사업집행과정

방문간호란 장기요양요원인 간호사, 치과위생사, 간호조무사 등이 의사, 한의사 또는 치과의사의 지시서에 따라 수급자의 가정 등을 방문하여 간호, 진료의 보조, 요양에 관한 상담 또는 구강위생 등을 제공하는 장기급여를 말한다. 방문간호 장기요양요원인 간호사는 의료법상 간호사로 2년 이상 경력을 가진자를 말하며, 치과위생사는 의료기사 등에 관한 법률상 치과위생업무를 하는 자로 인정하고 있다. 또한 간호조무사는 의료법상 간호조무사로 3년 이상 경력을 가지고 보건복지부장관이 정하는 교육이수자를 말한다.

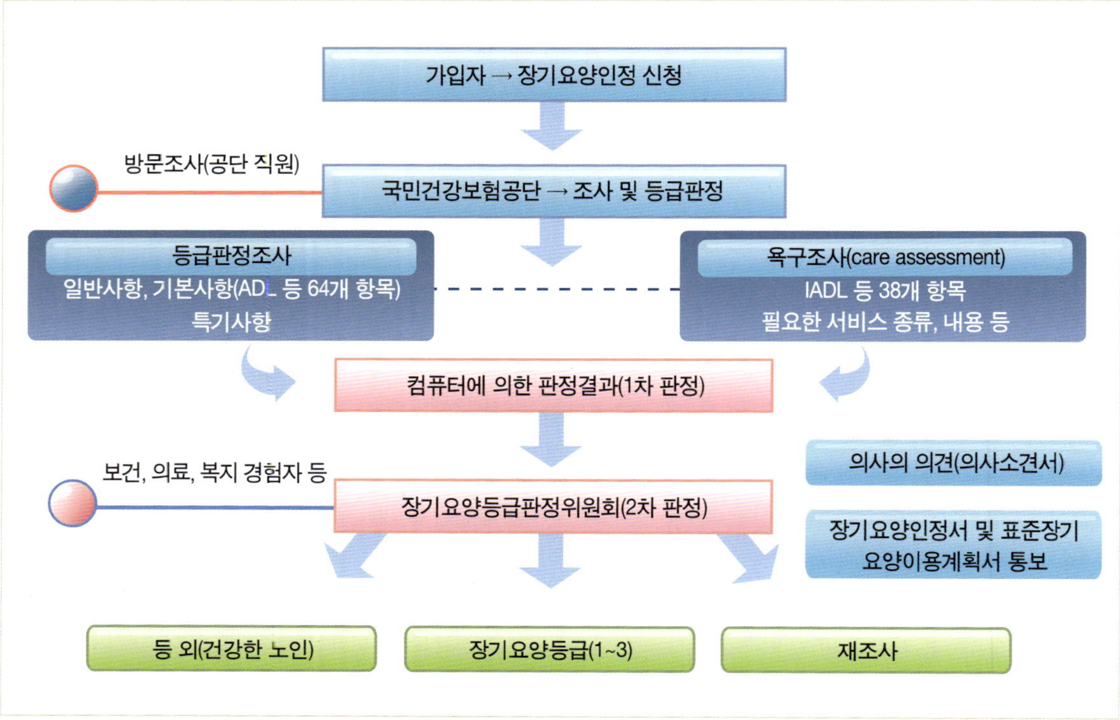

그림 1-4 노인장기요양서비스 이용절차

5) 외국사례

(1) 일본의 개호보험제도

일본은 1963년도에 노인복지법을 창설하여 기존 노인복지사업의 문제점을 개선하고 특별양호노인홈 등의 새로운 시설서비스를 도입하였으며, 1982년도에는 노인보건법을 만들어 고령화사회에 따른 노인의 보건 · 의료 · 복지 전반에 걸친 서비스를 제공하는데 많은 노력을 기울여 왔다. 그리고 2000년 4월 1일부터는 개호보험제도를 실시하기에 이르러 새로운 간병보험시대의 개막과 더불어 개호서비스의 창출로 노인서비스의 새로운 장을 열어가고 있는 실정이다.

① 보험급여

개호보험의 급여는 65세 이상의 경우에는 요개호상태, 혹은 요지원상태로 판단된 경우, 40세 이상 65세 미만의 경우에는 노화에 기인된 질병에 이환되거나, 요개호상태 혹은 요지원상태에 있다고 판단된 경우에 해당한다.

요개호 인정은 개호보험 급여가 되는 요개호 상태에 있는가 아닌가를 인정하기 위해서 개호인정심사회에서 요개호 인정이 행해지고 있다. 개호인정심사회에서는 보건 · 의료 · 복지의 학식경험자로 구성하여 고령자의 심신 상황조사에 준해 컴퓨터판정 결과(일차 판정)와 주치의의 의견서 등에 준한 심사판정을 행하고 있다. 요개호도의 일차판정은 고령자에 대해 어느 정도 개호서비스가 필요한지를 가리키는 지표로 5개 분야별로 계산된 요개호 인정 등 기준시간의 길이에 따라 나타난다. 개호인정심사회에서 일차 판정결과를 원안으로 주치의의견서와 방문조사 시 특별히 기록된 정보를 가지고 최종 판정(2차 판정)을 행한다. 고령자 심신에 관한 상황조사는 직원이 할 수도 있고 동시에 개호지원전문원(care manager)에게 위탁할 수도 있다.

이용자는 거택개호 지원사업에 의뢰하여 본인의 심신상황이나 희망 등을 감안하여 개호서비스사업자 등과의 연락조정을 하고, 이용할 재택서비스의 종류와 내용을 정해 개호서비스계획(care plan)을 작성한다. 또한 이러한 거택개호 지원서비스를 받지 않고 이용자 스스로가 서비스의 이용계획을 작성하여 재택서비스를 받는 것도 가능하다(표 1-5).

개호보험에서 급여대상이 되는 구체적인 서비스 내용은 요개호자의 경우 재택과 시설 양면에 걸친 다양한 서비스를 급여하는 것으로 되어 있으며, 요지원자의 경우 요개호상태의 발생예방이라는 관점에서 재택서비스를 급여하고 있다.

② 노인복지

- 재택노인복지서비스

  지역사회에서 생활하는 와상노인과 치매성 노인 및 허약한 노인 등 원조를 필요로 하는 노인에 대한 재택복지대책은 가정봉사원 파견사업(홈헬퍼서비스), 주간서비스센터(데이서비스), 단기보호시설(short stay) 서비스가 실시되고 있다.

  사회활동 촉진대책으로는 고령자 삶의 의미와 건강가꾸기 추진사업, 노인클럽 조성비 지급, 전국노인클럽 연합회조성비, 고령자 능력개발 정보센타, 고령자 종합상담센터 운영사업이 있다.

- 노인보건사업

  일관된 노인보건의료체제를 구축하기 위해서, 의료 이외의 보건사업으로 (1) 건강수첩의 교부 (2) 건강교육 (3) 건강상담 (4) 건강진사(진단 및 검사) (5) 기능훈련 (6) 방문간호가 설정되어 노인보건법의 중심적인 사업이 되었다.

  노인의료는 70세 이상의 노인을 대상으로 하지만, 노인보건사업의 대상연령은 40세부터 장년기의 건강관리가 지역사회 내에서 이루어지게 되었다.

- 노인보건의료자원과 서비스

  재택의 허약한 노인을 지원하는 보건의료시설에는 대표적으로 일반병원, 노인병원, 노인보건시설이 있다. 이들 각각의 기능과 역할분담은 병원이나 병상의 단계에 따라 다르며, 이용을 위한 수속절차나 비용 등이 다르다.

표 1-5 일본의 노인을 위한 서비스의 구분

재택노인서비스	제공장소	비용부담
방문개호(home help survice)	방문개호원	저소득층 무료
주간개호(day survice)	데이서비스센타	이용료
단기입소생활개호	특별양호노인홈	유
홈케어촉진사업	노인단기입소시설, 특별양호노인홈	유
나이트케어	노인단기입소시설, 특별양호노인홈	유
노인일상생활용구급여 등 사업	재택개호지원센터, 단기입소시설을 실시하는 특별양호노인홈	고령자
주택정비자금 급여제도	재택개호지원센터상담, 노인복지과 신청	
기능훈련	재택개호지원센터상담후 시설선정	무
방문지도	보건소	무
방문진료	의료기관(진료소)	일부부담금, 교통비
노인방문간호	노인방문간호스테이션	기본이용료 + α
노인보건시설단기입소케어	노인보건시설	이용료
노인보건시설주간재활(데이케어)	노인보건시설	이용료
노인보건시설나이트케어	노인보건시설	이용료
시설서비스		
• 특별양호노인홈 • 양호노인홈 • 경비노인홈 • 개호이용형 경비노인홈(케어하우스) • 유료노인홈 • 고령자생활복지센터 • 고령자 수발주택(실버하우징) • 노인보건시설 • 노인병동		
상담서비스		
• 고령자종합상담센터 • 주택개호지원센터 • 개호실습, 보급센터		

출처: 후생성. 노인을 위한 보건의료복지가이드. 중앙법규출판. 2000.

(2) 미국의 장기요양제도

미국에서도 노인인구 증가로 인하여 2030년에는 1,380만명이라는 많은 수의 노인이 장기요양보호를 필요로 할 것으로 추산되고 있다. 최근 이러한 문제를 해결하기 위해서 장기요양 서비스 시장이 양적으로 확대되고 시설유형도 다양해지고 있다. 원래 장기요양보호는 시설보호가 아닌 재개보호에서부터 시작하였다. 그 후 가정 내에서 경제적 능력이 없어 노인을 부양할 수 없는 경우가 발생하여 시설보호로 전환되었다. 시설보호 초기에는 정부의 지원이 많지 않았으나 1930년대 대공황 이후 1935년 사회보장법이 통과되면서 장기요양보호를 위한 재정적 지원이 확대되었다. 이것을 기점으로 medicare와 medicaid에서 노인장기요양의 일부를 담당하게 되었다.

미국의 경우 장기요양에 대한 단일화된 법은 없으나 가족과 의료휴가법(family and medical leave act), medicare와 medicaid 관련법을 통해 휴직제도, 간병보호수당, 과세상의 우대조치 등의 서비스를 실시하고 있다.

(3) 독일의 사회수발보험제도

수발보험법에서는 수발대상자가 가능한 오랫동안 가정환경에 머물면서 생활할 수 있도록 하며, 이를 뒷받침할 수 있는 재가보호나 가족 및 이웃의 수발지원을 우선적으로 고려하는 재가보호의 우선원칙을 준수하고 있다.

독일의 사회보장제도에 있어서 사회적 위험에 대한 1차적 대응수단은 사회보험이며, 사회보험이 제 기능을 하지 못하면 예외적으로 사회부조가 담당하는 체계이다.

Chapter 02

노인의 건강과 구강건강

(Health and Oral Health of the old)

- 1. 노인건강
- 2. 노인구강건강
- 3. 노인성 질환
- 4. 노인과 영양

‖ 학습목표 ‖

- 학습자는 노인건강을 정의할 수 있다.
- 학습자는 노인구강건강을 설명할 수 있다.
- 학습자는 노인성 전신질환을 설명할 수 있다.
- 학습자는 노인성 구강질환을 설명할 수 있다.
- 학습자는 노인건강과 영양을 설명할 수 있다.

1. 노인건강

세계보건기구에서는 건강이란 질병이 없거나 허약하지 않은 상태만을 의미하는 것이 아니라 육체적, 정신적 및 사회적으로 안녕한 상태라고 정의하고 있다. 그러나 노인은 육체적, 정신적, 사회적으로 많은 변화가 나타나는 시기로서 세계보건기구에서 정의한 노인의 건강을 정의하기에는 부족한 면이 있다.

일반적으로 노인의 건강지표로는 건강에 대한 본인의 자각 정도로 건강을 평가해 보는 방법, 질병의 유병률 및 사망률과 주요 사망원인인 특정질환에 대한 사망률로 노인인구의 사망수준을 보는 방법, 평균기대여명을 평가해 보는 방법이 있다. 그리고 마지막으로 일상생활 활동능력을 평가해 보는 방법이 있다. 즉 노인의 건강문제는 병리적인 상태 및 신체의 기능 저하에 따른 기능 및 능력장애라는 점에 기인한다.

노인의 건강수준은 단일지표로 평가하기 어려우며 앞서 설명한 다양한 지표를 활용하여 평가하여야 한다. 특히, 노인의 건강상태와 삶의 질을 반영하는 중요한 지표가 되는 다양한 평가는 노인 건강증진의 계획수립에 필수요건이다.

1) 정의

노인건강에 대한 정의는 학자들에 따라 다양한 견해가 있지만 세계보건기구에서는 질병의 유무에 따른 협의의 관점보다는 신체기능을 얼마나 잘 발휘하느냐로 보는 광의의 관점을 지지하고 있다. 노인은 특히 노화로 인한 운동능력의 저하 및 근골격계의 변화로 신체기능 및 독립성 저하를 경험하게 되고 그로인하여 정상적인 일상생활에 어려움을 느끼게 되며, 사회활동으로부터 고립되어 우울증과 같은 노인성 정신장애를 가지게 된다. 결국 노인에서 건강이란 독립적으로 신체기능을 유지하고 삶의 질을 유지하며 만족스런 노년을 보낼 수 있는 상태라고 정의할 수 있다.

2) 건강실태

노인의 건강상태를 단일지표로 평가하기는 어려움이 있어 건강과 생활실태를 파악하고자 다양한 측정도구를 이용하여 조사를 시행하고 있다. 우리나라에서는 노인의 건강상태에 대하여 주관적 건강상태와 객관적 건강상태 그리고 노인의 건강 및 삶의 질과 직결되는 건강행태를 평가하고 있다. 또한, 질병의 유무와 같은 병리현상보다 노인의 건강상태 및 요양욕구를 측정할 수 있는 더 정확한 지표인 신체기능상태 등을 평가하고 있다(표 2-1).

본 장에서는 2008년 보건복지부 조사 결과인 건강상태 항목을 기준으로 최근 우리나라 노인의 건강실태를 살펴보고자 한다.

표 2-1 건강실태 분류

건강실태	항목
주관적 건강상태	–
객관적 건강상태	장애, 질병상태, 통증, 약물 및 건강식품복용, 낙상, 우울
건강행태	식습관, 신체활동, 흡연, 음주
기능상태	운동능력, 시력과 청력, 저작능력과 연하장애, 악력, 보행속도, 신장과 체중, 체질량지수

(1) 건강상태

2009년 국민건강영양조사결과에 의하면 최근 우리나라 65세 이상 노인의 건강상태는 주관적으로 건강하지 않다는 응답자가 55.6%로 나타났다. 65세 이상 노인의 장애정도, 질병상태, 통증유무, 약물복용, 낙상경험, 우울증상 등 객관적 건강상태를 살펴보면 10.3%가 장애를 가지고 있으며 그 중 지체장애가 가장 많았고, 시각장애, 청각장애, 뇌병변 장애 및 신장장애 등을 가지고 있었다. 그리고 노인의 84.9%가 의사로부터 진단받은 질병이 있었으며, 평균 한명당 2.1개로 나타났다.

의사진단 유병률이 가장 높은 질병은 고혈압이며, 골관절염 · 류마티스관절염, 요통 · 좌골신경통, 당뇨병, 골다공증, 위십이지장 궤양 · 위염, 협심증 · 심근경색증, 뇌졸중, 백내장, 만성기관지염 · 폐기종 그리고 고지혈증 등의 순으로 나타났다. 질병 중에서 지속적으로 본인인지와 의사진단 유병률이 높으면서 사망률과 합병증이 심각한 질병은 고혈압, 당뇨병, 관절염 등으로 나타났다. 따라서 노인에게 유병률이 높은 질병을 조기에 발견하고 지속적인 치료로 합병증을 예방할 수 있는 체계적인 관리에 대한 전략이 필요하다.

최근 노인의 84.5%가 약 또는 건강식품을 복용하고 있으며, 평균 2.4종류의 약을 복용하고 있는 것으로 나타났다. 또한 병의원 처방약을 3종류 이상 복용하는 노인이 27.5%로 조사되어 다양한 약물복용으로 인한 부작용 위험에 상당수가 노출되어 있었다.

1년간 낙상 경험이 있는 노인은 17.2%이며, 대부분 집밖에서 낙상하는 경우가 많았고, 계단이나 집안의 화장실, 욕실, 방 등에서 낙상을 하였다. 이러한 결과는 이환율, 사망, 부동, 입원, 장기요양시설 조기 입소 등을 초래하는 심각한 노년기 건강문제 중 하나이므로 발생률을 경감시키기 위한 다각적인 노력이 요구된다.

노년기에 우울증도 증가하는 추세로 최근 65세 이상 노인 중 30.8%가 우울상태를 경험한 것으로 응답하였다. 노년기 우울증의 특징은 일차적으로 신체적인 질병과 연관이 있으며, 인지기능 장애가 더 심하게 나타나므로, 노인 건강에서 우울증은 단순히 정신적인 장애뿐만 아니라 신체 및 인지기능에도 영향을 미칠 수 있는 중요한 증상이라 할 수 있다.

(2) 건강행태

장기간의 흡연이나, 음주, 식습관, 신체활동, 수면시간 등의 건강행태는 노인의 건강 및 삶의 질에 영향을 미치는 관련요인으로 국가단위에서 지속적인 평가가 이루어지고 있다.

노인 흡연자의 특징은 과도한 흡연량과 장기화된 흡연기간 그리고 만성질병 위험 등이다. 2009년 국민건강영양조사결과에 의하면 최근 우리나라 65세 이상 노인 중 담배 5갑 이상을 평생 동안 피운 적인 있는 자는 33.0%이고, 현재흡연율은 13.6%, 그리고 과거흡연율은 18.8%였다. 흡연량은 60대보다 70대에 감소하는 경향을 보였으며, 과거흡연율이 높을수록 질병 수가 많았으나 현재 흡연율은 낮아지는 추이를 보였다.

노인의 연간 음주율은 36.2%로 연령이 증가할수록 최근 일년간 술을 마시지 않은 노인비율이 증가하는 추세를 보였으며, 우리나라 노인의 최근 연간음주율은 감소하는 것으로 나타났다. 하지만 노년기에는 노화로 인한 알코올 분해 능력이 떨어진 상태이므로 알코올 의존성이 높아지고 건강악화 위험이 높다. 실제로 60대 노인의 고위험 혹은 알코올 의존율이 매우 높은 것으로 나타났다. 또한 노인들은 복용하는 약이 다양한데 이러한 약물들과 알코올간의 상호작용으로 인하여 위험성이 더욱 높아지고, 음주로 인해 낙상이나 골절과 같은 노인에게 치명적인 결과도 초래할 수도 있다.

60세 이상 노인의 24.5%가 영양관리의 개선이 필요한 상태였으며, 특히 독거노인이나 월 가구 소득이 50만원 이하인 노인의 약 44~45%가 영양관리의 개선이 필요한 상태였다. 그리고 65세 이상 노인의 57.0%가 치아문제로 씹기 어렵다고 응답하였으며, 이는 연령이 증가할수록 더욱 증가하여 85세 이상의 노인에서는 76.5%가 씹기에 대한 어려움을 호소하였다. 노인의 치아문제는 영양 상태와 직결되는 중요한 요소이므로 구강건강관리에 대한 중요성을 인식시키기 위한 교육이 필요하다.

연령 증가와 더불어 수면양상에도 많은 변화가 나타난다. 질병으로 인한 통증이나 약물복용 그리고 우울증 등도 수면변화에 영향을 주게 되며 연령이 증가할수록 수면장애를 가질 확률은 더욱 높아질 수 있다. 수면각성주기의 변화나 야간수면량 감소 등의 수면 변화는 노년기 건강 및 삶의 질에 영향을 미친다. 실제 우리나라 노인의 평균 야간수면시간은 6.3시간, 주간 수면시간은 평균 21.4분, 일일 평균 수면시간은 6.7시간으로 보고되었다. 60~79세까지는 연령이 증가할수록 수면제를 복용하는 비율이 증가하였으며, 숙면감 정도는 감소하였다. 특히 일주일 중 하루도 숙면감을 느끼지 못한 노인의 비율은 연령이 높을수록 증가하여 고령과 함께 동반되는 수면장애의 심각성을 시사하였다.

노년기까지 지속된 바람직하지 못한 건강행태 및 습관들이 결국은 건강을 더욱 악화시키고 질병을 발생시킬 수 있으며, 이로 인한 경제적 부담 등은 궁극적으로 삶의 질을 저하시키게 된다. 그러므로 노년기 이전부터 건강증진 행위를 습관화시키기 위한 사업이 확대되어야 할 것이다.

(3) 기능상태

생리기능의 노화 속도는 동일하지는 않지만 대부분 20대까지 생리적 기능이 상승하다가 그 이후부터는 저하된다고 한다. 일반적으로 시각과 청각의 기능이 가장 먼저 노화의 영향을 받으며 점차적으로 단순한 운동기능이 저하되면서 근육이용이 원활하지 못하여 보행조차 어렵게 된다.

시력은 노화 증상이 가장 먼저 나타나며 원근조절 능력이 40세 전후부터 저하되기 시작하여 50세 전후에 가장 저하되지만, 시야에 대한 변화는 거의 없는 것으로 알려져 있다. 연령이 증가할수록 수정체의 굴절력이 감퇴하여 가까운 거리의 초점을 맞추기가 어려워지며, 명암에 대한 순응이 60세 이상이 되면 급속하게 감소한다. 이는 60세 이상이 되면 노인성 동공축소로 인하여 건강한 청년에 비하여 빛이 망막에 들어오는 양이 1/3정도로 감소되므로 명암의 변화에 적응하는 시간이 길어지기 때문이다. 최근 우리나라 노인 중 60세 이상 노인의 62.3%가 시력보조기를 사용하고 있으며, 14.3%가 시력으로 인한 일상활동의 어려움이 있다고 하였다. 노안증상 이외에는 백내장과 녹내장 등의 병적 증상도 함께 나타날 수 있다.

청력도 연령이 증가되면서 저하된다. 청소년기에 정상인은 10~20,000 Hz까지의 주파수의 음을 감지할 수 있으나 연령이 증가하면서 노인의 내이에 있는 세포가 위축되면서 신경전도로도 위축되기 때문에 높은 주파수의 음을 잘 들을 수 없게 된다. 그러나 일상적인 대화에 필요한 주파수는 500~2,000 Hz로 노인이 되어도 저음은 비교적 잘 들리며 대화에 지장을 초래하는 일은 드물다. 노년기에 언어를 잘 알아듣지 못하는 증상은 소리를 전달하는 청신경이나 중추신경의 이상으로 나타나게 된다. 최근 우리나라 60세 이상 노인의 3.2%가 보청기를 사용하고 있었으며, 65세 이상 20.85%가 청력이 매우 나쁘거나 나쁜 편인 것으로 응답하였다. 또한, 연령이 증가할수록 청력으로 인한 일상활동의 어려움이 증가하는 경향을 보였다.

또한, 비만과 저체중도 노인의 건강위해 인자로 우리나라 노인의 32.6%가 과체중이었으며, 남성노인보다는 여성노인에서, 그리고 연령이 낮을수록 높게 나타났다. 노인의 저체중 비율은 남성노인보다는 여성노인에서, 80세 이후 연령에서, 그리고 영양관리 상태가 좋지 않을수록 점차 증가하는 경향을 보이고 있다.

일상생활수행능력은 노인의 신체적, 정신적 건강상태를 반영할 수 있는 기본적인 요소이다. 최근 노인 10명 중 1명 정도가 기본적 일상생활수행의 어려움으로 인해 개인위생, 식사 등의 자기 돌봄에 도움이 필요하며, 노인 5명 중 1명 정도가 도구적 일상생활 수행능력의 어려움으로 인해 가사, 외출, 금전관리 등 조금 더 복잡한 일상생활을 하는데 도움이 필요한 상황이다. 노인은 연령이 증가할수록 기본적 일상생활수행능력과 도구적 일상생활수행능력에서 제한율이 높아지고, 특히 80세 이상의 고령자의 경우 일상생활수행능력의 제한율이 현저하게 증가한다. 이는 연령이 증가할수록 유병률이 높아지고 자연적인 퇴행과정이 노인들의 신체기능을 감소시키기 때문이라 사료된다.

2. 노인구강건강

노화는 연령이 증가함에 따라 발생하는 비가역적인 변화이다. 따라서 노화에 의한 정상적인 변화를 알고 있어야 질환을 구별할 수 있으며 원인을 규명하고 병리적인 것을 파악할 수 있다. 구강도 마찬가지로 연령이 증가함에 따른 구강조직의 정상적인 변화를 이해하고 구강질환과 관련된 병소를 구별할 수 있어야 한다. 이에 본 장에서는 연령의 증가에 따른 구강 점막, 치아와 치주조직, 타액선과 관련된 정상적인 변화를 알아보고자 한다.

1) 구강점막

일반적으로 구강점막의 조직학적인 변화로는 상피가 위축되고, 상피돌기가 덜 뚜렷해지며, 결합조직의 세포증식이 감소하고 점막하부의 탄력과 지방이 감소한다. 이와 같은 조직학적인 변화로 인하여 구강점막은 임상적으로 표면이 건조해지고, 창백하며, 얇고, 부드러워지며, 치은의 점몰(stippling)은 감소한다. 그리고 말초혈류의 감소에 의해 조직의 탄력 및 재생력이 저하되며 노화된 구강 점막은 외상이나 감염에 대한 저항력이 감소하여 젊은 사람에 비해 손상받기 쉬운 상태가 된다.

노화와 관련된 구강점막의 변화에 관해서는 학자들 간에도 의견이 다양하다. 파파스(Papas)는 적절한 건강 상태가 유지된다면 노화 자체만으로는 구강점막과 그 기능에 나쁜 영향을 미치지 않는다고 보고하였다. 그리고 대부분의 노화와 관련된 것으로 알려졌던 변화들이 실제는 질환이나 영양장애, 복용하는 약물 그리고 부적절한 의치착용 등에 의한 경우가 많다는 보고들이 있다. 그러나 이러한 현상들은 노인에서 흔히 일어나는 것이므로 노인환자를 치료할 때는 주의가 필요하다.

2) 치아와 치주조직

치아는 연령이 증가됨에 따라 다양한 변화가 나타난다. 지속된 교모 작용에 의해 교두와 교합평면이 점점 편평해지게 되며 이러한 증상은 저작력이 강한 남자에서 높게 나타난다. 노화에 따른 교모는 1년에 30 ㎛ 정도이나 교모를 보상하는 정도로 치아가 정출되므로 수직고경은 유지된다.

노화에 의해 법랑질은 투과성이 낮아지고 균열된 법랑질과 열구에 부식산물이 침투하여 변색이 되기도 한다. 또한 상아질 두께의 변화도 치아의 투과성 상실과 치아 색상이 노랗게 변화되는 것에 영향을 준다. 연령이 증가할수록 치아의 색은 붉게 되고 명도가 감소하고 채도는 증가한다.

노화와 관련된 상아질에서 변화는 생리적 2차 상아질과 3차 상아질의 형성이다. 1차 상아질이 하루에 평균 4 ㎛ 생성되는 것에 비해 2차 상아질은 느리게 생성되며, 이것은 정상적인 노화와 관련된 변화이다. 교모나 마모 등에 의해 상아질이 노출되면 3차 상아질의 생성이 유도되는데, 이러한 3차 상아질은 비록 덜 광화되었으나 세관의 수가 적어 해로운 이물질이 치수로 침입하는 것을 막아 준다. 또한 관주 상아질 형성촉진에 의해 상아질경화증이 나타나게 되며 점진적으로 상아세관이 협착되어 상아질의 투과성이 감소하고 측근관이나 부근관은 석회화되며, 이들의 임상적인 중요성도 감소한다.

치수에서의 변화는 2차 상아질의 형성으로 치수강의 부피가 감소하게 되며 75세 경에는 치수강이 거의 소실된다. 치수는 노화될수록 교원질 섬유가 증가하며 이들이 다발로 발견된다. 치관측 1/3에 더욱 많은 교원질 섬유가 생성되어 외상으로부터 신경혈관을 보호하게 된다. 노화된 치수에서는 혈관조직의 감소로 혈류량이 줄어들고, 신경섬유의 감소와 기저물질의 성질 변화 등으로 외부 자극에 대한 민감성이 감소하게 된다. 또한 치수결석 형태의 치수 석회화 증상도 증가한다.

백악질에서의 변화는 두께가 증가하는 것이다. 젊은 성인에서 백악질의 두께는 100~200 ㎛이지만 연령이 증가함에 따라 2~3배 정도로 증가하여 근단부나 근분지부에 세포 백악질의 비후가 보인다. 또한 치은퇴축시 치경부의 백악질이 노출되어 변색 증상이 나타난다.

또한, 노인에서 잔존 치조제의 흡수를 볼 수 있는데 이것은 연령 보다는 무치악 기간이 영향을 준다고 할 수 있다. 잔존 치조제 흡수는 치아 발거 후에 잔존치조제가 점차적으로 흡수되는 만성, 진행성으로 치료가 불가능한 골 개조 질환이라 할 수 있다. 잔존 치조제의 흡수는 해부학적, 대사적, 기계적인 결정인자가 복합적으로 기여하여 발생한다.

3) 타액선의 변화

구강건강에서 타액은 항상성 유지에 중요한 역할을 하며 일반적으로 윤활 및 세정작용, 구강점막의 보호 및 항균작용, 치아의 재석회화, 소화작용 등의 생물학적 기능을 수행한다. 이는 타액 내의 단백질, 당단백질, 면역 글로불린(globuiline), 비면역 글로부린성 방어인자, 효소, 전해질 및 수분 등 타액을 구성하는 요소의 기능에 의존한다. 이와 같은 다양한 기능을 가지고 있는 타액분비율이 감소하면 구강과 구순 및 인후의 건조감으로 인하여 말을 하거나 마른 음식의 저작과 연하시의 불편감, 구강점막의 통증 등과 같은 기능적인 불편감이 나타난다. 더불어 설태의 증가로 인한 구취의 증가, 치아우식증이나 치주질환의 증가 및 구강 캔디다(candida)와 같은 진균성 기회감염이 증가할 가능성이 있다.

연령의 증가로 인해 타액선은 조직학적으로 결합조직과 지방 침착의 증가에 따른 변화가 나타나는데, 일반적으로 섬유화 및 지방화, 타액선포의 위축, 선포세포의 감소가 나타나며, 혈관의 퇴행성 변화, 국소적 만성염증 소견, 도관 내 분비물질의 축적 등이 관찰된다.

또한 타액 조성의 변화는 일부 타액 분비량에 따라 차이가 있을 수 있지만 종합적으로 총 단백질과 전해질 농도는 연령이 증가함으로써 감소한다. 그리고 자극 시 이하선과 악하선, 설하선 타액에서 히스타틴(histatin)과 뮤신(mucin)의 농도가 연령이 증가할수록 감소한다. 히스타틴은 구강 내 캔디다 감염에 대한 저항력을 증가시켜주고, 뮤신은 타액에 점성을 준다.

연령의 증가에 따른 타액 분비율을 살펴보면, 비자극 시 전체타액의 분비는 건강하고 약물을 복용하지 않는 집단을 대상으로 한 연구에서 연령이 증가함에 따라 감소한다. 이는 악하선과 설하선 타액의 생산이 감소하기 때문인 것으로 추측된다. 그리고 연령이 증가하면 조직학적으로 타액선포의 용적이 감소함에도 불구하고, 대부분의 경우 자극 시 타액 분비량은 변화가 없거나, 약간 감소한다. 이러한 결과는 조직의 일부가 손상되었을 때 정상 기능을 유지하기 위하여 나머지 실질조직의 기능이 보다 활성화되는 우리 몸의 생체조직의 보상작용이 존재하기 때문에 연령이 증가하여 타액선의 실질조직이 감소한다 하여도 실제 타액 분비량에는 변화가 없을 수 있다.

주로 65세 이상의 약 30%에서 구강건조증세가 나타나기 때문에, 과거에는 타액의 양적, 질적 변화가 정상적인 노화과정과 관련이 있는 것으로 여겨졌다. 그러나, 실제 건강한 노인에서는 타액량의 뚜렷한 감소가 관찰되지 않으며 타액내 특정성분(total protein, lactoferrin, prolinerich proteins, sodium, potassium 등)의 분비도 감소하지 않는다. 노인에서 타액의 분비량이 감소하는 이유는 전신질환이 증가하며 치료를 받거나 약물복용자가 증가하기 때문이다. 흔히 처방되는 약물의 80%가 구강건조증을 일으키므로 약물복용은 타액기능 저하의 가장 일반적인 원인이다. 약물로 인한 구강건조증은 노인들에게 흔히 나타날 수 있는 증상이므로 이를 개선시키기 위한 치과위생사의 역할이 점차 중요하게 요구되고 있다.

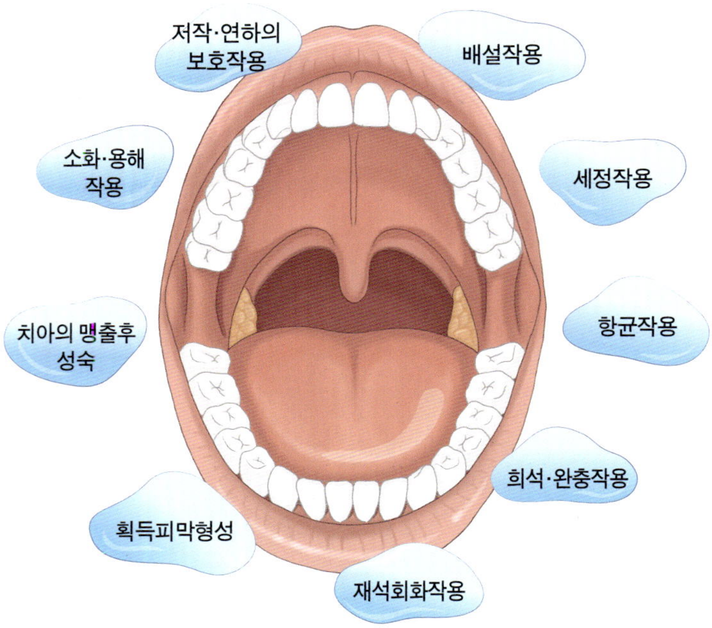

그림 2-1 타액의 기능

3. 노인성 질환

노년기에는 질병에 대한 저항력이 저하되어 다른 연령층에 비해 상대적으로 질병에 이환될 확률이 높고, 여러 질병을 복합적으로 가지고 있는 경우가 많아 건강관리에 주의가 요구된다.

우리나라 노인에서 발생하는 질환은 대부분 만성질환이며, 사망원인과 관련된 질환으로는 암, 뇌혈관질환 및 심장질환이다. 또한 구강에 발생하는 문제점으로는 치주병으로 인한 치아상실이나 구강건조증 등이 현저히 증가하여 구강기능이 감소되거나 삶의 질 저하가 나타날 수 있다.

노인인구가 급증하고 있는 현 시점에서 치과위생사는 노인에서 발생 빈도가 높은 전신 및 구강질환의 종류 및 다양한 합병증 등을 숙지하여야 하고 역할에서 많은 변화가 요구된다.

1) 전신질환

전신건강상태가 악화되면 전신면역력 저하로 인해 구강에도 많은 문제점이 발생하면서 전신건강에도 나쁜 영향을 미칠 수 있다. 또한 전신질환의 종류에 따라 구강내 합병증이 나타나기도 하고, 구강진료 시 심각한 여러 문제점을 유발하기도 한다. 이외에도 노인은 젊은 연령층에 비해 의사소통이 원활하지 않으며, 약물에 대한 효과가 약하거나 부작용의 발생빈도가 높고, 수술에 대한 저항력이 약하거나 합병증이 나타난다. 따라서, 환자의 전신질환에 대한 병력을 자세히 조사하는 것은 구강진료의 필수과정으로 합병증과 의료사고를 예방할 수 있다.

노인에게 많이 발생하는 질환은 암, 고혈압, 당뇨병, 관상동맥질환, 치매 등이 있다. 2009년 통계청 자료에 의하면 노인의 3대 사망 원인이 암과 뇌혈관질환 및 심장질환이다.

(1) 암

암은 노인에서 발생되는 주요 질환이므로 임상현장에서 암을 가진 노인을 쉽게 접할 수 있다. 65세 이상 노인에서 많이 보고되는 암의 종류는 위암, 간암, 폐암, 대장직장암, 자궁경부암, 유방암, 전립선암 등이 있다. 특히 최근 폐암은 노인인구에서 발생하는 암의 2위로 사망률이 높은 편이다.

암을 치료하기 위한 수술요법이나 방사선 치료 등으로 인해 전신적으로 쇠약한 상태이므로 치주조직이나 구강점막에 염증이 빈발한다. 또한 두경부 수술이나 방사선 치료, 항암 화학요법은 구강건조증 등의 구강합병증을 유발하므로 치과위생사는 환자의 신체적, 정신적 상태 및 암으로 인한 구강 내 합병증을 잘 파악하여 구강관리에 임해야 한다. 또한 암으로 인한 사회 · 정서적인 합병증을 이해함으로써 환자에게 세심한 배려가 필요하며, 정서적 스트레스 상황에 처해 있기 때문에 구강진료 시 스트레스를 경감시키기 위한 노력이 필요하다.

(2) 고혈압

고혈압은 산업화된 나라의 고령인구에서 가장 흔히 나타나는 전신질환으로 뇌졸중이나 관상동맥질환, 울혈성 신부전, 신기능부전 등의 위험 요인이 된다. 중요 병인으로는 비만이나 신체적 비활동성, 짠 음식 등이 있다. 고혈압은 서서히 발생하는 질환으로 초기에는 증상이 뚜렷하게 나타나지 않으며, 시간이 경과하면서 두통이나 혼돈된 지각 중추, 실신, 빈맥, 경련 및 피로감 등이 나타난다.

고혈압은 수축기압이 140 mmHg 이상 이완기압이 90 mmHg 이상을 말한다. 또한 수축기압이 120~139 mmHg, 이완기압이 80~89 mmHg인 경우를 고혈압 전기로 분류하고, 여기에 해당하는 경우 심혈관질환을 예방하기 위해 생활양식의 변화가 강력히 요구된다.

노인은 수축기혈압과 이완기 혈압의 차이를 의미하는 맥압(pulse pressure)이 크다. 고혈압의 기준은 수축기 혈압 160 mmHg 이상, 또는 이완기 혈압 95 mmHg 이상 수축기 혈압은 연령에 비례하여 증가하였으나, 이완기 혈압은 50~60세까지는 증가하지만 이후에는 평탄면을 나타내며, 고령에서는 감소하는 경향을 보였다.

노인의 고혈압은 연령이 증가하면서 자연스럽게 혈압이 높아지는 일차성(본태성) 고혈압과 특정질환에 의해 발생하는 이차성(속발성) 고혈압으로 나눌 수 있다. 이중 노년기에 새로 발생하는 노인성 고혈압은 몇 가지 특징이 있다.

연령이 증가할수록 대동맥의 탄력이 떨어져서 수축기 혈압이 높고 확장기 혈압은 낮아져 맥압이 증가하는 수축기 고혈압이 많으며 신체 여러 장기기능이 저하되고 혈압약에 대한 반응도 일저아지 않게 된다. 노인은 혈압의 변동이 자주 발생하며 이는 혈압을 조절하는 신체내의 교감신경계나 압력수용체에 대한 감수성이 둔화되고 혈압조절에 관여하는 레닌 안지오텐신(renin-angiotensin)의 활성이 떨어지기 때문이다. 즉, 신체 내 수분량의 변동이나 여러 외부자극에 의해 혈압의 변동이 빈번하게 된다.

압력수용체의 감수성이 저하됨으로써 일어서면 혈압이 일시적으로 떨어져 현기증이 동반되는 소위 기립성 저혈압이 흔히 발생하며, 식사 후에도 저혈압이 잘 생기는데 이때는 뇌졸중의 하나인 일과성 뇌허혈증으로 오인할 수 있고 또 이러한 노인에서 실제 심한 증상이 없는 무증상 뇌혈관 질환의 발생이 잘 발병하는 것으로 알려져 있다.

소위 가성 고혈압이 자주 발견되는데 혈압계로 혈압을 측정할 때 측정하는 쪽의 팔의 동맥이 동맥경화증으로 단단해져 압박대에 높은 압력이 가해져야 혈압이 측정되어 고혈압이 있는 것으로 오인된다. 이때는 반대편의 팔에서도 혈압을 측정해서 비교해봄으로써 낮게 측정된 혈압이 실제 혈압으로 생각하면 된다.

하루 중에도 혈압의 변동이 자주 발생하며 특히 아침에 혈압이 높아지는 경향이 많다. 또한 노인에서 새로 발견된 고혈압은 이차성 고혈압의 가능성을 고려하여 치료 전에 규명하는 것이 좋다.

이와 같이 노인성 고혈압은 노화에 따라 신체 장기 기능의 저하되어 있고, 여러 가지 혈압조절 기능도 떨어져 있어 장년층의 고혈압 환자와는 다른 점이 있어 혈압 치료와 관리에 이 같은 특징을 고려해야 한다.

고혈압의 치료는 운동요법이나 식이요법 등의 비약물적 요법과 이뇨제, 교감신경 차단제, 혈관 확장제 등의 약물적 요법으로 구분된다. 특히 항고혈압 제제인 니페디핀(nifedipine)은 고혈압 치료에 효과가 높지만 반면에 구강 내 합병증으로 치은증식이 나타날 수 있다. 그러나, 치은 증식의 정도는 구강위생관리 상태에 따라 다르게 나타난다. 따라서, 치과의료인력은 약물요법의 부작용 및 구강위생관리에 대한 환자의 교육과 주기적 검진에 관심을 가져야 한다.

고혈압 환자의 안전한 구강진료를 위해 주치의에게 내과적 자문을 구하고, 이에 근거하여 구강진료를 시행하는 것이 바람직하다. 또한 고혈압 환자는 구강진료 중에 평소보다 혈압이 올라 혈압상승으로 인해 예상치 못한 상황에 직면할 수 있기 때문에 구강진료를 시행하는 과정에 환자의 생징후와 환자의 의식상태를 수시로 관찰하여야 한다. 특히 구강진료 시 국소마취제에 포함된 혈관수축제나 구강진료 행위 자체가 혈압상승을 발생시킬 수 있기 때문에 에피네피린(epinephrine)이 함유된 국소마취제는 가능한 적게 사용하고 환자의 불안이나 공포를 최소화하기 위해 노력하여야 한다. 즉, 가능한 아침시간에 진료 약속을 잡고 대기시간이나 진료시간을 짧게 하며 치료 전에 진정제 등을 투약하는 것도 스트레스 감소에 도움이 될 수 있다. 이외에도 외과 처치 후 고혈압으로 인한 출혈과다에 대비하여 지혈 처치에 유의하여야 한다.

(3) 당뇨병

당뇨병은 공복혈당이 126 mg/dl 이상이거나 식후 2시간 후 200 mg/dl 이상인 경우 진단된다. 당뇨병은 췌장에서 분비되는 인슐린이 부족하거나 인슐린이 우리 몸에서 제대로 작용하지 못하여 혈액속의 혈당이 에너지로 이용되지 못하고 혈액 속에 축적되어 고혈당 증상을 나타내는 질환이다.

당뇨병의 유형은 주로 제1형 당뇨병(type I)과 제2형 당뇨병(type II)으로 분류된다. 제1형 당뇨병의 경우 인슐린을 분비하는 췌장의 베타(β) 세포의 파괴에 의한 인슐린 결핍에 의해 나타난다. 제2형 당뇨병은 전체 당뇨병의 약 90%에 해당하는 흔한 형태로, 인슐린 대사 작용에 대한 저항으로 나타나 점진적으로 인슐린에 대한 반응이 약화된다. 대부분 노년기에 발생한 당뇨병은 제2형 당뇨병에 해당되며, 유전적 경향이 강하고 비만과 노화 및 스트레스와 관련성이 높다.

합병증의 경우는 더욱 문제가 되며, 장기적인 고혈당은 당뇨병의 합병증 발생에 직접적인 영향을 주고, 특히 노인 당뇨병은 합병증에 민감하다. 예를 들어 심혈관계질환이나 신장질환, 신경병증, 시력소실 등과 같은 합병증이 발생되며, 이외에도 구강 내 합병증으로 치근우식증이나 치주질환의 악화, 구강캔디다증 등도 나타날 수 있다.

증상은 고혈당에 의해서 나타나지만, 이로 인해 전신적으로 다양한 증상이 나타날 수 있다. 주된 증상으로는 소변량 증가와 갈증, 활력저하와 식욕 항진, 체중저하, 시력장애, 저린 느낌과 통증, 혼란과 의식소실 등이 있다.

당뇨병 환자의 구강진료 시 우선 내과 전문의와의 협진을 통하여 당뇨병 유형이나 약물투여, 혈당 조절 정도를 확인하여야 한다. 치료는 혈당 정도에 따라 적합한 치료를 시행하는데, 만약 전혀 혈당 조절이 안 되는 환자의 경우에는 응급처치를 제외한 모든 구강진료 과정을 연기하는 것이 바람직하며, 이 때 감염 발생 등의 위험성 때문에 사전에 항생제를 투여하도록 한다. 혈당이 잘 조절되고 있는 경우에도 구강진료 중 불안이나 공포의 유발로 상당한 스트레스가 발생하거나 인슐린의 과다 투여 등으로 저혈당 상태가 나타날 수 있다. 특히 노인환자에서 영양상태가 나쁘고 식사가 불규칙하여 근육과 간의 당 저장의 부족으로 저혈당 위험이 높다. 저혈당의 주된 증상으로는 쇠약함, 발열, 식은땀, 의식 혼란, 빈맥, 오심, 신경과민 등이 있고, 이어서 혈압이나 체온저하 및 의식상실 등이 나타난다. 저혈당은 당뇨병 치료 시 발생할 수 있는 위험한 상태로, 환자가 혼수상태에 빠지지 않게 하기 위해 즉시 경구를 통하여 오렌지 주스 등의 당분을 투여하여야 한다. 저혈당증을 예방하기 위해서 치료 당일 아침식사는 반드시 해야 하고 치료 약속시간은 가능한 오전 10시 경이 가장 적당하며, 짧은 시간 내에 진료하는 것이 좋다.

(4) 관상동맥질환

관상동맥질환은 심장에 피를 공급하는 혈관인 관상동맥에 발생하는 질환이다. 이 질환은 미국 등 여러 선진국에서 사강 원인의 대부분을 차지하였으나, 최근 우리나라에서도 이 질환으로 인한 사망률이 점차 증가하는 추세이다. 관상동맥 질환은 대부분 동맥 경화증에 의해 발생한다. 동맥 경화증은 동맥의 내벽에 지방 침전물이 쌓여 혈관이 좁아지게 하고 혈류를 늦어지게 하는 질환이다. 동맥 경화증은 고혈압이나 흡연, 당뇨 및 고지혈증 등이 원인이며, 추후 협심증이나 심근경색, 울혈성 심질환 등을 일으킬 수 있으므로 조기에 관리되어야 한다.

최근 관상동맥질환을 포함한 심장질환과 치주질환과의 관련성에 대해 많이 보고되고 있다. 치주염 등의 구강내 만성 감염이 심장질환에 영향을 주거나, 동맥경화로 인해 치주조직의 혈액 공급이 감소되고 혐기성 세균에 대한 저항력이 감소되어 치주질환이 발생하게 된다.

심장질환은 구강진료 시 심각한 문제점이 나타날 수 있어 의료진이 주의해야 할 사항이 많다. 따라서 관상동맥질환에 이환된 경우 치료 전에 반드시 주치의와의 협진을 통해 치료계획을 수립하여야 한다. 특히 관상동맥질환 환자들은 심장마비의 위험을 줄이기 위해 혈액의 응고작용을 방해하는 아스피린을 복용하는 경우가 많기 때문에 외과적 치료가 필요한 경우 출혈 위험을 감소시키기 위해 주치의의 자문을 얻어야 하며, 가능한 혈관 수축제가 포함되지 않은 국소마취제를 사용하여야 한다. 이외에도 치료로 인한 과도한 스트레스로 심근경색이나 협심증을 발생시켜 위험한 상황이 발생할 수 있으므로 편안한 진료환경의 제공과 함께 가능하면 진료 시간을 짧게 하여야 한다. 치과의료인력은 진료가 끝날 때까지 흉통이나 호흡곤란, 식은땀 등이 나타나지 않는지 주기적으로 환자를 관찰하여야 하며, 만약의 상황에 대비하여 설하로 투여 할 수 있는 혈관확장제(nitroglycerin)를 준비한다.

(5) 치매

치매는 갑자기 기억이 소실되고 정신능력이 저하되어 기능을 제대로 수행할 수 없는 상태로, 주로 노인에서 나타나지만 반드시 연령증가가 원인이 아닐 수도 있다. 치매의 가장 흔한 유형은 알츠하이머병에 의한 뇌신경 세포의 파괴이다. 알츠하이머병은 주로 65세 이상 노인에게서 많이 발생한다. 뇌 세포의 죽음과 신경 전달물질인 아세틸콜린(acetylcholine)의 고갈로 인하여 기억이 소실되고 인식능력과 판단능력이 저하되며 성격의 변화가 나타난다.

알츠하이머병 초기에는 단기 기억만 영향을 받지만 질병이 진행됨에 따라 장기기억에도 손상이 나타나며, 점차 시간이 지날수록 옷을 입거나 먹는 등의 기본적인 생활조차 잊게 된다. 특히 환자들은 성격의 변화가 나타나거나 우울증을 경험하게 된다. 과거에 명랑했던 사람이 다른 사람들과 어울리지 못하고 고집스러워지기도 하며, 점차 시간이 흐르면서 과격해지고 노상방뇨 등의 이상행동을 보이기도 한다.

치매 환자는 구강건강관리가 소홀하거나 신체적인 능력 부족으로 치주질환이나 치아우식증에 이환될 가능성이 높다. 따라서 구강기능을 향상시키고 구강문제로 인한 삶의 질 저하를 막기 위하여 체계적인 구강위생관리가 중요하다. 만약 칫솔질을 하지 않거나 도움을 받지 않으려는 경우 불소가 함유된 가글액을 적신 천으로 닦아주며 과일 등의 신선한 야채를 많이 섭취하도록 한다.

(6) 기타

이밖에도 노인에게 흔히 발생하는 질환으로는 뇌졸중, 골절이 많고, 폐기능의 약화로 위축성 만성 기관지염과 기관지 상피세포의 증식과 화생 발생률이 높다. 호흡기 질환으로 폐렴 발생률이 높고, 소화기 질환으로는 위십이지장 궤양, 소화성 궤양, 거대 양성 궤양, 담낭염이나 담낭 농양 및 변비 발생이 많다. 또한 골다공증이나 불면증, 요실금이나 만성퇴행성질환 등이 많이 발생하므로 평소에 관심을 가지고 꾸준한 건강관리에 힘써 예방에 최선을 다해야 한다.

2) 구강질환

노인인구가 급증함으로서 건강문제에 대한 잠재적인 심각성이 서서히 부각되고 있다. 구강건강은 전신건강과 밀접하게 연관되어 있고, 삶의 질에 결정인자로 작용한다는 사실이 밝혀져 있어 건강문제를 검토하는 과정에 구강건강의 중요성이 점점 더 강조된다.

우리나라 노인에서 가장 빈발하는 구강질환은 치아우식증과 치주질환이며, 이로 인해 치아를 상실하고 보철물의 장착을 필요로 하게 된다. 또한, 구강암은 그 발생빈도는 높지 않으나, 일단 발병하면 사망이나 심한 장애를 야기하는 치명적 구강질환이므로 노년기에 관리가 필요하다.

(1) 치아우식증

노인 1인당 우식경험치아의 개수는 65~74세에서 9개였고, 75세 이상에서는 11개로 매우 높았으며, 60대에서 70대로 이행되는 과정에 우식경험치아가 3개 정도 증가되는 양태를 보였는데, 이는 치근우식증의 증가에 기인한 것으로 판단된다(표 2-2).

치근우식증은 치관우식증보다 세균의 감염이 빠르게 나타난다. 세균은 정상 백악질 사이에 파고들기도

하고, 완전히 백악질을 소실시켜 치근상아질을 노출시키기도 한다.

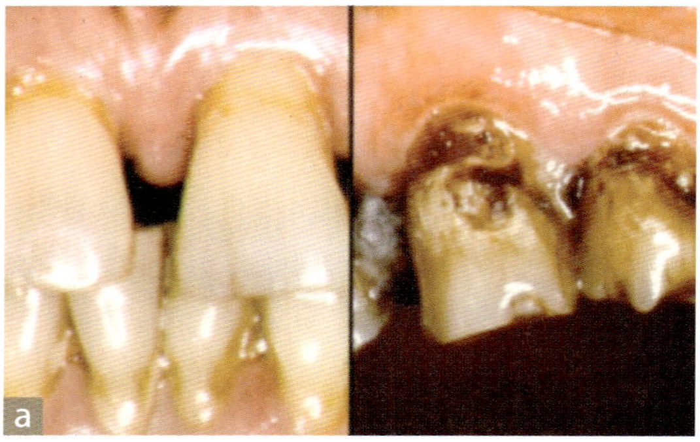

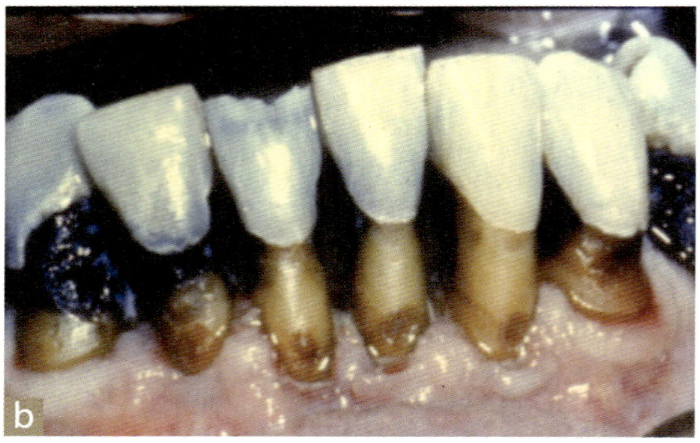

그림 2-2 치근우식증

출처: 예방치학연구회. 현대예방치학 3판. 군자출판사. 2010.

표 2-2 노인의 우식경험영구치지수(DMFT index)

(단위: %)

연령	전체	남자	여자
45~54	5.54	4.34	6.77
55~64	6.72	5.91	7.51
65~74	8.66	7.97	9.22
75세 이상	11.43	11.29	11.49

출처: 보건복지부. 2010년 국민구강건강실태조사. 2010.

(2) 치주질환

치주병이 진행되어 치주치료와 계속관리가 필요한 병적 치주낭을 보유하고 있는 노인의 비율은 65~74세와 75세 이상의 연령층에서 각각 45%로 높게 나타났다(표 2-3).

치주질환은 노화와 관련 있는 질병이 아니다. 연령이 높아질수록 치주질환이 많이 발생하기는 하지만 노화에 따른 증상이 아니라, 성인 초기에 발병하여 오랜 기간 동안 누적되어 나타난다.

치주질환은 체계적인 자가 치면세균막관리와 규칙적인 예방 검사 및 처치를 통하여 치주질환의 발생과 진행을 예방할 수 있지만, 노년기에 여전히 치주질환 유병률이 높게 나타났다. 따라서, 노년기는 치주질환의 악화를 막기 위한 예방 관리가 체계적으로 이루어져야 하는 시기이다.

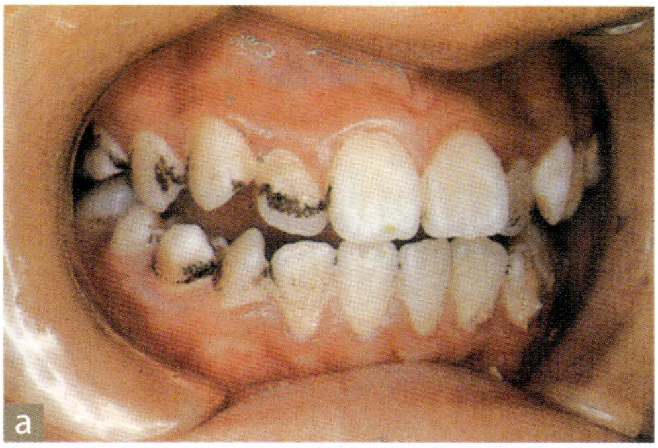

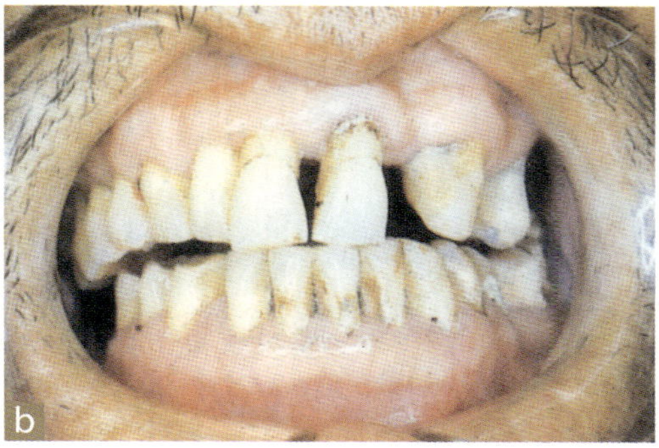

그림 2-3 치주질환

표 2-3 노인의 천지주낭 형성자율

나이	전체	대도시	중소도시	농어촌
65~74	45.2	42.6	51.9	43.0
75세 이상	45.4	41.2	49.4	47.0

출처: 보건복지부. 2010년 국민구강건강실태조사. 2010.

(3) 치아상실

치아를 상실하게 되면 구강기능이 심각하게 제한된다. 65~74세 연령층에서의 현존 영구치 수는 18개, 75세 이상의 연령층에서는 11개로 나타났다(표 2-4). 75세 이상에서 65~74세 연령층에 비하여 현존하는 영구치아의 수가 낮아진 이유는 치주 질환으로 인한 치아발거로 판단된다.

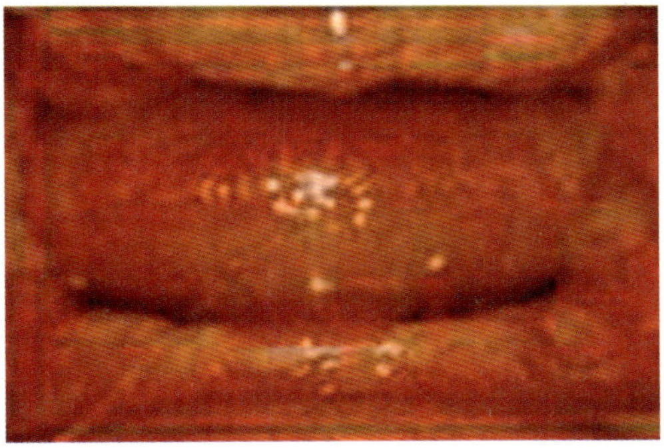

그림 2-4 치아상실

표 2-4 노인의 1인당 평균 현존 영구치수 (단위: %)

나이	전체	대도시	중소도시	농어촌
65~74	18.0	18.1	18.7	17.4
75세 이상	11.4	12.2	11.2	10.7

출처: 보건복지부. 2010년 국민구강건강실태조사. 2010.

(4) 구강암

구강암은 주로 입술, 구강 및 인두에서 발생되며 2008년 통계청 자료에 의하면 조발생률은 10만 명당 5.2명, 연령표준화발생률은 4.1명으로 보고되고 있으며 진단기술의 발달로 점차적으로 발생률이 높아지는 경향이다. 효율적인 조기진단은 병의 예후를 상당히 좋게 하지만, 관리 소홀이나 치료 지연과 같은 여러 요소는 진단 시기에 영향을 미치므로, 구강보건 전문가는 정기적으로 모든 환자를 대상으로 광범위한 구강 내·외 검사를 실시해야 한다.

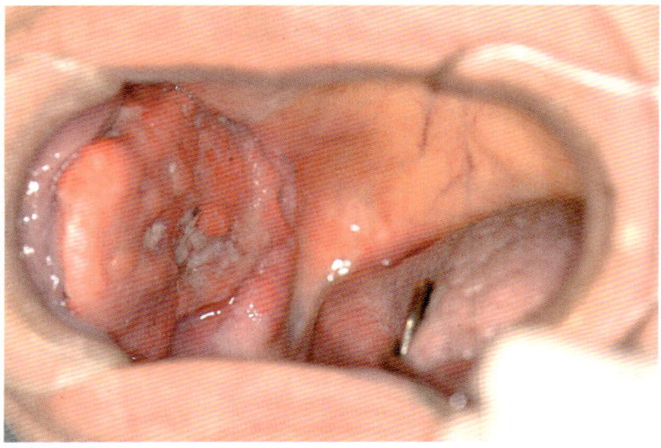

그림 2-5 구강암

(5) 의치 구내염

치아상실로 인하여 가철성 의치를 장착하게 되면 구강기능이 심각하게 제한되는데, 이러한 가철성 의치를 상악과 하악에 장착한 노인의 비율은 65~74세 연령층에서 43%이고, 75세 이상 연령층에서는 62%로 증가한 양상을 보인다(표 2-5).

의치를 취침 동안 빼 놓지 않을 경우 구취, 치조골의 과도한 흡수, 구강연조직의 손상이나 질환, 균열치은종이 발생할 수 있다. 다시 말하면, 의치를 청결하게 관리하면 구강청결에 대한 감각이 향상될 뿐만 아니라 구취, 의치구내염, 기타 자극 등을 예방할 수 있다.

의치 구내염의 발병률은 의치사용자의 20~40%이며 주로 여자에서 흔히 발생한다. 의치는 구취의 성분인 휘발성 황화합물을 발생시키는 세균의 잠복처가 될 수 있으므로 매일 철저히 청결관리를 해야 한다.

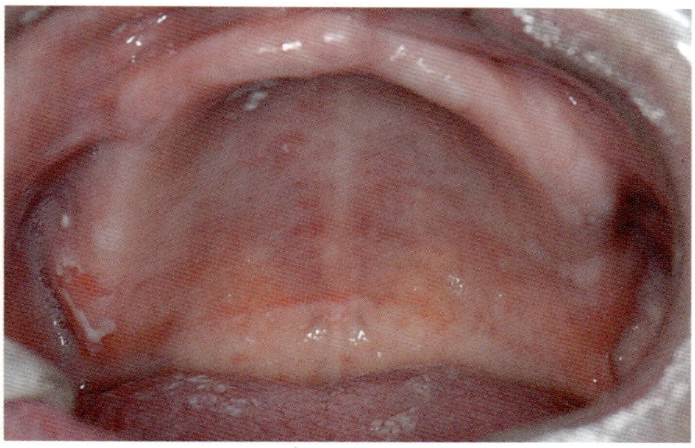

그림 2-6 의치 구내염

표 2-5 노인의 가철성 의치 장착자율

(단위: %)

나이	전체	대도시	중소도시	농어촌
65~74	42.8	42.0	42.7	43.9
75세 이상	61.5	60.6	62.8	61.3

자료: 보건복지부. 2010년 국민구강건강실태조사. 2010.

(6) 구강건조증

구강건조증은 입안이 마르는 느낌의 주관적 증상을 의미하는 것으로, 실제로 타액유출량을 측정하기보다는 주관적 구강건조증 여부에 근거하여 정의하고 있다. 구강건조증은 타액분비의 감소에 따른 불충분한 구강점막의 습윤도에 의해 발생할 수 있지만, 구강건조증의 정도는 실제 측정된 객관적인 타액분비율과 상관관계를 보이지 않는 경우도 있어 그 진단과 치료에 어려움을 야기한다. 건강한 노인에서 이하선의 타액분비량은 연령의 증가에 따라 별다른 영향을 받지 않는 것으로 나타났고, 노인의 타액분비량이 감소하는 주된 원인이 전신질환과 그에 따른 약물치료와 관련이 있는 것으로 추정되는 등 노화와 타액분비량과의 직접적인 연관성에 대한 회의적인 연구결과가 상당수 존재한다. 그러나 임상학적으로 노인에게서 구강건조증이 많이 발생하는 것으로 확인되고 있으며, 이러한 주관적인 구강건조감은 타액 이외에 환자의 인지

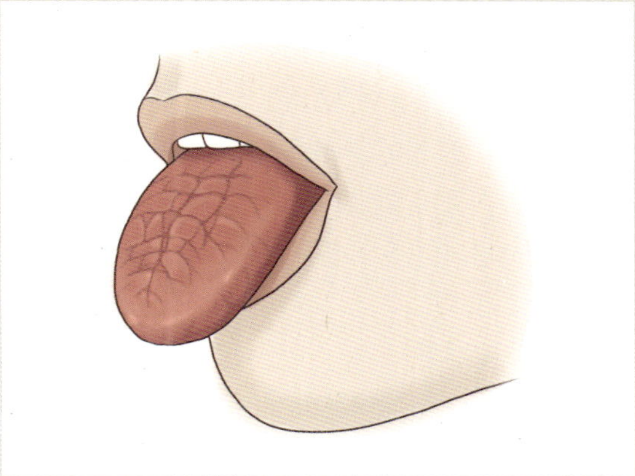

그림 2-7 구강 건조증

도, 스트레스, 구호흡, 감각변화 등의 영향으로 느낄 수 있어 심리적인 요소와 밀접하게 관련되어 있을 것으로 판단된다.

구강건조증을 개선하기 위해서는 물을 자주 섭취해야 하며, 타액이 지속적으로 분비될 수 있도록 구강 내 · 외 조직을 마사지하여 타액 분비량을 높여 주어야 한다. 임상에서는 타액분비량이 0.7 mL/분 이하일 경우 구강건조증으로 진단된다. 현재 심한 구강건조증 개선에 사용되는 약물로는 필로카핀(pilocarpine)과 인공타액이 있다.

4. 노인과 영양

영양은 건강증진과 유지에 필수적인 기본 요소이다. 노년기 삶의 질은 건강과 밀접한 관련성이 있으며 양호한 영양 상태는 노인의 건강에 긍정적인 영향을 준다. 또한 노년기 질병 발생과 장애를 예방할 뿐만 아니라 질병의 진행을 지연시키고 치료의 성공률을 증가시키며, 이러한 영양 상태에 영향을 미치는 인자들은 상호 연관성을 가진다.

1) 노화와 영양

(1) 노화

① 감각 변화

연령이 증가할수록 감각적인 민감성이 감소된다. 노인은 젊은 사람에 비해 미각과 후각이 크게 저하되어, 청년기의 자극보다 약 10배 정도 강해야 제 맛을 느낄 수 있다. 미각과 후각의 감소로 먹는 즐거움이 줄어들며, 음식 섭취가 불량하게 된다. 특히 쓴맛을 제외하고는 미각 역치가 상승하기 때문에 과다한 양념을 사용하게 된다. 또한, 시력이 감퇴되어 식품에 표시된 작은 글씨를 읽기가 어려워져 음식준비 및 보관에서 문제가 될 수 있다. 청각 손상으로 의사소통이 원활하지 못해서 사회적으로 고립되며 음식섭취 부족으로 영양결핍의 위험성이 증가될 수 있다.

② 위장계 변화

노화에 따라 타액분비가 감소되며 음식물을 저작하는 능력과 삼키는 능력이 저하된다. 또한 조기 포만감을 느끼도록 하는 콜레키스토키닌(cholecystokinin) 호르몬의 농도 증가와 아편양 체계의 반응 감소로 식욕부진과 소식증이 초래되며, 식욕부진과 복부팽만은 음식물의 위 배출을 느리게 한다.

연령이 증가하면서 위가 위축되고 위축성 위염이 증가하여 내인자, 엽산 및 펩신 분비에 장애가 발생한다. 위액분비 감소로 Vit. B_{12}, 엽산 및 철의 흡수가 감소되고, 소장에서 박테리아 증식의 위험성이 커진다. 위축성 위염은 식품의 생체이용률을 저하시키며, 무기질 흡수율을 감소시킨다.

소장 상부 점막에서 서당의 분해효소인 수크라아제(sucrase), 맥아당 분해요소인 말타아제(maltase), 알칼린-포스파타아제(alkaline phosphatase)와 같은 효소 활성 능력이 감소되고, 장관의 Vit. D 수용체가 감소되며 소장에서의 칼슘 흡수가 저하된다. 이에 대한 보상으로 부갑상선호르몬 분비가 증가하여 소장에서의 칼슘 흡수와 혈청칼슘 수준이 유지되지만, 뼈에서의 칼슘 소실이 증가한다. 또한 칼슘 흡수가 낮을 때의 적응능력이 감소한다.

③ 대사 변화

노인은 대사율과 신체활동의 감소로 칼로리 요구량이 감소된다. 따라서 기초대사량과 활동대사량 감소, 세포 질량의 감소, 지방 비율의 증가로 칼로리는 성인의 80% 정도가 요구되며, 중년기 이후 노년기 초반까지 체중이 증가된다.

반면에 노인은 음식을 적게 섭취하므로 필수 영양소 섭취가 부족할 수 있다. 노인에서 중요한 변화 중 하나는 골조직 칼슘의 감소이다. 골 조직 칼슘의 감소는 활동의 제한, 에스트로겐(estrogen) 농도 감소, 칼슘 섭취 감소, 칼슘 흡수 감소 등에 의해 초래된다. 여성 노인의 30%, 남성 노인의 15% 정도에서 골 결핍이 있다. 그러므로 노인은 단백질, 비타민 및 무기질을 섭취할 수 있는 음식을 선택해야 한다.

④ 건강 문제에 의한 영향

노인의 영양상태는 당뇨병, 관절염, 동맥경화증과 같은 만성 질병의 영향을 받는다. 영양 문제는 식이제한, 식욕감퇴나 음식의 흡수부족 때문에 발생한다. 또한 대다수의 만성 질병은 영양 흡수나 섭취에 영향을 미치는 약물요법을 필요로 한다. 노인에게 식욕저하는 미각능력의 감소보다 오히려 약물 복용과 구강 내 병변에 의한 후각 기능의 감소가 깊이 관여하는 것으로 알려져 있다. 약물은 음식물 섭취와 흡수, 대사와 영양소의 배설을 변화시켜 영양 상태에 영향을 줄 수 있다(표 2-6). 암 치료를 받고 있는 사람들은 영양 예비율이 감소된다. 화학요법이나 방사선요법과 같은 치료를 받고 있는 사람들은 식욕부진, 체중 감소, 오심, 미각과 후각의 변화, 식사 초기의 포만감, 그리고 치료로 인한 구내염 발생으로 섭취량이 감소한다.

또한 연령이 증가할수록 체지방량이 감소하고 신체지방이 증가하기 때문에 인체의 총 수분량은 현저히 감소하며 체액불균형 증상이 나타난다. 탈수는 혼돈의 원인이 되는데 노인에게 빈번하며 일반적으로 수분 섭취량이 감소해서 발생한다. 부동, 인지장애, 갈증에 대한 반응의 저하로 수분 섭취가 부족하게 되며, 때로는 요실금으로 실수하지 않으려고 의식적으로 수분 섭취를 제한하기 때문에 수분이 부족하게 된다. 갈증반응의 저하는 노화로 시상하부의 압감수체 기능이 감소되기 때문으로 여겨지나 아직 명확하지는 않다. 치매로 인한 인지 기능 상실은 음식을 먹는 것도 어렵다. 음식을 너무 많이 먹어 과체중이 되거나 식욕부진으로 저체중을 유발할 수 있다. 노인에게 하루에 필요한 수분량은 체중 1 kg당 30 mL이므로 1일 6~8잔의 물을 마시도록 권장해야 한다.

구강질환 또한 노인의 영양에 많은 영향을 미치는데 그 중 치아가 없는 노인들은 보통 음식물을 씹기 어려워 고섬유질 음식을 피하고 부드러운 음식을 선호하게 된다. 일부 노인들은 씹을 수 있어도 의치로 인해 입맛이 감소하여 영양결핍이 유발될 수 있다.

⑤ 사회 심리적 영향

노인들은 은퇴로 인해 수입이 감소되어 식료품 구매 및 선택에 제한을 받거나, 음식을 저장하고 요리할 수 있는 주방용품이 충분하지 않아 음식섭취의 양과 질에 모두 영향을 받을 수 있다.

배우자, 친지, 친구의 죽음, 은퇴, 신체 외모의 변화, 시력변화, 신체건강의 감소는 우울을 초래하며 이로 인해 음식물 섭취가 부족해 질 수 있다. 독거노인의 경우 전반적으로 영양섭취가 불량할 수 있으며 이동수단이 원활하지 않거나 인지기능의 제한, 부동, 수입제한 등도 사회적 고립을 초래할 수 있다. 사회적 고립은 음식물 섭취나 요리를 하려는 동기를 감소시켜 영양소 결핍상태를 가져오며, 경제적 빈곤도 영양가 있는 음식물 섭취횟수를 감소시켜 영양불량의 원인이 된다.

표 2-6 약물이 영양 수준에 미치는 영향

약물	영양 수준에 미치는 영향
제산제	
magnesium hydroxide	엽산, Vit. B_{12}, 인, 철 흡수 감소
aluminum hydroxide	엽산, Vit. B_{12}, 인, 철 흡수 감소
항부정맥제	
digoxin	식욕 부진, 고용량 투여 시 오심
항생제	
gentamyein	식욕 감소, 칼륨, 마그네슘의 요배출 증가
tetracycline	장기 투여 시 칼슘 흡수 감소
neomycin	엽산, Vit. B_{12}, 지용성 비타민, 칼슘, 철, 나트륨, 칼륨, 지방 흡수 감소 lactose, sucrose, nitrogen
항경련제	
phenytoin	엽산, 칼슘 흡수 감소
phenobarbital	칼슘 흡수 감소
diphenylhydantoin	칼슘 흡수 감소
primidone	칼슘 흡수 감소
심환계 항우울제	
amitriptyline	식욕 증진
항히스타민제	
cyproheptadine	식욕 증진
항고혈압제	
hydralazine	Vit. B_6 배출 증가
methyldopa	Vit. B_{12} 흡수 감소
nitroprusside	Vit. B_{12} 흡수 감소
항염증제	
colchicine	Vit. B_{12}, carotene, 칼슘, 나트륨, 칼륨, lactose, 지방 흡수 감소
sulfasalazine	엽산, 철 흡수 감소
aspirine	Vit. C의 요배출 증가, 위장관 혈액상실로 인한 철 결핍
indomethacin	Vit. C의 요배출 증가
penicillamine	위장관 혈액상실로 인한 철 결핍 아연, 동에 대한 착화에 따라 맛의 예민도 손상으로 식욕부진 Vit. B_6 대사장애

항고지혈제	
cholestyramine	지용성 비타민, Vit. B_{12}, Ca, 철, 지방, 엽산의 흡수 저하
항종양제	
methotresate, mithramycin, carmustine	식욕 부진
항결핵제	
isoniazid	Vit. B_6 흡수 감소
para-aminosalicylic acid	Vit. B_{12}, 엽산, 지방 흡수 감소
cycloserine	Vit. B_6 길항제
부신피질호르몬	
prednisone	아스코르빈산의 요배출 증가, 장기 복용 시 칼슘 흡수 저하
이뇨제	
thiazides	칼륨, 마그네슘의 요배출 증가
furosemide	칼륨, 마그네슘, 칼슘의 요배출 증가
ethacrynic acid	칼륨, 마그네슘, 아연의 요배출 증가
H_2 수용체 길항제	
cimetidine	Vit. B_{12}, 칼슘, 철의 흡수 감소
완화제	
phenolphtalein	Vit. D, 칼슘, 칼륨, 지방 흡수 감소
bisacody1	Vit. D, 칼슘, 칼륨, 지방 흡수 감소
senna	Vit. D, 칼슘, 칼륨, 지방 흡수 감소
mineral oil	지용성 비타민 흡수 감소
정온제	
lithium catbonate	식욕 증진
bezodiazepines	식욕 증진
phenothiazines	식욕 증진
진정제	
glutethimide	칼슘 흡수 저하
세방형 칼륨보충제	
replenishers	엽산, Vit. B_{12} 흡수 저하

(2) 영양섭취 실태 현황 및 영양섭취 기준

2010년 한국영양학회에서 발표한 한국인 영양섭취 기준 중 노인의 영양소 권장섭취량은 표 2-7과 같다.

2009년 국민건강영양조사에서 65세 이상 노인의 영양섭취를 영양소별 영양섭취 기준과 비교한 결과, 우리나라 노인은 인, 나트륨, 철분은 과다하게 섭취하고 있는 반면, 이를 제외한 모든 영양소의 섭취 수준은 부족한 것으로 나타났다(표 2-8). 또한 65세 이상 노인의 영양섭취 부족 대상자 비율은 28.5%로 전체 국민의 18.2%보다 약 10% 정도 높은 것으로 나타나 노인의 영양섭취에 대한 관심이 요구되고 있다.

① 에너지

노인은 기초대사율과 활동량의 감소로 에너지 필요량이 감소한다. 노화에 의한 기초대사율의 감소는 체 구성 성분 중 대사 조직인 근육량이 감소하고 지방조직이 증가하기 때문이다. 나이가 들면서 에너지 소비가 감소하므로 젊은 사람과 동일하게 섭취 수준을 유지한다면 체중이 증가하기 때문에 체중 증가를 막기 위해서는 에너지 소비 감소에 따라 에너지 섭취를 감소시킬 필요가 있다. 그러나

표 2-7 노인의 권장섭취량

영양소	65세 이상 남성	65세 이상 여성
열량(kcal)	2,000	1,600
단백질(g)	50	45
수분(mL)	2,100	1,800
비타민 A(ug RE)	700	600
Vit. D(ug)	10	10
Vit. E(mg a-TE)	12	10
Vit. C(mg)	100	100
티아민(mg)	1.2	1.1
리보플라빈(mg)	1.5	1.2
니아신(mg NE)	16	14
Vit. B_6(mg)	1.5	1.4
Vit. B_{12}(mg)	2.4	2.4
엽산(ug)	400	400
칼슘(mg)	700	700
인(mg)	700	700
나트륨(mg)	1.2	1.2
철분(mg)	9	8
아연(mg)	9	7

출처: 한국영양학회. 한국인 영양섭취기준(KDRIs; Dietary Reference Intakes for Koreans). 2010.

너무 심하게 에너지 섭취를 제안하면 신체가 허약해지고 신체활동에 장애를 초래하므로 노인의 신체운동능력의 범위 안에서 에너지 소비를 늘려가면서 적절하게 에너지 섭취를 조절해야 하며, 보통은 성인 권장섭취량의 80%를 권장한다. 에너지 요구량이 급격히 감소하는 시기는 70~80세 사이이다. 2010년 한국인 영양섭취 기준에 의하면 65세 이후의 남성의 에너지 권장섭취량은 2,000 kcal이고 65세 이후 여성은 1,600 kcal이다. 그러나 권장섭취량은 표준체위의 평균 활동 시간을 근거로 산출한 것이므로 각 개인별 요구량은 개인의 체위와 활동 상태에 따라 산출하는 것이 바람직하다.

② 당질

한국인이 섭취하는 식품의 영양소는 대부분이 당질이며 전체 섭취에너지의 80~90% 이상이 곡류이므로 당질 부족은 흔치않다. 그러나 식품 섭취가 불가능한 병적인 상태에서는 포도당 공급이 필요해서 당뇨병 환자들은 1일 최소 100 g의 당질이 공급되어야 산혈증을 방지할 수 있다.

노인에게 있어서 흔히 발생하는 당질대사의 변화는 연령이 증가함에 따라 내당성(glucose tolerance)이 감소한다. 당질의 과잉 섭취는 당뇨병의 유발요인이 될 수 있으며, 혈중 중성지방의 농도를 상승시킬 수 있다. 그러므로 노인들은 치아탈락, 단맛에 대한 역치의 증가, 외로움을 달래기 위해 케이크류, 과자류, 사탕, 사이다 등의 단맛이 강한 음식이나 음료를 좋아하지만, 지나치게 단 것을 많이 섭취하는 것은 좋지 않다. 그 대신 노인들은 저작의 불편함 등의 이유로 인해 섬유소가 많이 포함된 이

표 2-8 노인의 영양섭취 비율 (단위: %)

영양소	전체인구	65세 이상 노인
에너지	91.1	86.2
단백질	146.7	104.4
칼슘	67.1	53.8
인	157.2	130.4
나트륨	331.4	322.6
칼륨	61.9	51.0
철분	125.4	133.9
Vit. A	118.1	95.6
티아민	115.9	79.8
리보플라빈	93.2	59.8
니아신	107.8	77.5
Vit. C	107.4	79.1

출처: 국민건강영양조사, 2009.

른바 질긴 음식을 기피하는 경향이 있는데, 변비와 여러 가지 퇴행성 질환의 유병률이 높은 노인에게는 가능한 다량의 섬유소가 함유된 과일, 채소, 해조류, 콩류를 많이 섭취하도록 권장해야 한다.

③ 단백질

노인의 단백질 필요량은 성인과 큰 차이가 있으나 질병 감염, 소화기관의 기능저하, 만성질병을 동반하는 대사의 변화 등으로 인해 식이단백질의 체내이용률이 저하될 수 있다. 우리나라에서는 65세 이상 남성의 단백질 권장섭취량은 50 g, 65세 이상 여성은 45 g이다. 그러나 건강상태가 열악한 노인에게는 조직 유지와 보수를 위해 좀 더 높은 단백질 권장량을 충족시키기 위해 부드럽게 조리된 육류, 우유, 치즈, 달걀, 두부 등 양질의 단백질 섭취가 필요하다.

표 2-9 영양섭취 부족 대상자 비율 (단위: %)

전체(세)	1~2세	3~5세	6~11세	12~18세	19~29세	30~49세	50~64세	65세 이상
18.2	10.9	8.4	8.7	24.9	23.8	17.8	11.9	26.1

출처: 국민건강영양조사. 2009.

④ 지방질

우리나라는 전통적으로 지방 함량이 낮은 식사에 익숙해져 있지만 노인의 경우 담즙 및 리파아제(lipase) 분비가 저하되어 지질의 소화 및 흡수가 약간 지연될 수 있으므로 지방류는 과잉 섭취하지 않도록 주의하여야 한다. 과도한 섭취는 비만, 만성 질병, 노화과정을 촉진하므로 피하도록 한다. 그러나 지방과 에너지 섭취를 제한하면 필수지방산인 리놀레산(linoleic acid)의 섭취가 부족할 수도 있으므로 주의해야 한다. 식사 중의 지방은 Vit. A, D, E, K 등 지용성 비타민의 운반체 역할을 하며, 이들 비타민의 흡수를 돕는다. 또한 위의 배출 시간(emptying time)을 지연시켜 공복 시 위 수축을 억제한다. 한국인의 지방질 섭취량은 대체로 1일 20~30 g 정도이며, 총 칼로리 섭취량의 약 10%에 지나지 않지만 문제시 되는 것은 전체 지질 섭취량 이외에 지방산의 포화 정도와 콜레스테롤 농도이다. 지방산의 포화 정도에 따라 혈청 내 콜레스테롤 농도가 증가하는 것으로 알려져 있다. 혈액 내 지방질은 지단백 형태로 존재하고, 지방질과 단백질의 함유량에 따라 저밀도 지질(LDL; low density lipoprotein)과 고밀도 지질(HDL; high density lipoprotein)로 분류할 수 있으며, 음식에 포함된 콜레스테롤은 이에 영향을 미친다. 이중 HDL은 간 대사를 통해 콜레스테롤을 제거하는 역할을 하여 죽상경화증을 예방할 수 있으나, LDL은 콜레스테롤이 많아 동맥벽에 죽상경화증을 발생시킬 위험이 많으므로 LDL을 낮추고 HDL을 상승시킬 수 있는 식사를 하는 것이 좋다. 그러므로 버터, 마가린, 쇠기름, 돼지기름과 같은 포화지질보다는 등푸른 생선과 들기름 등 식물성 기름을 섭취하는 것이 좋다. 콜레스테롤이 많은 식품은 곱창, 달걀, 알젓류, 새우, 오징어 등이며, 콜레스테롤 섭취량은 1일 300 mg을 초과하지 않도록 권장하는 것이 바람직하다.

⑤ 비타민

노인들의 비타민 필요량은 아직 명확하게 밝혀지지 않았다. Vit. A, C의 권장량은 연령과 성별 간에 차이가 없다. 충분한 식사를 하고 있는 노인에서도 때때로 Vit. A와 C의 농도가 저하되는데, 이는 노인의 생리적 변화 때문이며 비타민 섭취를 증가시켜도 개선되지는 않는다. Vit. B_1, B_2 및 나이아신은 에너지 섭취와 관계가 있으므로 노인들의 경우는 권장량이 감소한다. 소수의 노인에게서 Vit. B_{12}의 결핍을 보이는데, 이는 위액 감소로 인한 Vit. B_{12}의 흡수율 감소가 주된 원인으로 보인다. 또한 Vit. B_{12}는 동물성 식품에 주로 포함되어 있는데, 노인들의 경우 저작능력이 감소되어 동물성 식품을 기피하게 되어 Vit. B_{12}가 상대적인 결핍될 수 있다. Vit. B_{12}의 결핍은 거대아구성 빈혈(mega-loblastic anemia), 말초신경염, 운동 및 인지장애를 초래할 수 있다.

일광욕 부족, 유제품 섭취 부족, 노화에 따른 장의 흡수능력 감소 및 피부로부터 Vit. D 합성능력이 감퇴된 노인에게 Vit. D 결핍증을 유발할 수 있으므로 Vit. D 섭취가 적은 노인은 옥외 활동을 하도록 하는 것도 좋은 방법이다.

⑥ 칼슘

한국 노인의 골격에 대한 건강상태는 매우 열악한 수준으로 측정되고 있다. 특히 여성 노인환자는 음(−)의 칼슘 균형과 골밀도 소실이 발생하여 자연 발생적으로 골절이 빈발하며 여러 선행연구에서 우리나라 노인들의 골밀도 상태가 심각하게 저조한 것으로 보고하고 있다. 또한 우리나라 노인의 하루 평균 칼슘 섭취량은 400~500 mg 정도로 나타나 식생활에서 가장 부족한 영양소 중의 하나라고 할 수 있다. 골다공증을 예방하기 위해서는 칼슘 섭취를 증가시킬 필요가 있다. 특히 칼슘 자체가 흡수가 느리고 노인들은 장에서 흡수율이 저하되기 때문에 섭취된 칼슘이 모두 흡수되는 것은 아니다. 젊었을 때부터 운동을 계속하고 칼슘 섭취를 많이 해서 골밀도를 높여야 골 손실을 지연시킬 수 있다. 특히 여성의 경우, 폐경으로 인한 에스트로겐 분비 감소로 골다공증의 위험이 높다. 현재 우리나라 칼슘 권장섭취량은 65세 이상 남녀 모두 700 mg을 제시하고 있다. 그러므로 노인들에게 우유를 매일 마실 것을 권장하고, 우유에 부작용이 있으면 탈지 우유나 생선, 닭, 소의 뼈를 가공하여 섭취하도록 한다. 한편 노인에게서 흔하게 복용되는 코르티코스테로이드(corticosteroids)나 알루미늄(aluminum)을 함유한 제산제, 항생제 등과 만성적인 알코올 섭취는 칼슘 손실을 유발할 수 있으므로 약물 복용에 대한 배려가 필요하다.

⑦ 철분

폐경 이후의 여성과 노년기 남성에게는 정상적으로 철 저장량이 증가한다고 하나 우리나라 노인의 경우 철분의 섭취가 부족하다. 더욱이 노인의 경우 위산분비 능력의 감퇴로 철분흡수가 어렵다. 또한 소장 내 점막세포의 미세 융모 변화, 제산제, 섬유질들로 철분 흡수가 감소된다. 신체 내 철분 저장량은 폐경 후 여성과 50대 이후 남성의 경우 증가한다. 따라서 노년기의 소화 흡수 기능의 감소 등을 감안하여, 우리나라의 경우 철분 권장섭취량은 65세 이상 남성의 경우 9 mg, 여성의 경우 8 mg으로 정하고 있다.

⑧ 식염

식염은 생리적으로 필수적인 것으로 체내 특히 혈액에 들어 있으며 나트륨이온은 세포 속의 칼륨이온과 균형을 이루어 삼투압의 유지에 중요한 역할을 한다. 건강한 사람의 혈액 속에는 0.9% 정도의 염분이 포함되어 있다. 식염섭취가 부족하면 소화액의 분비가 줄고 식욕이 감소되며, 장기간 부족 시 전신에 무기력 · 권태 · 피로 및 정신적 불안 등이 발생한다. 한편 식염의 과잉섭취는 고혈압 원인이 되기도 하며 급성 식염 과잉섭취는 장에서 수분흡수를 방해하여 설사를 일으킨다. 식염을 지나치게 섭취하면 갈증이 나는데 이는 혈액 속의 염분농도가 높아져 체액의 삼투압이 높아지기 때문에 물을 마셔서 식염농도를 낮추고 삼투압을 완화시키기 위해서이다. 이는 땀을 흘려서 체내의 수분이 감소했을 때도 동일하다. 현재 한국인의 식염섭취량은 하루 20 g이지만 세계보건기구에서는 10 g을 권장하고 있다. 그러나 생리적으로 필요한 식염량은 5 g정도이며 식염섭취량이 지나치면 신장질환, 고혈압, 심장질환 발생 위험이 높기 때문에 노인의 경우 더욱 줄일 필요가 있다.

⑨ 물

노인은 탈수에 대한 민감성이 감소하므로 물 섭취가 부족해 질 수 있다. 또한 세포의 수분함량 감소, 신기능 감소로 수분 불균형이 올 수 있으므로 심장, 신장에 문제가 없다면 하루 6~8잔의 음료를 마시도록 한다.

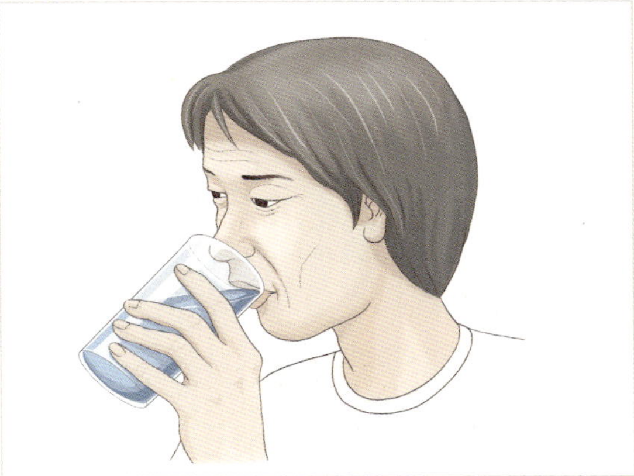

그림 2-8 물 섭취

2) 노인의 영양사정

생애주기에서 어느 연령이든지 영양 상태를 평가하는 일은 쉽지 않으나, 특히 노인의 경우 영양상태가 생리적인 노화 및 퇴행성 질병과 관련되어 있어 어렵다. 노인에게는 성인을 기준으로 하여 개발된 기준치는 적합하지 않다. 노인의 영양 상태를 평가하기 위해서는 다각적인 정보가 요구된다(표 2-10).

표 2-10 노인 영양평가에 필요한 정보

요 소	항 목
식이요소	평상시 식품섭취 기록
	식품기호
	식사와 간식 패턴
	약물 복용실태
	영양 보충제의 사용 여부
사회 경제적 요소	거주상황(혼자 사는지 혹은 가족과 함께 사는지의 여부)
	음식 구매의 용이성
	부엌 설비 및 시설
	식품 구매 습관
	경제적 상황
신체적 및 임상적 요소	표준 대비 체중
	피하지방 두께와 상완둘레
	치아상태
	비타민과 무기질 결핍 증세
	만성 질병의 유무
	약물 사용
	음주와 흡연
	정신상태
	신체적인 활동성, 기능적인 능력
생화학적 요소	혈액 내 비타민 수준
	철분과 혈액학적 상태
	혈액의 지방상태
	포도당 내성
	요의 분석(당뇨, 요중 케톤체, 단백뇨, 혈뇨 여부)

(1) 식이섭취조사

식이섭취조사는 식이력 조사, 식품섭취량 평가, 최소 3일간의 섭취식품의 종류와 양의 기록, 식품섭취 빈도 조사, 24시간 식이회상법 등을 통하여 개인의 식품섭취경향을 파악하는 것이다.

(2) 신체계측치 측정

표준체중 대비 체중, 키와 몸무게의 비율(BMI; body mass index: 노인의 정상범위 24~27), 피하지방 두께, 상완둘레, 허리/엉덩이 둘레 비율(여성 노인 0.8 이상, 남성 노인 1.0 이상일 때 복부비만)을 측정한다. 비만이면 고혈압, 심혈관 질환, 담낭질환, 인슐린 비의존성 당뇨병의 위험이 높다.

(3) 신체검진 및 임상검사

피부, 치아상태, 눈, 복부, 근력, 근긴장도, 신경학적 통합성 등을 검사하여 신체적 징후와 증상이 있으면 식이섭취 조사와 생화학검사와 혈액검사와 같은 임상검사를 실시한다.

3) 노인의 영양관리

노인의 영양문제에 대한 진단은 영양과다(imbalanced nutrition: more than body requirements), 영양부족(imbalanced nutrition: less than body requirements) 및 연하 장애(impaired swallowing) 등이다. 비효과적인 건강관리, 지식 부족 등의 이유는 노인의 영양교육을 위한 중재에 유용하며, 그 밖에 체액부족, 체액과다, 구강점막 손상 등의 진단도 가능하다. 노인의 영양관련 진단별 관리 방법은 다음과 같다.

(1) 영양과다의 관리

과체중이거나 비만인 노인에게 1주일에 0.5~1 kg의 체중을 감소시키기 위해서 균형 잡힌 에너지 감량 식사가 권장된다. 그 목적은 제지방량을 유지하면서 체중을 줄이는 것이다. 필요한 에너지보다 하루에 500~1,000 cal를 적게 섭취하면 일주일에 0.5~1 kg 정도는 안전하게 줄일 수 있다. 그림 2-9의 식품구성자전거는 2010년 한국영양학회가 식이요법의 지시와 식사계획을 하는데 활용할 수 있도록 한국인 영양섭취기준(KDRIs; Dietary Reference Intakes for Korean)에 따라 제시한 식품군별 대표 식품과 1인 1회 분량은 식품군을 6가지로 분류한 후, 식생활에서 차지하는 중요성을 자전거 모양으로 나타낸 것이다. 식품구성자전거는 6개의 식품군에 권장식사패턴의 섭취횟수와 분량에 맞추어 바퀴 면적을 배분한 형태로, 기존의 식품 구성탑보다 다양한 식품 섭취를 통한 균형 잡힌 식사와 수분 섭취의 중요성 그리고 적절한 운동을 통한 비만 예방이라는 기본 개념을 나타낸다. 식품군별 대표식품의 1인 1회 분량을 기준으로 섭취 횟수를 활용하여 개인별 권장섭취패턴을 계획하거나 평가할 수 있다.

식이요법과 병행하여 큰 근육을 전체적으로 움직이는 적당한 운동은 체중 감소를 돕고 제지방량을 유지하게 한다. 운동은 또한 근긴장, 심혈관 상태, 신체상을 향상시킨다. 운동요법을 지속적으로 시행하기 위해서는 노인들의 생활 형태에 적합해야 한다. 적어도 30분씩 일주일에 세 번 운동을 실시한다.

행동의 변화는 즉각적인 체중 감소를 도와주고 장기간의 체중조절에 필수적이다. 행동변화의 필수적인 요소는 자가 점검, 자극의 조절, 자가 보상이다. 자가 점검은 무엇을, 얼마만큼, 어디서 먹었는지 그리고 음식을 먹었던 당시의 감정 상태를 적는 것이다. 이러한 정보들은 과식을 하게 하는 원인과 변화될 필요가 있는 행동을 확인하는데 사용된다. 자극의 조절은 먹는 것을 조절하는 방법에 초점을 둔다. 조절 방법의 예는 더 천천히 먹기, 조금씩 먹기, 식사 거르지 않기, 규정된 시간에만 먹기이다. 자가 보상은 변화를 장려하기 위한 긍정적인 보상에 대한 학습을 제공하며 보상은 미리 정해지며 스스로 결정해야 한다.

상담 초기에 노인은 자신의 체중목표를 정하고 목표를 이루기 위해 필요한 지원을 확인하고 도움을 받아야 한다. 체중감소 평가를 매일 실시하면 낙심할 수 있으므로 너무 자주하는 것은 피해야 한다.

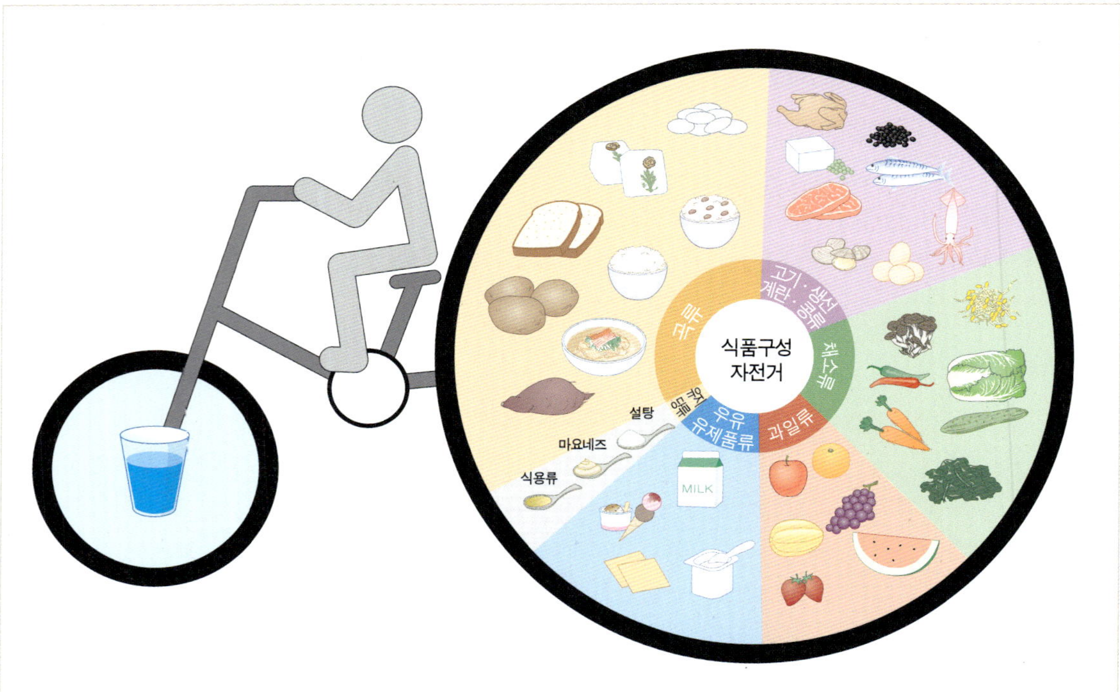

그림 2-9 식품구성자전거

출처: (사)한국영양학회. 한국인 영양섭취기준 개정판. 2010.

표 2-11 식품군별 대표 식품과 1인 1회 분량

식품군	1인 1회 분량
곡류	밥 1공기(210 g), 국수 1대접(건면 100 g), 식빵(대) 2쪽(100 g), 감자(중) 1개(130 g)*, 씨리얼 1접시(40 g)*
고기 · 생선 · 계란 · 콩류	육류 1접시(생 60 g), 닭고기 1조각(생 60 g), 생선 1토막(생 60 g), 달걀 1개(60 g), 두부 2조각(80 g), 콩(20 g)
채소류	콩나물 1접시(생 70 g), 시금치나물 1접시(생 70 g), 배추김치 1접시(40 g), 오이소박이 1접시(60 g), 버섯 1접시(생 30 g), 물미역 1접시(생 30 g)
과일류	사과(중) 1/2개(100 g), 귤(중) 1개(100 g), 참외(중) 1/2개(200 g), 포도(중) 15알(100 g), 오렌지 주스 1/2컵(100 g)
우유 · 유제품류	우유 1컵(200 g), 호상요구르트 1/2컵(100 g), 액상요구르트 3/4컵(150 g), 아이스크림 1/2컵(100 g), 치즈 1장(20 g)*
유지-당류	식용유 1작은술(5 g), 버터 1작은술(5 g), 마요네즈 1작은술(5 g), 설탕 1큰술(10 g), 커피믹스 1봉(12 g)
	*다른 식품들 1회 분량의 1/2 에너지를 함유하고 있으므로 식단 작성 시 0.5회로 간주함.

출처: 한국영양학회. 한국인 영양섭취기준(KDRIs; Dietary Reference Intakes for Koreans). 2010.

(2) 영양부족의 관리

영양부족을 초래할 수 있는 다양한 원인들은 예방적 지도와 조기 중재로 관리가 가능하다. 영양 보충은 노인의 건강상태와 영양 부족의 정도를 고려해야 한다. 식품구입을 도와주고 음식의 경구 섭취를 증가시키기 위해 집단적인 식사공급과 배달 식사, 스스로 먹을 수 있도록 도와주기, 섭취를 위해 적당한 기술 사용하기 등을 조력한다. 그럼에도 불구하고 경구 섭취가 불충분할 때는 장관 내 영양이나 비경구적인 영양 섭취를 시행할 수 있다.

① 배달 식사

사회적 고립으로 영양적으로 문제가 있는 노인을 위하여 개발된 것으로 음식을 제공하는 장소에 갈 수 없는 노인을 위해서 공공기관 또는 사회단체에서 적어도 하루 한 번 따듯한 식사를 가정으로 배달하는 식사 프로그램이다.

② 자가 섭취의 격려

장기요양보호가 요구되는 시설 환경은 노인의 적절한 섭취를 어렵게 한다. 그러므로 양로원에 거주하는 노인의 자가 섭취 능력을 향상시키기 위한 방법이 권장되고 있다. 이러한 방법에는 다음과 같은 것들이 있다.

- 소집단의 식사, 식탁보와 식탁 중앙에 아름다운 장식을 하여 식사 시 대화를 하도록 하고, 가정에서와 같은 편안한 분위기의 식사환경을 제공한다.
- 개인에 따라 자가 섭취에 도움이 되는 적합한 도구를 사용한다.
- 식사 시 올바른 자세를 취하도록 하며, 손을 사용하여 먹는 음식을 권장한다.
- 환자의 자가 섭취를 격려할 수 있도록 직원을 교육시키며, 꼭 필요한 경우에만 인공 영양공급을 한다.
- 노인에게 자가 섭취를 장려하면 음식이나 식사시간에 대해 긍정적인 태도를 갖게 되므로 부적절한 섭취와 영양결핍에 대한 위험요소가 감소된다.
- 음식 섭취 능력을 유지하고 되찾는 원칙은 가정에 있는 노인에게도 동일하게 적용되며, 가정 및 시설에서 돌보는 사람에게 도움이 되는 식사환경과 장애제거 방법을 알려 주어야 한다.

③ 영양 공급 기술

자가 섭취 능력이 부족한 노인에게는 위험요소가 적고 편안한 인공영양 공급이 중요하다. 스스로 먹는 일을 포기하면 많은 문제점이 초래되는데 식사자세, 먹는 속도, 음식에 대한 선호, 언어적 대화에 세심한 주의를 기울이지 않으면 먹는 것을 거부하게 된다.

또한 노인의 식사 자세에 깊은 관심을 기울여야 하며, 올바른 자세는 앉은 자세에서 발은 바닥에 대고 머리는 내려 턱 끝을 안으로 한 상태이다. 자세가 올바르지 않으면 피로도가 높고 섭취능력이 감소되어 흡인을 유발한다. 노인을 돌보는 사람은 올바른 자세와 올바르지 못한 자세에 의해 유발되는 문제에 대하여 알아야 한다.

감각 기능에 손상을 입은 노인은 식사 후 입안에 음식이 남아 있어도 이를 인식하지 못한다. 혀로 입안을 깨끗이 하고 남아 있는 음식은 삼키든지 또는 냅킨에 뱉도록 훈련시켜야 한다. 음식이 입 안에 남아 있는 것을 인식하지 못하는 노인은 매 식사 후 구강시진을 실시하고 돌보는 사람은 노인의 입안에 음식이 남아 있다면, 기도로 흡인되는 것을 막기 위해 장갑을 낀 손으로 입 안의 음식을 제거해야 한다.

대부분의 성인은 식사하는 데 15~20분이 소요된다. 노인은 성인보다 반응시간이 느리기 때문에 식사시간을 길게 하는 것이 바람직하다. 속도가 너무 빠르면 목이 메어 식사를 거부할 수 있다. 한 가지 해결 방법은 집단적인 환경에서 식사를 하는 것이다. 한 집단에서 서로 다른 속도로 먹는 여러 사람에게 동시에 급식을 하면 돌보는 사람이 시간을 효율적으로 이용할 수 있게 되며, 먹는 속도를 늦출 수 있다. 게다가 노인에게는 식사시간이 사교의 기회가 될 수 있다.

대부분의 사람들은 특정 음식을 선호한다. 특히 스스로 음식을 먹을 수 없는 사람에게서 이러한 기호식품은 의미가 있으며 접시에 있는 음식들을 혼합하여 먹는 것은 적당하지 않다. 돌보는 사람은 음식 섭취의 중요성을 인식할 필요가 있으며 정상적인 방식으로 영양을 공급하지 않으면 영양결핍이 초래될 수 있다.

의존적인 노인은 일상 활동을 수행하는 데 많은 시간을 소모한다. 하루 세 번 이상의 식사와 식사하면서 대화가 중요한 활동이며, 언어적, 비언어적 대화에 대한 관심을 가져야 한다. 식사 시간은 노인들에게 사회적인 관계를 맺고 자긍심을 강하게 하는 기회를 제공하며 비인격적이고 위협적인 식사 환경은 적당한 음식 섭취를 방해하고 자긍심을 저하시킨다.

영양공급에 대한 실제적인 내용은 Chapter 04에서 상세하게 다루고 있다.

Chapter 03

노인치위생처치

(Dental Hygiene Practice for the old)

‖ 학습목표 ‖

- 학습자는 노인을 위한 치위생처치과정에서의 고려사항을 설명할 수 있다.
- 학습자는 노인을 위한 기본치위생처치를 할 수 있다.
- 학습자는 노인을 위한 전문치위생처치를 실시할 수 있다.
- 학습자는 노인치위생처치를 위한 체위변경 방법을 설명할 수 있다.
- 학습자는 노인치위생처치과정에서 응급상황 발생 시 심폐소생술을 할 수 있다.
- 학습자는 노인과의 의사소통을 위해 라포 형성 방법을 설명할 수 있다.

1. 노인치위생처치

본 장에서는 노인장기요양보험제도에서 실시되고 있는 기본치위생처치와 전문치위생처치에 대하여 자세히 알아보고자 한다. 노인의 구강관리는 발생된 질병을 치료하는 구강진료영역과 질병을 예방하는 구강보건영역 그리고 저하된 구강기능을 증진 및 유지할 수 있도록 돕는 구강간호영역으로 구분할 수 있다. 치과위생사는 구강보건과 구강간호의 영역을 담당하는 인력으로 노인들로 하여금 건강한 생활습관을 형성하고, 구강질병 발생 위험요인을 개선시켜 노인의 구강건강증진을 보장하는데 중추적인 역할을 담당해야 한다.

노인은 신체기능 및 정서적 건강상태의 변화로 인해 관절 사용에 제한을 받으며 가동관절 범위가 축소되어, 독립적으로 해오던 개인위생을 수행하는 능력이 감소되기 때문에 이를 적절히 유지하는데 일반 성인에 비해 많은 노력과 도움이 필요하다. 특히 노인이 질병이나 상해를 입게 되면 개인위생의 수행에 제한을 받게 되거나 이를 수행할 수 없는 경우가 발생하여 노인의 신체적 건강에 부정적인 영향을 미치게 되며, 그로인해 감염발생이 증가하거나 심미적인 면에 대한 영향이 커 삶의 질(QoL; Quality of Life)에도 영향을 미친다. 뿐만 아니라 노인은 노화에 따른 타액 분비량 감소로 인해 구강 내 자정작용이 저하되어 구강병 유발 위험이 높으며, 뇌졸중, 당뇨병, 인지장애 등의 질병으로 구강관리를 하는데 장애가 되며, 간병자는 식사나 배설 주변 환경의 청결 등 여러 가지 일로 인해 구강관리가 소홀해 질 수 있다.

이러한 면에서 노인의 구강관리는 단순한 구강상태에 대한 평가와 구강병의 병리학적 중재 뿐 아니라 노인의 전신적 건강상태, 사회심리적 상태, 신념과 관습을 파악하고, 보호자의 도움이 필요한 노인에 있어서는 보호자의 구강건강관리에 대한 환경적 요인들을 파악하여 이에 대한 적절한 중재가 이루어져야 한다. 이에 노인치위생처치 전에 관련정보를 충분히 파악하고 주의사항을 숙지하여 처치과정에서 야기될 수 있는 문제를 예방하는 것이 치과위생사의 중요한 역할이라 할 수 있다.

본 장에서 제시하는 기본치위생처치와 전문치위생처치는 대한치과위생사협회 노인 · 장애인구강보건 특별위원회에서 사용한 것에 준하여 기술하도록 한다.

1) 노인치위생처치를 위한 준비

(1) 노인치위생처치 전 고려사항

노인의 구강관리는 일시적인 완화가 목적이 아니라 치료라는 포괄적인 개념으로 계획되어야 하며, 치위생처치 전에 철저한 병력조사와 복용약에 대한 정보수집이 이루어져야 한다. 또한 진료실 환경도 노인 환자가 안전하고, 편안하도록 관리해야 한다.

① 병력조사

노인환자를 마주할 때는 안색과 표정을 관찰하고, 몸 상태를 확인한다. 문진표는 큰 글씨로 제작하여 노인환자가 쉽게 볼 수 있도록 하고, 의자에 앉아 편안한 상태에서 기입할 수 있도록 하며, 혼자 기록이 어려울 때는 치과위생사가 직접 질문하여 기록해준다.

노인환자와 대화할 때는 마스크를 벗은 상태에서 낮은 목소리로 천천히 명확하게 말한다. 노인환자의 청력문제를 고려하여 마주앉고, 주의의 산만한 소리나 음악을 제거한다. 항상 예의를 갖춰 노인을 공경하는 모습을 보이고 환자가 원하지 않으면 이름을 부르지 않도록 한다. 노인은 서두르는 것을 좋아하지 않으므로 좋은 청취자가 되도록 노력하며, 환자의 걱정을 감소시켜 줄 수 있도록 신뢰감을 조성한다. 노인 환자의 전신 및 치과적 병력조사는 노인치위생 처치과정에서 나타날 수 있는 부작용 등의 문제들을 예방하기 위함으로 철저히 조사해야 한다. 또한 나타난 병력조사 결과에 대해서는 모든 진료진이 공유하고, 치과적 처치에서 나타날 수 있는 문제 및 예방법 등을 충분히 숙지한다.

② 투약

노인은 다른 연령층에 비해 만성질환으로 인해 다양한 종류의 약을 복용하므로 치과위생사는 노인환자가 최근 복용하고 있는 약의 종류를 파악하고 환자에게 행할 치위생처치가 현재 전신상태에 적합한 것인지를 확신하기 위해서는 환자의 건강상태 뿐 아니라 발생할 수 있는 부작용에 대한 정보를 파악해야 한다.

환자에게 복용하고 있는 약병 또는 처방전을 가지고 내원하도록 지시하여 약물 목록을 파악해야 하며, 건강상태가 변함에 따라 복용하는 약물이 달라질 수 있으므로 매 내원 시마다 반드시 체크해야 한다.

③ 활력징후

호흡, 맥박, 혈압과 체온 등의 활력징후는 매 내원시마다 평가하여 기록해야 한다. 이는 노인환자의 전신건강상태의 기본적 상태를 나타내는 첫 번째 징후로 활력징후가 정상범위일 때 치위생처치를 안전히 시행할 수 있다.

④ 항생제 처방의 필요성

노인은 항생제 투여가 필요한 상황이 빈번히 발생한다. 조절되지 않는 당뇨병과 약물치료, 스테로이드 치료를 받는 경우는 감염에 대한 감수성이 증가하고, 인공관절 수술을 한 환자나 심박조정기를 장착한 경우에도 예방적 항생제투여가 반드시 필요하므로, 철저한 병력조사와 내과 주치의의 권고사항을 확인해야 한다.

⑤ 진료실 환경

내원 시 불편함을 최소화하기 위해 구강진료실 설비에 대한 주의가 필요하다. 노인의 시력감퇴, 쇠약함과 운동조절의 감소 등을 고려하여 노인환자가 다니는 통행로에는 물건을 두지 않아야 하고 불규칙한 바닥이나 깔개의 튀어나온 모서리에 발이 걸릴 수 있으므로 제거해야 한다. 바닥의 물, 오일, 인상재 등에 의해 미끄러지지 않도록 항상 청소를 해 둔다. 대기실에서 진료실까지 이동은 노인환자의 속도에 맞춰 안내할 수 있도록 하며, 노인환자가 진료실 의자에 앉기 쉽도록 진료실 의자는 가장 낮게 내리고, 등받이는 세워두며, 팔걸이는 제거해 둔다. 휠체어로 이동하는 환자의 경우는 휠체어에서 진료실 의자로 이동할 수 있는지의 여부를 파악하고 도와준다.

노인은 스트레스에 대한 내성이 낮고 쉽게 피로감을 느끼므로 가급적 오전에 약속을 잡고, 짧은 시간에 처치가 이루어질 수 있도록 한다. 또한 냉온에 대한 내성이 저하되어 있으므로 진료실 온도를 적절히 조정한다.

(2) 노인치위생처치과정에서 고려해야 할 사항

노화로 인한 구강건조가 있고, 근육이 이완된 상태이므로 처치과정에서 세심한 주의를 요한다. 따라서 당일 처치 내용을 그림이나 표를 이용하여 알기 쉽게 충분히 설명하고, 처치 전에 입안을 양치시켜 간단한 구강기능을 확인하여 오연과 사레를 예방한다. 또한 타액 분비가 저하되어 있으므로 치경, 흡입기, 의치 등은 건조한 상태에서 구강 내에 삽입하지 않도록 주의하며, 사레와 오연 등의 방지를 위해 자주 흡입하되, 뺨이나 혀가 흡입되지 않도록 주의한다. 노인들은 관절염이나 요통이 있는 경우가 있으므로 장시간 같은 체위를 하지 않으며, 처치 중 안전한 상태가 되도록 쿠션 등을 이용하여 체위를 확보해 준다. 처치과정에서는 항상 표정을 관찰하고 말을 건네 긴장감을 풀어주어 혈압상승을 방지한다.

노인의 느린 수의적 반응과 운동조절 기능의 저하를 이해하고, 머리 위치의 변화나 양치를 위한 빠른 행동을 요구하지 않으며, 노인 스스로가 자신이 늙었다는 생각이 들지 않도록 지나친 신체 보조를 하지 않는다.

(3) 노인치위생처치 후 고려사항

처치가 종료된 후에는 반드시 기분이나 몸상태를 질문하여 전신 건강상태를 확인하고, 출혈이 있는 처치를 실시한 경우는 지혈상태를 반드시 확인하고, 주의 사항을 이해하기 쉽게 전달한다. 진료실 의자에서 내려올 때는 자세성 저혈압이 나타날 수 있으므로 천천히 일으키며, 잠시 동안 앉아 있도록 한 후 천천히 내려오도록 하여 대기실로 안내한다. 보호자와 동반한 경우는 처치내용과 처치 후 주의사항을 잘 설명한다.

(4) 대상자 및 술자의 자세

대상자에게 치위생처치를 올바르게 제공하기 위해서는 대상자와 술자의 자세를 선정하는 것이 중요하다. 진료실에서 대상자에게 처치할 경우는 진료실 의자를 최대한 활용하여 대상자가 가장 편안하게 처치를 받을 수 있도록 한다. 자택 및 시설에서 처치를 하는 경우는 대개 거동이 불편하거나 거동할 수 없는 노인일 수 있으므로 대상자가 누워있는 상태에서 술자와 대상자의 위치를 적절히 조정한다. 대상자가 누워있는 상태에서는 기도확보가 중요하므로 기도가 확보되었는지를 계속 관찰한다. 치경을 코 밑에 비추어 치경에 콧김이 서리는지를 보고 기도확보를 확인할 수 있다. 대상자의 전신질환과 신체적 상태를 파악하여 장시간 처치하지 않도록 한다.

① 자택 및 시설에서 처치를 하는 경우

- 대상자의 위치 조정
  - 대상자는 7~8 cm 높이의 베개를 베고 고개를 15° 정도 숙인 후 턱을 목 쪽으로 가깝게 끌어당기도록 한다.
  - 대상자의 기도가 확보된 상태를 유지하며, 하악을 처치할 경우는 턱을 가슴쪽으로 붙이도록 하고, 상악을 처치할 경우 베개를 어깨쪽으로 밀어 넣고, 턱을 들도록 하여 상악 처치가 원활하도록 한다.
- 술자의 위치 조정
  - 바닥에 누워 있는 대상자: 환자의 후방에 위치하는 방법

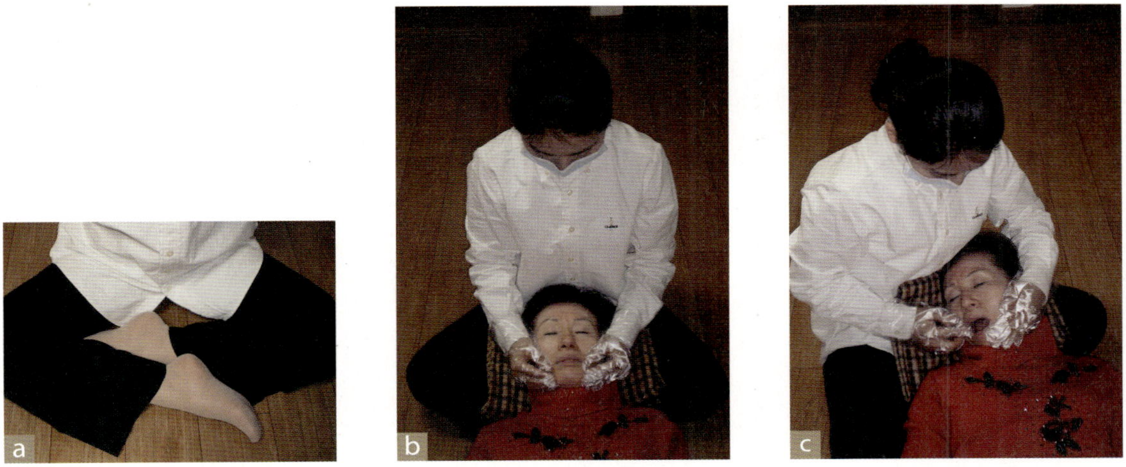

그림 3-1 a 대상자의 머리 쪽에서 양발의 복사뼈가 맞닿지 않은 상태로 양반다리를 한다. b 그 위에 쿠션 또는 수건을 대고 환자의 머리를 받친다. 이때 노인의 턱이 너무 들어 올려져 숨이 막히지 않도록 주의한다. c 한 다리를 접고, 한 다리를 대상자 쪽으로 펼쳐서 접힌 다리위에 대상자의 머리를 받친다. 이때 술자는 11시 방향에 위치한다.

— 바닥에 누워 있는 대상자: 환자의 측방에 위치하는 방법

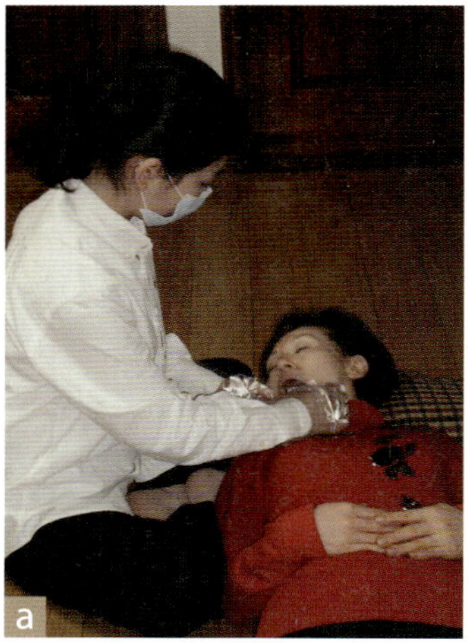

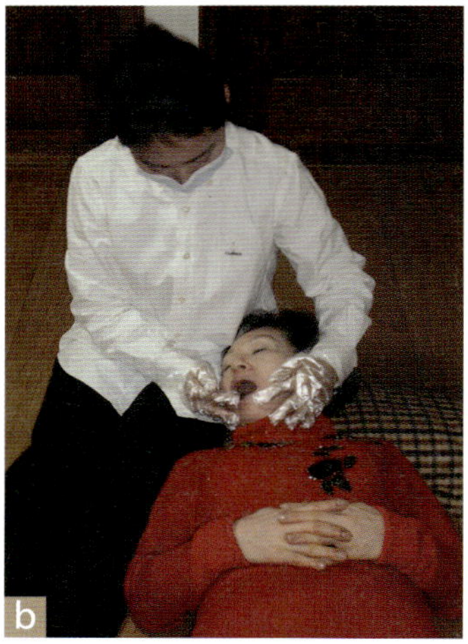

그림 3-2 a 대상자의 어깨부분에서 대상자를 바라보며 밀착하여 앉는다. b 대상자의 머리 쪽에 술자의 엉덩이를 위치시키고 술자의 다리를 대상자와 나란히 뻗어 앉는다.

— 바닥에 누워 있는 대상자: 환자의 전방에 위치하는 방법

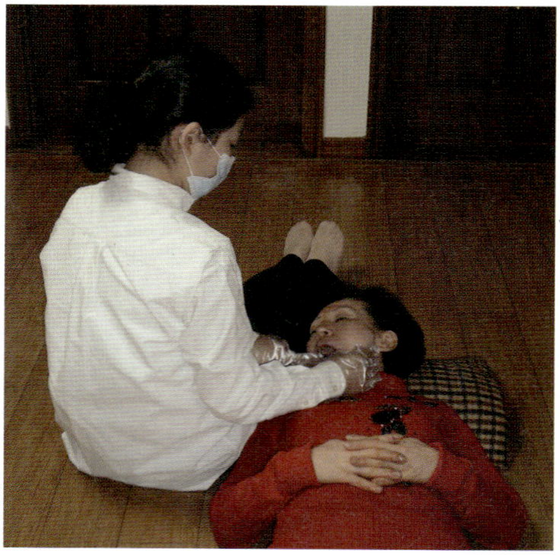

그림 3-3 대상자의 팔 상박부분에 술자의 엉덩이를 위치시키고 술자의 다리를 대상자의 머리쪽으로 뻗어 앉는다.

– 침대에 누워 있는 대상자
대상자를 침대 모서리 쪽으로 눕게 하여 환자의 고개를 돌리면서 치위생처치를 한다.

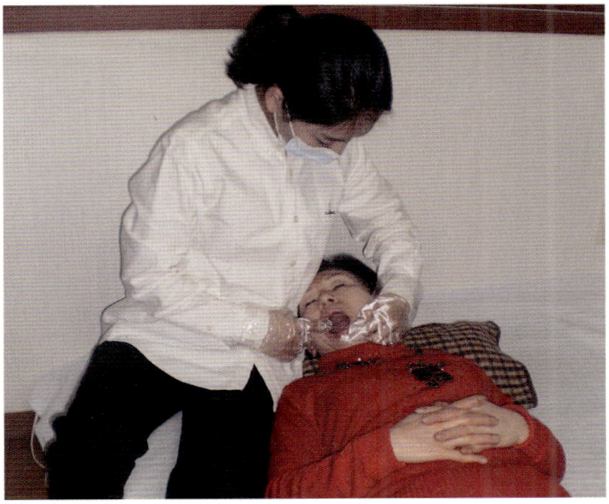

그림 3-4 침대에 누워있는 대상자

2) 기본치위생처치

기본치위생처치란 구강 내 염증과 구취를 예방하고, 기분을 상쾌하게 하여 식욕을 증진시키기 위해 구강 내의 음식물 잔사 등을 제거하는 것을 말하며, 전문치위생처치는 치과전문의료인력인 치과의사나 치과위생사에 의해 시행되는 전문적인 치위생처치를 말한다.

노인의 구강건강은 일시적이거나 단기간에 효과보다는 지속적이고 반복적인 관리를 통해 노인이 자기간호능력을 유지 · 증진시키는 것이 중요하다. 따라서 노인의 신체적 · 정신적 건강상태의 변화에 따른 구강관리 요구를 파악하여 적절한 수준의 중재를 제공해야 한다.

노인들의 구강을 관리하는 기본치위생처치 방법은 입안 닦아내기, 입안 헹구기, 칫솔질하기가 있다.

(1) 입안 닦아내기

입안 닦아내기는 구강청결을 유지하여 구취를 예방하고, 상쾌감과 구강 내 자정작용을 증진시키기 위한 방법이다. 스스로 칫솔질 등 구강위생관리가 가능한 노인보다는 치아가 없거나 연하장애가 있는 대상자, 사레가 잘 드는 대상자 뿐 아니라 의식이 없는 대상자 입안의 음식물잔사나 각화된 조직을 제거하는데 효과적이다.

① 준비물 및 주의사항

- 일회용 스펀지 브러시 또는 거즈봉(그림 3-5 참조), 컵, 작은 주전자, 물받이 그릇, 빨대 달린 컵, 수건, 일회용 장갑, 구강청정제(필요 시), 건조한 입술에는 입술보호제를 준비한다.
- 입안을 닦아낼 때 손가락이나 도구로 자극하면 구토나 질식을 일으킬 수 있으므로 주의한다.

② 방법

- 대상자가 앉은 자세나 옆으로 누운 자세를 취하도록 하며 부득이하게 똑바로 누운 자세일 때는 상반신을 높여준다.
- 목에서 가슴까지 수건을 대준다.
- 입안 헹구기가 되는 대상자는 입안 헹구기를 하게 한다.
- 일회용 스펀지 브러시나 거즈봉에 물을 적신다. 마른 상태로 닦으면 입 안이 건조하여 상처가 생길 우려가 있다.
- 입을 벌리지 못하는 경우는 검지손가락으로 입을 벌리거나 개구용 용구를 사용해서 벌린다. 치아 안쪽을 닦을 때 깨물 우려가 있을 경우는 나무젓가락을 여러 개 묶어서 어금니 주위에 넣어두면 이를 방지할 수 있다.
- 먼저 윗니와 잇몸을 닦고 거즈를 바꾸어(브러시의 경우 세척하여) 아래쪽 잇몸과 이를 닦는다. 다음으로 입천장, 혀, 볼 안쪽을 닦아낸다.
- 치아와 잇몸의 경계는 작은 면봉으로 닦아낸다.
- 입천장과 혀는 구강 내에서 큰 면적을 차지하며, 입 냄새의 원인이 되므로 청결하게 유지될 수 있도록 닦아준다.
- 필요한 경우 구강청정제를 사용하고, 건조한 입술에는 입술보호제를 발라준다.

[Tip. 거즈봉 만들기]

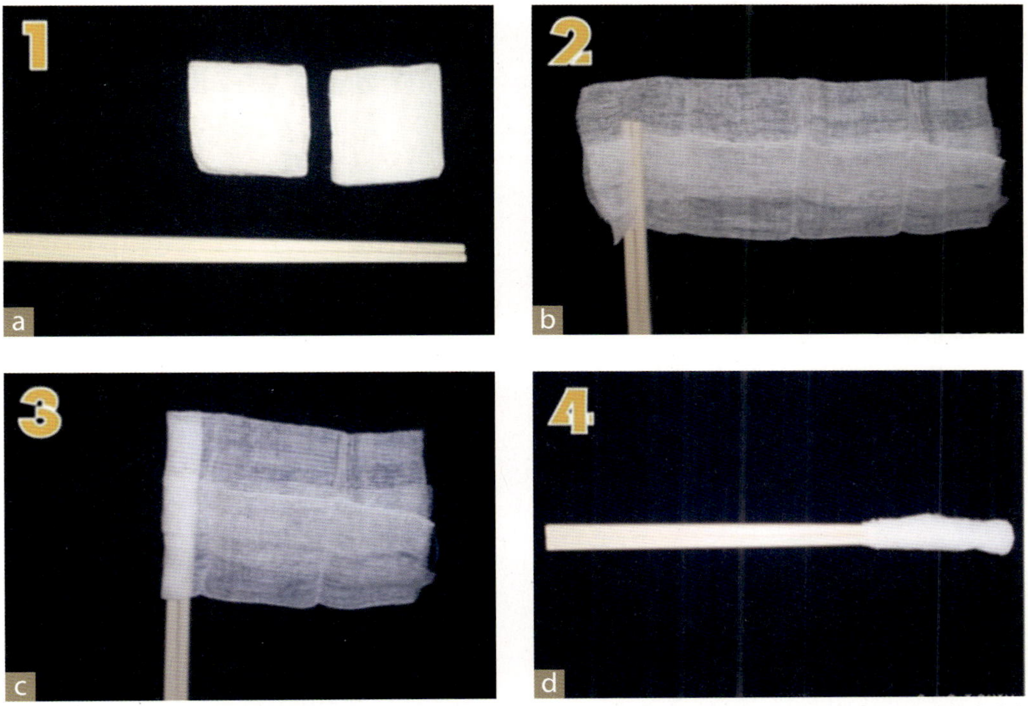

그림 3-5 a 나무젓가락과 2×2크기의 거즈 2장을 준비한다. b 거즈 2장을 펼쳐 겹치도록 한 후 나무젓가락 사이에 끼운다. c 나무젓가락에 거즈를 돌돌 말아준다. d 거즈부분을 손바닥에 대고 돌려 거즈가 젓가락에 밀착되도록 마무리한다.

(2) 입안 헹구기

입안 헹구기는 구강을 청결히 하고, 구강 내 자정작용을 활성화 시켜 상쾌함을 준다. 노인이 식전에 입안 헹구기를 하면 구강건조를 막고 사레방지도 되며 타액이나 위액 분비가 촉진되어 식욕증진에 도움이 된다. 입안 헹구기가 가능한 사람은 의식이 분명하게 있는 사람, 입을 다문 상태로 있을 수 있는 사람, 혀나 볼을 움직일 수 있는 사람, 물을 뱉어낼 수 있는 사람으로 무리하게 하면 오연될 가능성이 있으므로 주의해야 한다. 자세는 상체를 똑바로 하거나 조금 앞으로 굽혀서 하며 상체가 뒤로 젖혀지면 오연될 수 있다.

스스로 입안 헹구기가 가능한 노인은 컵에 물을 담아 치아와 잇몸 그리고 치조점막 부위까지 골고루 물이 닿을 수 있도록 입안을 헹구어 낸다. 입안 헹구기는 입을 다문 상태로 볼을 움직이게 되므로 볼 근육도 많이 훈련되는 장점이 있다. 스스로 입안 헹구기가 되지 않는 노인은 아래 준비사항과 방법에 따라 치과위생사가 입안 헹구기를 시행한다.

① 준비물 및 주의사항

- 종이컵, 빨대 달린 컵, 작은 주전자, 물받이 그릇, 수건, 건조한 입술에는 입술보호제를 준비한다.
- 너무 많은 양의 물을 이용하면 대상자가 사레들 수 있으므로 소량의 물을 이용한다.
- 물은 미지근한 온수로 하고, 가글액 사용 시 마시게 될 경우를 고려하여 희석하여 사용한다.

② 방법

- 목에서 가슴까지 수건을 대준다.
- 흡입기능이 가능한 대상자의 경우 상반신을 높여 빨대 컵을 이용하여 물을 빨아들이게 한 후 입안을 헹구도록 한다.
- 흡입기능이 불가능한 대상자의 경우 목에서 가슴까지 수건을 대고, 일회용 종이컵을 이용하여 종이컵을 구각부분에 댄 후 종이컵 입구를 좁혀 물을 조금씩 부어준다. 대상자의 입술을 모아 구각부분으로 거품과 물을 자연스럽게 흘러내도록 한다(그림 3-6).
- 건조한 입술에는 입술보호제를 발라준다.

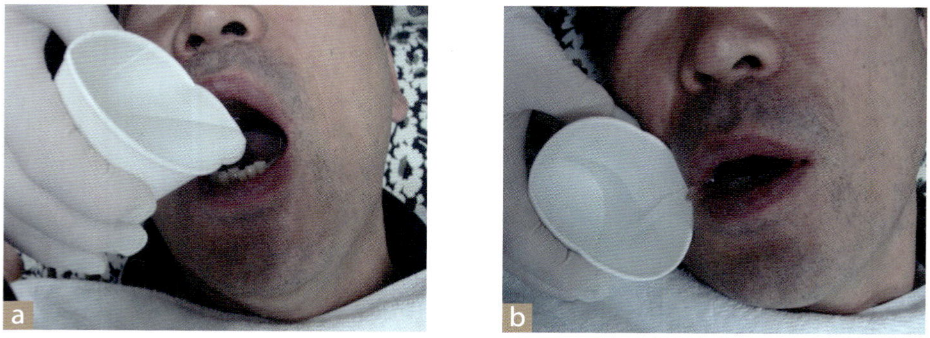

그림 3-6 입안 헹구기

(3) 칫솔질하기

칫솔질은 치아에 붙은 음식물 찌꺼기와 치면세균막을 제거하여 치석형성을 예방할 수 있다. 스스로 칫솔질을 하는 노인은 칫솔이 잘 안 닿는 부분까지 잘 닦았는지 확인하고, 스스로 칫솔질을 할 수 없는 경우는 아래 준비사항과 방법을 따라 치과위생사가 칫솔질을 시행한다.

① 준비물 및 주의사항

- 칫솔, 치약, 종이컵, 빨대 달린 컵, 작은 주전자, 물받이 그릇, 수건, 입술보호제 등을 준비한다.
- 칫솔질 방향이 잘못되면 점막이나 잇몸을 손상시킬 수 있으며, 칫솔질의 자극에 의해 구토나 질식

을 일으킬 수 있으므로 주의해야 한다.

② 방법

- 대상자가 똑바로 누운 자세에서 상반신을 높여준다.
- 목에서 가슴 부위까지 수건을 대준다.
- 칫솔은 머리부분이 작은 것을 선택하고 건조된 칫솔을 사용한다.
- 술자와 대상자의 위치를 잡고 미지근한 물로 입안을 적신다.
- 칫솔을 펜 잡기법으로 잡은 후 칫솔질을 시행한다. 모든 치아면과 혀도 닦아준다(그림 3-7).
- 입안이 깨끗해질 때까지 여러 번 물로 입안을 헹구고 입 주위를 마른 수건으로 닦는다.
- 잇몸 출혈은 없는지 확인하고 입술보호제를 발라준다.

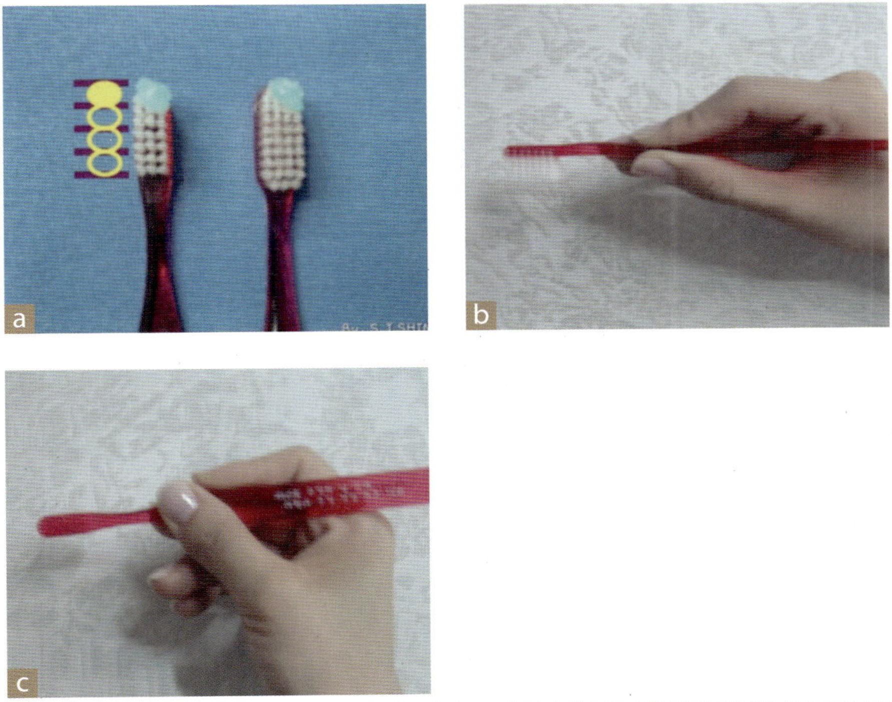

그림 3-7 거동불편 · 불능노인을 위한 칫솔질법 a 건조된 칫솔을 사용하며 치약은 칫솔모의 1/4만 사용한다. b 칫솔은 펜잡기법으로 잡는다. c 설(구개)면을 닦을 때는 엄지손가락을 칫솔 뒷면의 경부에 위치시킨다.

3) 전문치위생처치

전문치위생처치란 치과의료전문인력인 치과의사나 치과위생사에 의해 시행되는 치위생처치에 해당되는 항목으로 대상 노인의 구강건강상태를 점검하고 전문적인 서비스를 제공함으로 노인들의 구강건강을 유지 및 증진시키고자 하는 것이다.

전문치위생처치로는 전문가치면세정술, 치간청결물리요법과 치면세마 등이 있다. 이러한 술식을 시행할 때는 구강위생관리가 잘 이루어지지 않은 노인의 경우에는 과다 치은출혈이 야기될 수 있으므로 사전에 전신병력을 철저히 확인하여 담당 의사에게 처치여부를 확인하고, 예방적 항생제를 복용할 수 있도록 조치를 취해야 한다. 병력조사 후 대상자가 안정상태에 있을 때는 일반적인 구강관리가 가능하나 이상 소견을 보이거나 과잉 출혈이 예상되는 경우에는 치과의사의 지도하에 실시해야 한다. 노인환자는 가급적 오전에 약속을 잡고, 짧은 시간동안 처치가 가능하도록 해당 분악을 나누어 적용하는 것이 좋다.

전문치위생처치를 시행할 때는 기본치위생처치와 마찬가지로 진료실에서 처치가 가능한 경우와 자택 및 시설에서 처치를 하는 경우로 구분하여 대상자와 술자의 위치를 조정한다.

(1) 전문가치면세정술(와타나베법, toothpick method)

전문가치면세정술은 치은염과 치주염이 있어 일반적인 칫솔과 칫솔질법으로 관리가 어려운 경우에 권장되는 방법으로 구강전문가인 치과의사나 치과위생사가 대상자 구강 내에서 직접 칫솔질을 시행하여 치면세균막과 음식물 잔사를 제거하는 비외과적인 치주치료 방법이다. 이쑤시개를 사용하듯이 칫솔의 강모단을 치간사이에 밀어 넣어 치간사이의 치면세균막과 음식잔사를 제거하는 방법이다. 전문가치면세정술은 치면세균막 제거뿐만 아니라 치간유두를 자극하여 잇몸마사지 효과를 증대시켜 치주질환을 완화시킨다. 노인들은 잔존치아가 적고, 치간유두가 많이 소실되어 있어 치간사이에 칫솔모를 밀어 넣는 것이 어렵지 않을 수도 있지만, 치은염 또는 치주염이 있는 경우 작은 자극에도 불편감을 호소할 수 있으므로 주의한다.

와상환자인 경우에는 전문가치면세정술을 1주 간격으로 구강상태에 따라 3~4회의 계획을 세워서 대상자에게 치과위생사가 직접 해주는 것이 효과적이다.

① 준비물 및 주의사항

- 특수하게 고안된 두줄모 칫솔, 세치제, 치면세균막착색제, 치아모형, 입술보호제를 기본으로 준비한다. 자택 및 시설에서 대상자를 처치할 경우 부가적으로 종이컵, 빨대 달린 컵, 작은 주전자, 물받이 그릇, 수건 등을 준비한다.
- 전문가치면세정술은 와타나베에 의해 고안된 두줄모 칫솔을 사용하도록 한다. 칫솔은 가볍게 연필잡는 법으로 잡고 치아의 순면에서 설면으로 치간 사이를 중심으로 주로 미는 동작을 계속 반복한다. 치간사이 치면세균막 제거와 치은 마사지 효과를 도모하는 반면 치면의 치면세균막 관리효과는

적으므로 잇몸질환 대상자 등에게 적용하거나, 잇몸질환이 있는 부위에 부분적으로 적용한다.

② 방법

- 환자의 전신병력과 복용약물을 확인하고, 구강검사를 하여 적용여부를 결정한다.
- 치석부착 정도 및 치주낭 측정을 한다.
- 치면세균막착색제를 바른 후 착색상태를 부위별로 기록한다.
- 다량의 치석이 부착된 경우는 먼저 치석을 제거한 후 전문가치면세정술을 시행하도록 한다. 이때, 한 번에 많은 술식을 제공하지 않도록 한다.
- 전문가치면세정술에 대해 치아모형 상에서 천천히 명확한 발음으로 설명하여 대상자가 신뢰하고 협조할 수 있도록 한다.
- 환자 구강 내에서 직접 전문가치면세정술을 실시한다.
- 치약을 이용할 경우는 거품으로 인해 불편감이 나타날 수 있으므로, 칫솔에 클로르헥시딘(chlorhexidine)이나 리스테린(listerine)과 같은 항균성용액을 묻혀 사용하는 것이 좋다.
- 입안헹구기 법을 이용하여 입안을 헹구어 낸다.
- 잇몸의 출혈여부를 확인하고 입술보호제를 바른다.
- 1주 간격으로 3주 정도 반복적으로 실시한다.
- 치주조직이 정상으로 회복된 후에는 회전법으로 전환시키도록 한다.

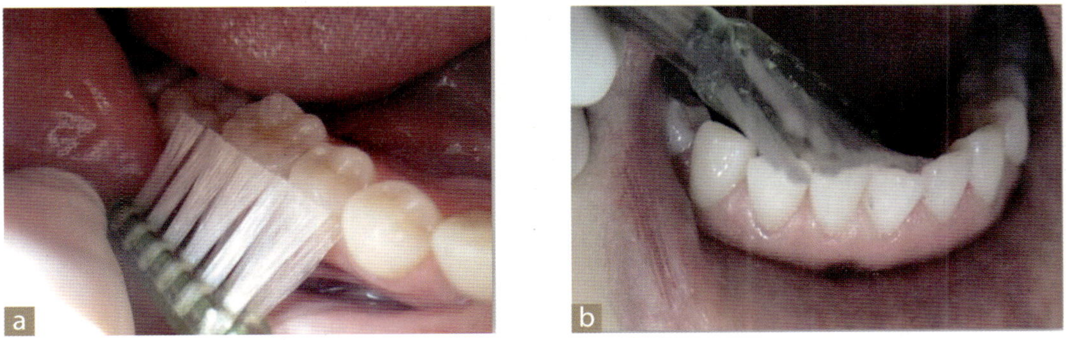

그림 3-8 a 전문가치면세정술(구치부적용), b 전문가치면세정술(전치부적용)

(2) 치간청결물리요법(PMTC; Professional Mechanical Tooth Cleaning)

구강위생관리에 있어 치과의사나 치과위생사 등 특별히 훈련된 전문가가 물리적 기구를 사용하여 치은연상 및 치은연하까지 모든 치면의 치면세균막을 제거하는 술식이다. 이 술식은 치면세균막 침착이 매우 용이한 해부학적 구조를 가지고 있고, 칫솔질만으로는 제거하기 힘든 치간부위를 관리하는데 유용하게 사용되는 방법이다. 모든 대상자에게 실시할 수 있으나 치은염이나 구강 내 질환이 있는 경우나 보철물을 장착한 경우, 또는 치면세균막 관리가 어려운 신체장애자나 노인 등에게 권장되는 방법이다. 특히 노인은 보철물 장착도 많을 뿐 아니라 치은염 유병률이 높고, 거동이 불편하여 치면세균막 관리가 제대로 이루어지기 어렵기 때문에 이 술식을 권장해야 되는 조건을 많이 가지고 있다.

치간청결물리요법에서 사용되는 앵글은 기존의 회전방식이 아닌 상하 왕복운동을 하는 profin이라는 특수앵글이 사용되는 것이 특징이며, 왕복운동을 하는 profin angle에 EVA tip이라는 특별한 종류의 tip을 부착하여 치간사이 치면세균막을 관리하는 것으로 전문가치면세정술과 비슷한 효과를 갖는다. 이 프로그램은 치과위생사가 간단하게 숙지하고 시행할 수 있기 때문에 적절히 활용될 경우 대상자의 구강병 예방에 효과적인 방법이라 할 수 있다.

① 준비물 및 주의사항

- 일회용 장갑, 마스크, 안면가리개, 소공포, 설압자, 치경, 거즈, 치면세균막착색제, profin angle, contra angle, EVA tip, 러버컵, polishing brush, 연마제, 연마제용 주사기, 치실, 20 cc 주사기, 식염수, 치은연고, 바세린, 물, 컵 등을 기본으로 준비한다.
  자택 및 시설에서 대상자를 처치할 경우 부가적으로 이동용 흡입기, 마이크로모터, 컨트롤박스, 수건, 개구기(mouth gag), 방수용 에이프런(大) 등을 준비한다.
- 노인의 경우 잔존치아가 적고, 치간유두가 많이 소실되어 있기 때문에 치간관리를 위해서 칫솔과 EVA tip 중 적용이 용이한 것으로 선택하여 사용하는 것이 효과적이다.
- 치간청결물리요법의 시작은 설측부터 닦는 것이 좋으며 저속엔진을 약하게 밟아 profin 앵글의 회전 속도를 유지하는 것이 중요하다. 그리고 대상자에게 사전에 설명 후 동의를 구하도록 한다.

② 방법

- 환자의 전신병력과 복용약물을 확인하고, 구강검사를 하여 적용여부를 결정한다.
- 치석부착 정도 및 치주낭 측정을 한다.
- 치면세균막착색제를 바른 후 착색상태를 부위별로 기록한다.
- 다량의 치석이 부착된 경우는 먼저 치석을 제거한 후 치간청결물리요법을 시행하도록 한다. 이때, 한 번에 많은 술식을 제공하지 않도록 한다.
- 치간청결물리요법 술식과정을 모형 또는 그림을 이용하여 천천히 명확한 발음으로 설명하여 대상자가 신뢰하고 협조할 수 있도록 한다.
- 환자 구강 내에서 술식(연마제 도포 – 인접면 청결 – 협 · 설면 청결 – 헹굼)대로 치간청결물리요법을 실시한다.
- 치간청결물리요법 과정에서 연마제를 반드시 사용하되 전용 연마제 또는 치약을 이용한다. 치은

염, 치주염이 있는 경우에는 치은출혈이 있고 치주낭이 존재하여 연마제가 치은열구 안으로 들어가는 경우가 있으므로 가급적 소량만 사용하고, 술식 후 주사기를 이용하여 세척한다.

- 잇몸의 출혈여부를 확인하고 입술보호제를 바른다.

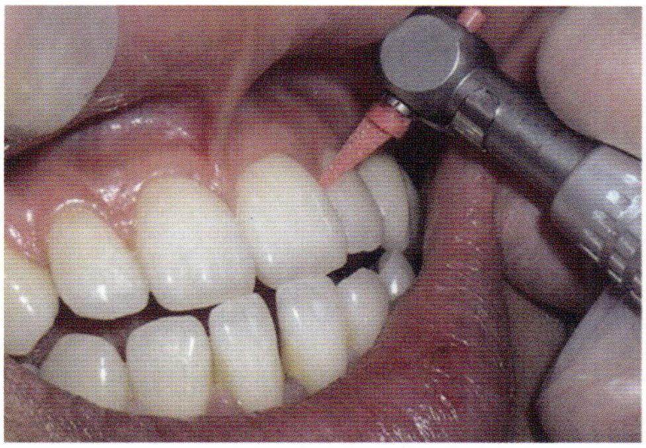

그림 3-9 Eva tip을 이용한 치간청결물리요법

(3) 치면세마

치아의 표면에서 구강병의 원인이 되는 치면세균막, 음식물잔사, 외인성 색소, 치석 등의 국소적 요인을 물리적인 힘을 이용하여 제거하고 치아표면을 활택하게 하는 술식이다. 유리치은연 상부에 있는 치석을 제거하는 술식을 치은연상 치석제거술이라 하고, 유리치은연 하방에 있는 치석을 제거하는 술식을 치은연하 치석제거술이라 한다. 노인층에는 치아가 거의 없는 경우와 이에 반해 치석이 많이 침착되어 치주병이 만성적으로 진행된 경우가 많으므로 염증을 완화시키는 치주질환 처치의 기본처치인 치면세마를 정기적으로 실시하도록 하는 것이 효과적이다. 이 과정에서 치은의 소실로 인하여 치석제거 후 치아상실의 위험이 있는 경우도 있으므로 세심한 주의가 필요하다. 국소의치 장착환자는 잔여치아를 보존하기 위하여 주기적으로 실시하도록 하며 불소도포 시에도 치면 청결을 위해 사전에 치면세마 술식이 필요하다.

① 준비물 및 주의사항

- 일회용 장갑, 마스크, 안면가리개, 소공포, 설압자, 치경, 거즈, manual scaler, ultrasonic scaler, contra angle, 러버컵, polishing brush, 연마제, 치실, 20 cc 주사기, 식염수, 치은연고, 바세린, 물, 컵 등을 기본으로 준비한다. 자택 및 시설에서 대상자를 처치할 경우 부가적으로 이동용 흡입기, 마이크로모터, 컨트롤박스, 수건, 개구기, 방수용 에이프런 등을 준비한다.
- 노인성 질환(고혈압, 당뇨 등)을 확인하고 치면세마 과정 시 출혈이 계속되는지 살펴보고 적절한 처치와 함께 수행한다.
- 노인환자는 치근우식증이 다량 존재하는 경우가 많으므로 치면세마 기구로 치경부위에 무리한 자극을 주지 않도록 하며, 인공심장판막기를 장착하고 있는 경우는 초음파 스케일러 사용을 금한다.

- 초음파 스케일러 사용 시 과량의 물이 나오므로 대상자의 호흡과 불편감 상태를 계속 확인하며, 흡입기로 재빠르게 제거한다.
- 대상자가 불편을 호소할 경우 무리하게 진행하지 않는다.
- 대상자 보호를 위해 사용하는 공포는 노인의 호흡을 방해하거나 심리적으로 답답함을 호소할 수 있으므로 대상자에게 충분히 설명하며, 원하지 않는 경우 억지로 사용하지 않는다.

② 방법

- 환자의 전신병력과 복용약물을 확인하고, 구강검사를 하여 적용여부를 결정한다.
- 치석부착 정도 및 치주낭을 측정한다.
- 치면세마 술식과정을 모형 또는 그림을 이용하여 천천히 명확한 발음으로 설명하여 대상자가 신뢰하고 협조할 수 있도록 한다.
- 초음파 치석제거기 또는 핸드 스케일러를 이용하여 치은연상 및 치은연하에 부착되어 있는 치석과 침착물을 제거한다.
- 치면연마는 치면이 거칠거나 착색이 심한 경우 선택적으로 사용하며 마이크로모터에 contra angle을 부착시킨 후 러버컵 또는 polishing brush를 이용 치면을 매끄럽게 활택 시킨다.
- 치실 또는 칫솔을 이용하여 남아 있는 연마제를 모두 제거하고 증류수로 세척한다.
- 치은염이 있는 경우 주사기에 구강소독액을 넣어 치은경계부에 도포한다.
- 구강소독액을 손가락에 묻혀 잇몸 마사지를 해준다.
- 식염수로 세척한다.
- 잇몸의 출혈여부를 확인하고 입술보호제를 바른다.

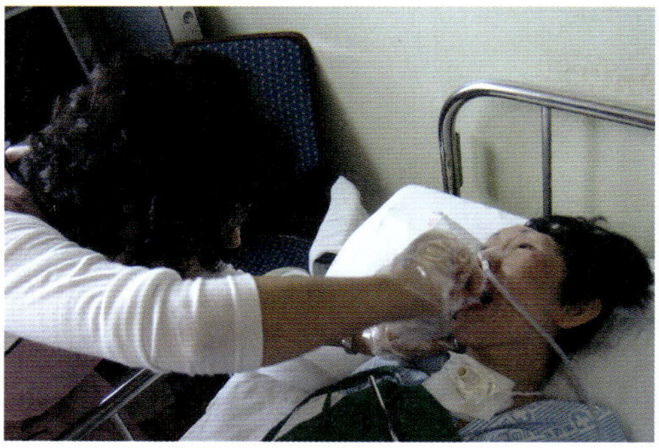

그림 3-10 거동 불편 · 불능 노인 대상 치면세마

(4) 노출된 치근면 불소도포

노인에서 관찰되는 치주조직의 임상양상은 치은퇴축, 치주인대 부착소실, 치조골 소실 등이 노화에 따른 가장 일반적인 치주조직의 변화이다. 특히 치주인대가 소실되어 치근이 노출되고 치근 주위에 세균막이 축적되어서 발생하는 치근우식은 치경부 아래 백악질 층에서부터 시작되는 것으로, 최근 노인인구 증가와 더불어 노인 연령층에서 급격히 늘어나고 있다. 치근우식은 사회경제적 수준, 잔존치아수, 진료기관 이용률, 구강위생수준, 예방적 태도 등에 따라 분포에 차이가 있으나 다른 변수로는 노인들의 약물 복합복용으로 인한 구강건조증 즉 타액 감소는 우식발생의 큰 위험요소라 할 수 있다. 치근우식은 특히 다수 치아에 이환되는 다발성이며, 치수침범이 쉬운데다가 노인 스스로의 관리능력이 부족하고 경제력과 활동성이 부족하여 자기해결능력이 약하기 때문에 치근우식의 예방과 치료에 각별한 관심을 가져야 한다. 이러한 치근우식의 효과적 예방법으로는 고농도의 불화물을 노출된 치근면에 국소적으로 도포하여 재광화를 촉진하고 불화인회석을 형성케 하여 내산성을 증가시키는 방법이 있으며 치근우식발생 가능성이 높은 노인 연령층을 불소도포의 필수 대상에 반드시 포함시켜야 한다.

① 준비물 및 주의사항

- 일회용 장갑, 마스크, 설압자 또는 일회용 치경, 거즈, 치면세마용 앵글 및 러버컵, 면구, 면봉, 물, 컵, 칫솔, 치약, 불화물(불화인산나트륨겔-APF겔, 불소바니쉬, 불화나트륨 및 불화석 용액), 불소이온도입기 등을 기본으로 준비한다. 자택 및 시설에서 대상자를 처치할 경우 부가적으로 방수용 에이프런, 이동용 흡입기, 개구기, 수건 등을 준비한다.
- 사용되는 불화물 형태에 있어서는 포함된 불화물의 특성, 잔존치아 수, 대상자의 협조도, 시술자나 대상자의 선호도, 방법의 용이성, 예방효과 등이 고려될 수 있으며, 일반적으로 잔존치아가 적은 경우에는 솔이나 면봉을 이용하여 직접 도포하거나 도포가 쉬운 불소바니쉬 도포법을 적용한다.
- 사전에 불소를 삼키지 않도록 설명하며 불소가 침착되는데 필요한 시간을 설명한다.
- 노인의 경우 물을 자주 마시게 되므로 불소도포 후 일정시간 물 섭취가 제한됨을 먼저 설명한다.

② 방법

- 환자의 전신병력과 복용약물을 확인하고, 구강검사를 하여 적용여부를 결정한다.
- 불소도포과정 효과 및 도포 후 주의사항을 천천히 명확한 발음으로 설명하여 대상자가 신뢰하고 협조할 수 있도록 한다.
- 불소도포 과정에서 치면을 건조시키므로 입안이 마를 수 있는 불편감에 대해 미리 설명한다.
- 구강위생상태를 평가하여 치면세마나 칫솔질로 치면세균막 관리를 시행한다.
- 불화물을 술식(치아분리 – 치면건조 – 불화물 도포)대로 치면에 적절히 도포한다.
- 불소도포는 치면세균막 관리가 철저히 이루어진 상태에서 도포해야 하나, 치면세마는 필요한 경우에만 시행하며, 경성 부착물이 없는 경우에는 칫솔질로 대신해도 무방하다. 또한 치은출혈이 있는 경우에는 완전히 지혈된 후 시행해야 한다.
- 여분의 불화물을 삼키지 않도록 체위, 적당한 사용량, 타액흡입기 사용, 도포 후처치 등에 주의를

기울여 부작용을 방지한다.

- 도포 후에는 도포방법에 따라 양치시기, 음식섭취시기, 칫솔질 시기 등 주의사항을 명확하게 설명한다.

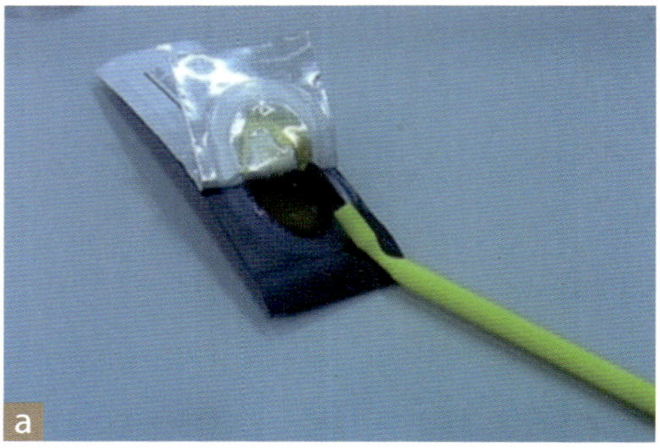

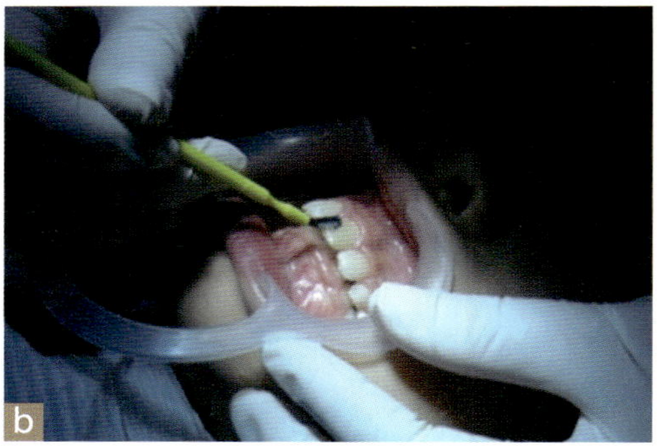

그림 3-11 불소도포(불소바니쉬 이용)

(5) 의치관리

의치는 노인의 영양섭취에 있어 중요한 기능을 담당하지만 구강위생상태에도 영향을 미친다. 의치 장착으로 인해 의치와 잇몸이나 치아 사이에 음식물 찌꺼기가 남기 쉬우며, 입안에 염증이 생길 우려가 높다. 의치로 인한 구강조직의 자극을 예방하고, 불결한 의치로 인한 구취를 예방하며, 구강 내 감염을 방지하고, 의치의 외형을 적절히 유지하여 기능 발휘가 잘 되도록 하기 위해서는 매 식사 후에는 구강 내에서 의치를 제거하여 청결하게 세척하는 등 적절한 관리가 이루어져야 한다.

① 준비물 및 주의사항

- 일회용 장갑, 마스크, 설압자 또는 일회용 치경, 거즈, 면구, 물, 컵, 솔, 치약, 총의치용 칫솔, 국소의치용 칫솔, 의치세정제, 틀니용 세치제(혹은 마모제가 적은 액상 세치제나 주방용세제), 의치보관함, 입술보호제 등을 기본으로 준비한다.
- 의치를 닦을 때는 마모제가 함유된 치약을 사용하지 않는다.
- 뜨거운 물에 삶으면 의치가 변형이 생길 수 있으므로 주의하도록 하며, 소독을 위해 락스 등 화학용액에 담궈두지 않도록 한다.
- 부분의치의 경우는 구조적 특성상 복잡한 형태로 되어 있기 때문에 총의치보다 더 오염되기 쉬우며, 특히 금속으로 된 세밀한 부분은 닦는 것을 잊기 쉬으므로 주의를 환기시킨다.
- 의치가 깨지거나 변형이 되어 잘 맞지 않는 경우는 무리하게 장착하지 말고, 치과의사에게 의뢰하여 확인 후 수리받을 수 있도록 조치한다.

• 의치의 잘못된 사용으로 인해 구강 연조직에 염증이나 상처가 생겼을 경우, 염증을 치료하고 상처가 치유되는 동안에는 가급적 의치를 장착하지 않도록 하며, 의치를 장착하지 않는 동안에는 물에 담궈두어 변형되지 않게 주의하도록 한다.

② 방법

• 구강 내에서 의치제거
  – 의치는 하악부터 제거한다. 하악의치 제거 시에는 검지를 설면에 대고 엄지를 이용하여 교합면 쪽으로 밀어 올리면서 제거한다.
  – 상악 총의치 제거 시에는 엄지를 구개면에 대고 검지는 의치상 변연부분을 잡은 상태에서 교합면 쪽으로 밀어 내린다. 이때 의치 끝부분에 공기가 들어가게 하면 제거가 쉽다.
  – 국소의치를 제거할 때에는 똑같은 양의 힘이 의치양쪽 편에 동시에 가해지도록 하여 협측 clasp 밑에 상악은 검지 손톱으로, 하악은 엄지손톱을 넣어 clasp을 교합면쪽으로 밀어낸다.

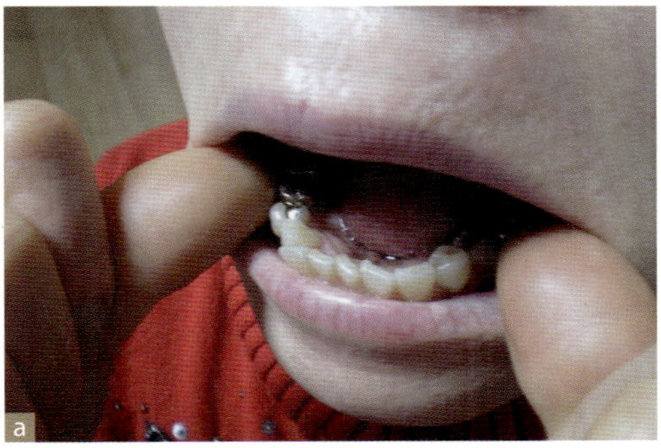

그림 3-12 의치제거

• 의치세척
  – 마모제가 없는 의치용 세치제를 준비하거나 이를 구할 수 없는 경우 주방용세제로 대체할 수 있다. 다만 주방용 세제 사용 시 깨끗하게 세척한 후 구강 내에 장착해야 한다.
  – 의치를 닦을 때에는 부주의로 떨어뜨려도 깨지지 않도록 바닥에 수건이나 물을 채운 그릇을 준비한다.
  – 한손에는 의치를 안전하게 잡되 너무 꽉 잡지 않아야 하고 다른 한손으로 의치용 칫솔(일반 칫솔 사용 가능)을 잡는다. 국소의치의 clasp 부분도 국소의치용 칫솔을 이용하여 세밀하게 닦는다.
  – 강모가 강한 칫솔을 사용하지 않도록 하며 특히 잇몸과 닿는 의치상 내면 부위를 강하게 문지르게 되면 마모되어 의치가 헐거워질 수 있다.
  – 의치의 형태, 깨진 부위 등 이상 유무를 확인한다.

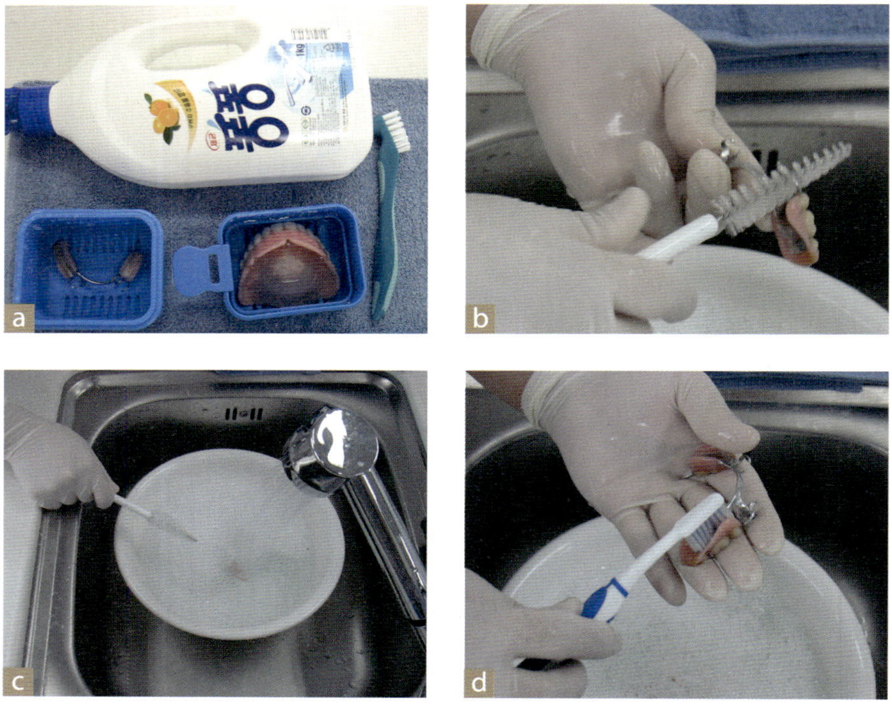

그림 3-13 의치세척

- 의치보관
  - 제거한 의치는 깨끗이 닦아 의치용 보관용기에 물과 의치용 세정제를 넣어 보관한다. 의치용 세정제는 제조사의 사용법에 따라 사용한다.
  - 세정된 의치는 구강 내 의치를 다시 넣기 전에 반드시 흐르는 미지근한 물로 철저히 씻어서 남은 세정액이 구강 내 연조직을 자극하지 않도록 한다.
  - 분실예방을 위해 의치는 투명한 용기에 넣어 일정한 장소와 용기에 보관한다.
  - 취침 시에는 의치로 인해 부담을 받았던 잇몸을 쉬게 하는 것이 좋다. 또한 크기가 작은 부분의치는 잠을 자는 동안 실수로 빠져서 목에 걸리거나 질식 사고를 일으킬 수 있으므로 의치는 반드시 빼고 잠을 자도록 한다.
- 의치 끼우기
  - 의치를 물에 적신다.
  - 총의치의 경우 상악부터 앞으로, 검지와 검지로 중앙을 받치면서 의치를 비스듬히 해서 끼운다.
  - 하악 의치는 검지로 붙잡고 천천히 장착한다.
  - 잘못하여 삼키는 경우도 있으므로 인지저하나 마비가 있는 경우 의치의 위치를 자주 확인한다.

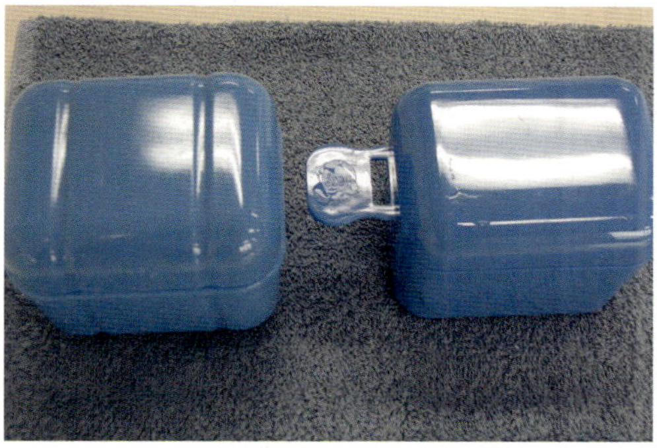

그림 3-14 의치보관

• 의치제거 후 입안관리

의치를 제거한 후에 입안관리는 매우 중요하다. 부분의치를 장착한 노인은 의치를 제거한 후 잇몸과 치아를 닦아주며, 고립된 치아가 있을 경우 첨단칫솔로 꼼꼼히 닦아주어야 한다. 특히 의치의 금속부분이 걸치게 되는 치아에는 오염이 되기 쉬우므로 더욱 꼼꼼히 닦는다.

무치악자의 경우도 의치가 접해 있는 잇몸에는 음식물 찌꺼기나 세균이 부착되어 있으므로 그대로 방치하면 염증이나 구내염의 원인이 될 수 있다. 따라서 거즈나 부드러운 칫솔로 닦아주면 잇몸의 오염을 제거할 수 있을 뿐 아니라 마사지 효과가 있어 잇몸의 혈액순환이 좋아진다.

(6) 구강 내 · 외 근육마사지

노년기에는 다른 기관과 마찬가지로 구강 근육도 그 운동 능력이 감소하며 그에 따라 저작기능이 감소하고 발음이 부정확해지는 현상이 나타난다. 또한 타액선 세포에서 노화가 진행됨에 따라 구강건조 증상이 빈번하게 나타나는데, 이에 따라 음식의 저작 및 연하작용에 큰 장애를 겪게 된다. 구강 내 · 외 근육마사지는 혈액순환을 촉진하고 근육의 탄력성을 높이며 외상에 대한 저항력을 향상시킬 뿐 아니라 타액선을 자극하여 타액분비를 촉진시킨다.

① 준비물 및 주의사항

- 라텍스글러브, 칫솔, 입술보호제 등을 준비한다.
- 대상자의 얼굴을 직접 만지는 것이므로 대상자에게 천천히 명확한 발음으로 구강근육마사지의 효과와 과정을 충분히 설명한다.
- 칫솔 뒷면을 이용하여 근육을 스트레칭 할 수 있는데, 이때 칫솔 뒷면이 치은을 자극하지 않도록 주의한다.
- 너무 강한 힘을 주어 대상자의 불편을 초래하지 않는다.

- 마사지를 할 때는 누르기, 문지르기, 당기기, 비틀기의 동작을 이용하고 심장을 중심으로 심장에서 먼쪽 방향으로 이동하며 진행한다.
- 노인의 피부는 건조하기 때문에 겨울철 정전기가 일어나지 않도록 주의하고, 술자의 손을 촉촉하게 하거나 대상자의 피부에 보습제를 발라준다.

② 방법

- 구강 내 근육마사지
  - 볼 근육, 입술 근육과 타액선도관의 개구부(설하소구, 이하선유두 등)를 문지르거나 당기는 동작으로 자극하는 것이다.
  - 볼 근육 마사지: 오른손 검지를 입안에 넣고 오른쪽 볼을 아래, 옆, 위로 당겨주고, 왼손 검지를 입안에 넣고 왼쪽 볼을 아래, 옆, 위로 당겨준다. 오른손 검지와 왼손 검지를 동시에 넣어 양쪽 볼을 아래, 옆, 위로 당겨주는데, 이때 이하선 유두가 자극되도록 뒤에서 앞으로 쓸어 당기듯이 자극해준다.
  - 입술 근육 마사지: 검지를 상악 구치부 협측 부위에 넣고, 엄지로 눈 밑의 근육을 잡고 윗입술을 중절치 쪽으로 이동하며 마사지하여 주고, 중절치 부분에서 양쪽 검지손가락이 만나면 윗입술을 아래로 살짝 당겨준다. 엄지를 하악 구치부 협측에 넣고, 중지와 약지로 아랫입술과 턱 주변을 잡고 중절치 쪽으로 이동하며 마사지하고 중절치 부분에서 양쪽 엄지손가락이 만나면 아랫입술을 아래로, 위로 살짝 당겨준다.
  - 치조제, 치조점막 마사지: 검지 손가락을 치조제에 위치시켜 선홍색 치조점막의 색이 연하게 되는 정도의 힘을 주면서 누르듯이 치조점막을 문지르며 마사지 한다. 상악 순(협)면, 하악 순(협)면, 상악 구개면 순으로 한다. 엄지와 검지손가락으로 잇몸을 잡고 치근에서 치관쪽으로 모아서 누르듯이 마사지한다.
  - 타액선 자극 마사지: 검지손가락으로 좌우 하악 제1대구치 설측부분의 치조제 부분을 자극한다. 한손으로 턱을 받치고, 혀를 입천장으로 들게 하여 설하소구를 확인 한 뒤 검지손가락으로 설하소구를 마사지한다.
- 구강 외 근육마사지
  - 구강 주위 근육, 얼굴 근육과 구강 외에서 촉지가 가능한 타액선을 자극하는 것이다.
  - 저작근 마사지: 검지와 중지를 이용하여 원을 그리듯이 입술 끝에서 코 옆 부근의 얼굴림프절을 마사지하고, 눈 아래 근육을 살짝 눌러주며 이동하여 관자놀이를 살짝 눌러서 자극시킨다. 엄지를 제외한 네 손가락을 모아 원을 그리듯이 입술 끝에서 시작하여 관자놀이까지 저작근과 협근을 마사지한다.
  - 구륜근 마사지: 엄지손가락으로 입술 주변을 눌러 마사지한다.
  - 턱근 마사지: 엄지와 검지손가락으로 아랫입술 중앙에서 턱 아래로 눌러서 마사지하고, 턱 중앙

에서 하악각까지 엄지, 검지, 중지로 잡고 눌러서 마사지한 후 하악각 부위의 근육을 크게 원을 그리듯이 누르면서 마사지한다.

– 타액선 자극 마사지: 중지, 약지손가락을 이용하여 악하선 부분을 좌우로 문지르며 자극시켜준다.

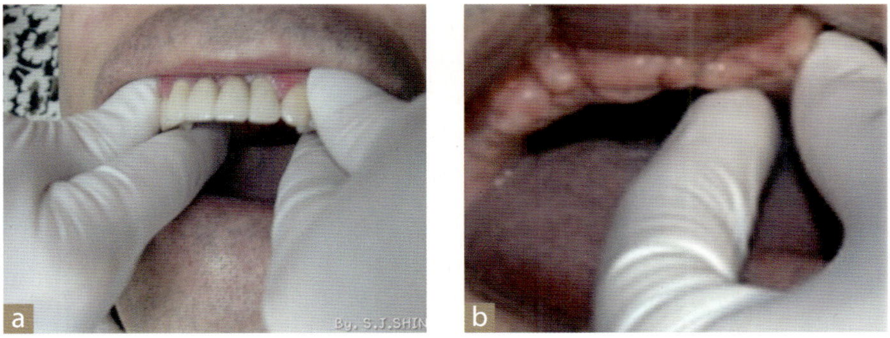

그림 3-15 구강 내 근육마사지

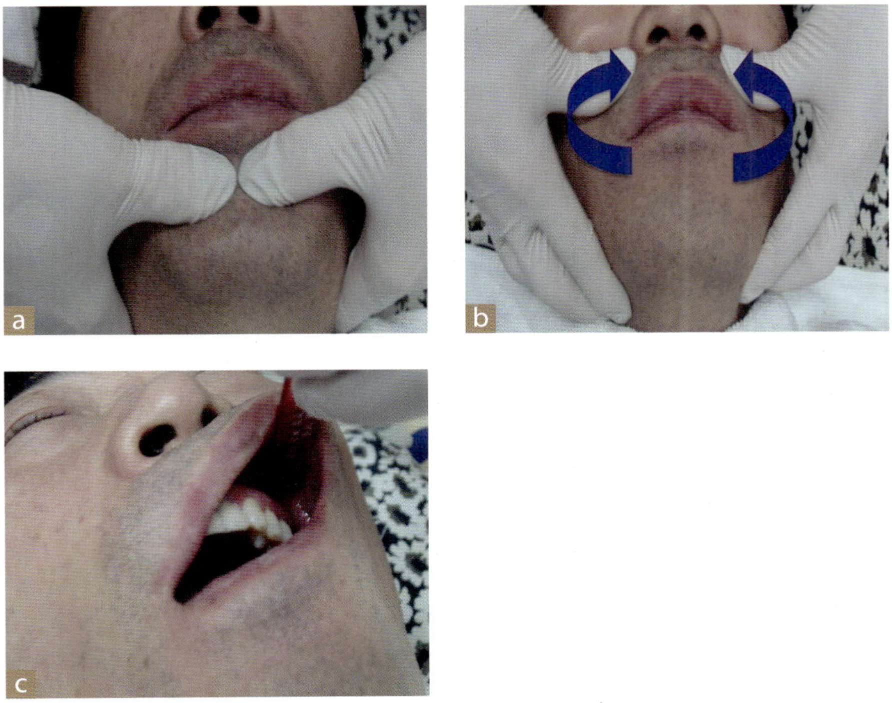

그림 3-16 구강 외 근육마사지

(7) 상처, 구내염 처치

구강 내에 발생할 수 있는 간단한 상처 및 구내염에 대해 상태를 정확히 파악하고 상처를 유발시키는 원인을 제거하며 소독액 및 처방 된 연고를 사용하여 빠른 치유와 이차감염을 예방하는 처치를 한다. 가급적 치과의사에게 의뢰하여 상태를 파악하고, 치과위생사는 호전상태를 정확히 관찰한다.

① 준비물 및 주의사항

- 일회용 장갑, 마스크, 설압자 또는 일회용 치경, 거즈, 거즈, 물, 컵, 20 cc 주사기, 구강소독액, 입술보호제 등을 기본으로 준비한다. 자택 및 시설에서 대상자를 처치할 경우 부가적으로 방수용 에이프런, 이동용 흡입기, 개구기, 수건 등을 준비한다.
- 구강소독액 적응증을 숙지하도록 하며 환부에 위해한 행동을 삼가도록 지도한다.

② 방법

- 구강상태를 살핀 후 의치를 하고 있을 경우 의치를 제거한다.
- 환부를 제외하고 부드러운 칫솔을 사용하여 칫솔질을 실시하고 구강 점막을 마사지한다.
- 차가운 생리식염수로 입안을 헹구도록 하고 목으로 넘어가지 않도록 이동용 흡입기를 이용한다.
- 처방된 연고가 있으면 소독된 면봉에 연고를 덜어 환부에 도포한다.
- 흡연과 음주를 삼가하고, 의치장착을 피하도록 지도한다.

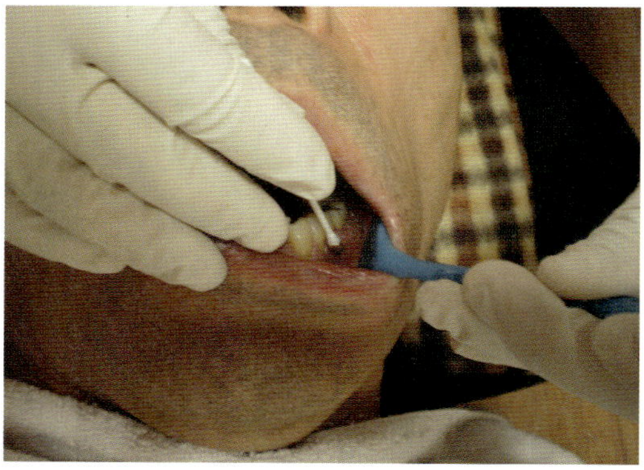

그림 3-17 상처, 구내염 처치

(8) 투약지도

치과의사의 처방에 의한 투약 및 투약지도를 말하며 치과 진료 시 투여되는 약물을 올바르게 복용하여 질병을 효과적으로 회복시키는 것이 매우 중요하며, 그 외에 복용하는 약물을 보호자와 환자가 올바르게 복용하는지 확인하고 지도한다. 기타 투약하는 약물에 대한 질문은 담당 주치의와 의논하여 해결하도록 한다.

① 준비물 및 주의사항

- 처방전, 약물, 기타(물, 계량스푼 등) 등을 준비한다.
- 항응혈제(아스피린) 약물을 복용자는 치과 치료 시 반드시 치과의사와 의논할 것을 교육시킨다.
- 대상자가 복용하는 약물은 치과 치료 시 반드시 의료진에게 전달하는 것을 교육시킨다.
- 다량의 약물을 복용할 경우 나타날 수 있는 구강 내 변화를 교육시킨다.

② 방법

- 대상자의 투약여부를 확인한다.
- 처방전에 근거한 복약방법을 확인하고 대상자에게 설명한다.
- 경구투여: 투여가 용이하고 안정성이 높다. 그러나 경구 투여한 약물은 소화관에서 흡수되기 때문에 흡수가 불안정하며 효과가 일정하지 않은 것이 단점이다.
- 주사: 경구투여보다 그 효과가 신속하며 보다 강하게 나타난다. 그러나 독성과 부작용도 강하게 나타난다.
- 흡입: 기체(gas)상 또는 휘발성 약물을 기구를 사용하여 흡입시킴으로서 폐포에서의 흡수로 빠르게 효과가 나타난다.
- 직장 내 투여: 약물을 직장 속에 직접 삽입하여 투여하는 방법으로 위장장애를 일으키는 약물, 위액에 의해 분해되는 약물, 캡슐 투여가 곤란한 자, 기타 경구투여가 불가능한 자에게 적당한 투여 방법이다.
- 구강 내 적용: 대부분 살균작용이나 국소작용을 목적으로 하며 구강점막에서 흡수되기 쉬운 약물을 적용할 때 이용한다.
- 피부 적용: 연고, 액제, 습포제, 로션 등으로 피부에서 흡수시켜 전신적 작용을 목적으로 한다.
- 복약 유 · 무와 다음 복약지시 내용을 확인하고 설명한다.

(9) 기타처치

기타처치는 노인의 저작기능, 연하기능 및 발음기능을 향상하기 위한 훈련으로 섭식 및 연하운동, 부는 훈련, 혀 훈련, 저작 훈련, 연하 훈련, 발음 훈련 등이 있다.

① 준비물 및 주의사항

- 촛불, 피리, 풍선, 파라핀 왁스, 물, 꿀, 초콜릿, 달력 등을 준비한다.
- 복식호흡, 소리내기 등으로 인해 대상자의 입이 마르지 않도록 한다.
- 입이 말라서 불편해 할 경우 입안을 헹구어준다.
- 연하장애가 있는 대상자, 의식이 없는 대상자, 사레가 잘 드는 대상자는 연하운동을 하지 않는다.

② 방법

- 섭식 및 연하운동: 노인 대상자들 중 음식물을 저작하고 삼키게 하는 기능을 반복하고 익히도록 하는 섭식훈련이 필요한 경우가 있다. 노인들에 있어서 섭식을 거부하는 이유로는 장기간 호스로 영양을 섭취할 경우 입으로 저작하려는 의사가 없어지거나 치아 손실 및 치아우식병 등으로 인해 저작 시 구강 내 불편감을 호소하는 경우도 있다.
- 부는 훈련: 부는 훈련은 구강 주위 내 · 외 근육과 호흡능력을 향상시킨다. 입술을 다문 채 코로 숨을 들이마시고 입술을 오므려 입으로 숨을 내쉬는 훈련을 반복하거나 새털 등을 불어 날리게 하거나, 촛불 끄기, 피리불기, 풍선불기 등으로 훈련한다.
- 혀 훈련: 혀 훈련은 음식을 먹고, 말하는 기능을 향상하는데 매우 중요하다. 혀의 움직임과 모양을 변화시키는 능력을 높이고, 꾸준한 입체조를 통해 혀의 근육을 강화하는 것이 좋다. 입술에 꿀을 바르고 빨도록 하거나 접시에 초콜릿 등을 놓고 혀로 먹도록 하는 방법이 있다.
- 저작 훈련: 구강에 음식물이 들어가면 우선 혀가 부드럽게 움직여 음식물을 어금니 위로 옮긴다. 그 후 저작과정이 있는데 이때 음식물이 새어나가지 않도록 혀와 볼이 치아 양옆에서 감싸준다. 혀와 볼의 움직임이 좋지 못하면 치아가 있다 하더라도 잘 씹을 수가 없어서 입 안에서 계속 음식을 오물거리게 된다. 즉 잘 씹기 위해서라도 혀와 볼 근육을 움직일 수 있는 운동과 마사지가 중요하다. 같은 자세로 계속 앉아 있으면 어깨와 목의 근육이 긴장된다. 목을 천천히 전 · 후 · 좌 · 우로 기울이는 목 운동과 숨을 들이마시면서 양 어깨를 올리고, 숨을 내쉬면서 힘을 빼고 어깨를 내리는 어깨운동을 통해 긴장을 풀어주면 혀나 목의 움직임이 한결 부드러워진다. 입 체조는 혀와 볼의 움직임을 유연하게 하고 근력을 향상시킴으로써 음식이 그냥 넘어가는 것을 막아준다.
- 연하 훈련 : 음식물을 삼키는 순간 호흡 조절이 잘 되지 않으면 숨이 멈추는 것이 어려워 숨을 쉬면서 먹게 되어 결국 오연이 일어난다. 사레들림은 음식물이 기관쪽으로 잘못 넘어갔을 때 반사적으로 나오는 방어반응이므로 노인이 식사를 하던 중에 갑자기 사레들리는 경우는 목에 걸린 것을 뱉어내려고 하는 것이므로 걱정하지 않아도 된다. 호흡이 가르랑거리며 소리가 잠기는 경우는 음식물이 기관에 걸려 있을 가능성이 있고, 휴-휴-하고 숨 쉬는 동작만 눈에 띄는 경우나 사레들림이 잘 멈추지 않는 경우는 주의한다. 음식을 잘못 삼킨 것 같더라도 배에 힘을 주어 세게 뱉어내는 것이 가능하면 크게 걱정하지 않아도 된다. 그러기 위해서 평소에 심호흡과 복식호흡을 연습하는 것이 필요하다. 중지로 턱과 목 사이를 가볍게 눌러 줌으로써 삼키는 활동을 유발시키는 훈련을 하며

음식물이 기도로 넘어가 사레에 걸리지 않도록 주의시킨다. 와상환자나 앉아서 지내는 노인은 등이 압박되어 있으므로 바로 마사지를 해주면 좋다.

- 발음 훈련: 노인이 대화를 하지 않는 원인은 대부분 뇌 장애 때문이다. 따라서 훈련을 통해 그 기능을 개선해야 하며, 노래를 이용하거나 질문으로 대답을 유도하는 형태가 좋다. 또한 달력 등 커다란 글씨를 반복해서 따라 읽도록 한다. 혀가 잘 움직이지 못하거나 상악의 근육이 저하되었을 경우에도 말을 하지 못하게 되므로 이런 경우는 먹는 훈련을 하는 것 자체가 대화 훈련이 되기도 한다. 혀의 움직임이나 입술의 움직임을 좋게 하기 위한 발음 훈련은 먹기와 동시에 말하기에도 도움이 된다.

4) 대상자별 구강관리

노년기의 건강을 관리하고 체력저하를 예방하기 위해서는 구강건강관리가 필수적이다. 노년기에 접어들수록 영양공급 및 균형이 중요하고 이를 위해서는 구강이 건강하여야 하며 이는 전신건강과 밀접한 연관성이 있다. 구강이 건강하여야 음식을 잘 저작하여 섭취할 수 있고 음식섭취는 에너지원으로써 몸을 움직일 수 있는 원동력이 되어 기력을 유지할 수 있다. 이러한 이유로 인해 특히 연령이 증가할수록 구강건강에 대한 중요성이 크다고 인식하고 있어 노년기의 구강건강 관리는 매우 중요하다.

노인의 경우 신체적, 정신적, 사회적 변화로 인해 여러 가지 상황이 다양하게 나타나고 이에 따라 일률적인 관리가 아니라 대상자의 상태에 맞는 적절한 구강위생관리가 중요하다. 이번 장에서는 대상자에 따른 구강관리법을 살펴보고자 한다.

(1) 노인 구강위생관리의 고려사항

노년기에는 장애나 질병을 가진 경우가 많으며 이때 무리를 하거나 올바르지 못한 방법의 건강관리는 오히려 몸에 부담을 줄뿐만 아니라 위험해질 수도 있으므로 주의하여야 한다. 질병이나 장애를 가진 고령자라도 조금만 도와주면 구강관리를 계속 할 수 있다. 보호자나 간병을 하는 사람은 노인의 안전에 주의하면서 각 개인에게 알맞은 건강관리를 실천할 수 있도록 도움을 주어야 한다.

보호자들은 식사나 배설은 잘 도와주면서도 칫솔질은 환자 스스로 하도록 방치하는 경우가 많다. 구강관리 역시 신체적인 간병과 동일하게 여겨야 한다. 고령자의 자존심을 상하지 않게 하면서 자연스럽게 구강관리를 도와주기 위해서는 가급적 고령자가 가장 편하게 생각하는 사람이 구강관리를 도와주는 것이 좋다.

노년기 구강관리는 다음과 같은 사항을 주의하여야 한다.

첫째, 스스로 할 수 있는 것은 본인에게 맡긴다. 예를 들어 칫솔을 잡고 움직이는 동작은 손가락의 운동기능을 사용한다. 한쪽이 마비된 경우라도 증상이 가볍거나 운동기능이 저하된 경우 매일 반복하는 것이 손가락의 재활훈련에도 도움이 된다. 그러기 위해서는 대상자가 사용하기 편리한 도구를 고려하는 것도 필요하다.

둘째, 오연에 주의하면서 안전한 구강관리를 한다. 구강관리를 할 때 가장 위험한 것이 오연이다. 구강 내 세균이나 음식물 찌꺼기를 잘 닦아내어도 기관지나 폐로 음식물 등을 삼키게 되면 위험하기 때문이다. 먼저 구강관리를 시작하기 전에 고령자의 의식이 정상적인지 확인하거나 오연을 막을 수 있는 자세를 취하게 하는 것이 필요하다.

셋째, 생활의 리듬을 지킬 수 있도록 배려한다. 일과로 시작하여 생활에 리듬을 준다. 이는 구강을 깨끗하게 할 뿐만 아니라 즐겁게 식사하고 타인과 적극적인 대화를 나눌 수 있게 한다. 단, 류머티스 관절이나 파킨슨병 환자의 경우는 하루 중 가장 증상이 양호하고 안정된 시간에 하도록 한다.

넷째, 싫어할 때는 무리하게 하지 않도록 한다. 구강관리는 매일 계속하는 것이 무엇보다 중요하나 기분이 좋지 않거나 하기 싫어할 때는 무리하게 요구하지 않는다. 특히 인지장애 환자의 경우는 간병인에게 스트레스가 있다면 그 영향으로 인해 대상자가 구강관리를 거부하거나 돌발 행동을 하는 경우가 있을 수 있으므로 상황에 맞게 적절하면서 융통성 있게 대처한다.

다섯째, 방문구강관리 서비스를 이용한다. 구강관리 시 전문가의 도움이 필요한 때가 있다. 특히 오연될 위험성이 높은 경우, 질병이나 장애가 있는 경우는 재가 방문이 가능한 치과위생사가 더욱 효과적이다. 방문보건 치과위생사에 의한 구강관리 서비스를 받고자 할 경우는 노인장기요양보험제도의 재가급여 범위에서 서비스를 받을 수 있다.

(2) 전신질환자의 구강관리

① 편마비

편마비는 뇌졸중(뇌혈관장애)의 후유증 중 하나이다. 뇌졸중은 뇌에 혈액을 공급하는 동맥에 장애가 생겨 혈액공급이 이루어지지 못해 뇌기능이 손실되는 것으로 흔히 '중풍' 이라고도 한다. 뇌의 일시적 혹은 지속적인 혈액공급 부족이나 출혈로 인하여 발생하며 뇌가 손상됨에 따라 언어장애, 운동장애 등 뇌의 손상된 부위에 의해 조절되는 신체기능에 이상이 생긴다. 장애의 정도는 뇌의 혈류장애의 범위에 따라 다르다.

- 구강의 특징

감각장애나 운동장애가 있으면 손상된 뇌의 반대쪽 얼굴 및 팔다리의 시각, 청각, 촉각 등의 장애로 인해 남의 살 같거나 저리고 불쾌한 느낌이며 닿는 감각이나 아픈 감각이 떨어진다. 또한 물건을 잡으려고 할 때 정확하게 잡지 못하고 자꾸 빗나가게 되며 음식물이나 물을 삼키기 힘들어지게 되는 연하 곤란이 나타난다. 마비된 쪽의 입 안에 오염물이 쌓이기 쉽다. 대부분의 편마비 환자는 연하장애, 구음장애(말이 어눌함), 실어증 등도 함께 나타나는 경우가 적지 않다. 구강의 경우 혀나 볼의 근육 움직임과 감각이 저하되어 마비된 쪽 입 안에 음식물 찌꺼기가 남아 있어도 잘 느끼지 못한다.

• 구강관리

편마비환자는 마비된 쪽의 감각이 둔해질 뿐만 아니라 특히 좌측 마비인 경우는 마비된 쪽의 사물이 보여도 의식하지 못하는 경우가 있다. 이때 도움이 되는 것이 손거울이다. 마비된 쪽을 거울에 비추는 간단한 방법으로 마비된 쪽을 의식할 수 있으며, 식사나 구강관리를 원활하게 할 수 있다. 물론 거울에 비추는 것만으로 충분하지 않는 경우도 있으므로 그럴 때에는 옆에서 말을 해주거나 도와주도록 한다. 편마비가 있는 환자는 가글을 하는 것이 어려워 입에서 물이 뿜어져 나오는 경우가 있으므로 구강관리 전 주위가 젖어도 상관없도록 조치를 취한다.

주로 사용하는 손에 마비가 있을 경우는 칫솔을 잘 잡을 수 없다. 이럴 경우 전동 칫솔은 사용하기에 좀 더 편할 수 있다. 마비가 심하지 않은 경우는 마비된 쪽의 손으로 칫솔을 잡고 닦으면 재활훈련도 된다. 칫솔 손잡이에 스펀지를 대거나 손잡이를 구부려서 잡기 쉽도록 배려한다.

편마비가 심한 사람은 마비된 쪽의 턱 뼈가 위축되어 의치가 맞지 않게 되는 경우도 있다. 또한 근육이 의치를 눌러 의치를 장착하기 어렵거나 빠지는 경우도 있다. 더욱이 연하장애가 있는 사람은 의치가 잘 맞지 않으면 이중으로 힘들게 된다. 서둘러 치과의사와 상담하여 음식을 먹을 수 있도록 조정하는 것이 무엇보다 중요하다.

편마비가 있는 경우 구강관리 point

환자 본인이 마비된 쪽을 의식할 수 있도록 거울을 보게 하거나 옆에서 지도하여 도와준다.

② 와병

노년기에 골절이나 뇌졸중 후유증, 심한 인지장애 등 자리보전하고 눕게 되는 원인은 매우 다양하다.

• 구강의 특징

와병으로 인해 자리에 누워있는 상태가 오래되면 면역력이 떨어지므로 세균이나 미생물에 감염되기 쉽다. 구강 내를 오염된 상태로 방치하면 세균이나 미생물이 더욱 번식하고 그로 인해 체력을 저하시키는 악순환이 계속된다.

• 구강위생관리

자리보전을 하고 누워있는 사람은 입술 주위에 얇은 막이 붙어 있는 경우가 있다. 언뜻 보기에는 입술 껍질처럼 보이지만 실제로는 가래나 타액이 말라붙은 것이다. 가래가 늘어나는 원인 중 하나는 오염된 타액이 기관지나 폐로 들어가기 때문이며 입 안이나 주위에 붙어 호흡 등에 의해 건조되어 얇은 막처럼 되는 것이다. 이런 경우는 촉촉한 거즈 또는 스펀지 등으로 닦아주거나 칫솔로 닦아준다. 앉아 있을 수 없는 사람은 옆을 향해 눕게 한다. 옆을 향해 눕지도 못하는 사람은 그냥 똑바로 누워도 상관없지만, 이때 얼굴은 반드시 옆을 향하게 하여 오연을 방지한다. 구강관리 시 입을 벌린 상태가 오래 계속되면 호흡에 부담이 가서 혈압이 급격하게 높아지는 경우가 있으므로 단시간에 끝내는 것이 좋다. 체력 저하가 심한 사람은 거즈 등으로 닦아내는 방법도 있다. 손가락이나 나무젓가락 끝부분에 젖은 거즈를 감아 치아 표면과 입천장, 잇몸, 볼 안쪽을 꼼꼼히 닦는다. 입 안을 자극하면 반사적으로 깨무는 경우가 있으므로 주의한다.

와병으로 누워있는 경우 구강관리 point

몸에 부담이 되지 않도록 가급적 단시간에 끝마친다. 입 안의 오염물을 제거하여 오연과 체력 저하의 악순환을 막자.

③ 당뇨

당뇨병은 췌장에서 분비되는 인슐린이 제대로 작용하지 않아 혈액 내의 당이 비정상적으로 증가하는 병이다. 당뇨병을 조절하기 위해서는 과식을 막고 혈당을 조절하는 것이 무엇보다 중요하므로 잘 씹어서 먹어야 한다. 당뇨는 특히 구강건강과 많은 연관성이 있고 완치가 힘들며 합병증을 예방하는 것이 매우 중요하다.

• 구강의 특징

당뇨병이 있는 사람은 구강 건강을 유지하기가 어려워진다. 고혈당 상태에서는 세포가 탈수상태로 되어 입 안이 건조해지며 타액 분비가 감소되어 자정작용이 저하되어 불량한 구강상태로 인해 구취가 유발된다. 고혈당 상태가 계속되면 세균에 감염되거나 치주병이 악화되기 쉬워지므로 잇몸출혈이나 염증 등에 주의해야 한다. 당뇨병은 여러 가지 합병증을 일으키는데 그중에서도 치주질환과 밀접한 관련이 있다. 당뇨병 환자는 구강점막, 혀, 치주조직에 비정상적인 민감성을 보이고 비당뇨 조직보다 손상, 자극, 감염 등의 특징적인 반응을 나타내는 경향이 있다. 이와 같은 반응은 일반적으로 저항성을 약화시키고 치유과정을 지연시킨다.

• 구강위생관리

당뇨병환자는 건강한 사람에 비해 치주병에 걸릴 확률이 몇 배나 높다고 한다. 고혈당 상태가 계속되면 백혈구의 기능이 저하되어 염증을 유발하고 조직을 파괴하기 쉽기 때문이다. 반대로 치주병이 있으면 당뇨병 관리도 어려워진다. 치주병을 예방하기 위해서 부드러운 칫솔과 손가락으로 잇몸이나 입주위를 마사지하는 방법 등이 있으며 특히 구강청결에 신경을 써야 한다. 혈당 조절이 어려운 사람은 연 3~4회, 조절이 잘되는 사람이라 하더라도 연 2회는 치과 검진을 받을 것을 권한다.

당뇨가 있는 경우 구강관리 point

세균 감염에 주의하며 철저한 구강청결로 당뇨 환자에게 빈발하는 치주병을 예방한다.

④ 감염증

감염성 질환에는 간염, 결핵, 에이즈(AIDS) 등이 있으며 최근에는 신종플루 등 다양한 감염성 질환들이 발생하고 있다.

- 구강의 특징

  입 안에는 여러 세균이 번식하기 쉬우나 대부분의 경우 감염성이 높은 위험한 세균은 없다. 간병인이 환자의 타액이나 혈액에 닿아도 건강한 사람의 피부에는 어느 정도 방어 기능이 있기 때문에 흐르는 물로 씻어내면 세균이 떨어진다. 단, B형 간염이나 HIV감염, 결핵, 인플루엔자(독감) 환자를 간병할 때에는 표 3-1을 참고하여 적절히 대처하도록 한다.

- 구강위생관리

  건강한 사람의 경우 피부를 통한 세균감염은 적지만 감염성 질환에 이환된 경우 작은 상처라도 있으면 그곳을 통해 침입한다. 또한 경우에 따라서는 간병 중 손가락을 물리는 사고로 인해 감염되기도 한다. 구강관리를 할 때에는 일회용 글러브를 사용하며, 사용 후에는 글러브를 벗고 비누로 손을 깨끗이 씻는다. 간병인으로 인해 교차감염이 되지 않도록 주의하며 사용하는 구강관리용품 또한 청결하게 관리한다. 칫솔 관리시 습기가 있는 곳에 보관하면 세균증식 가능성이 높기 때문에 흐르는 물에 깨끗이 씻어 통풍이 잘되는 곳에서 건조시키도록 하며 양치컵도 청결히 관리하도록 한다.

감염증이 있는 경우 구강관리 point

글러브 착용과 손 씻기, 구강관리용품 청결관리로 감염을 예방하도록 한다.

표 3-1 혈액이나 타액 등을 통해 감염되는 감염증

감염증	감염경로	구강관리시의 주의점
A형 간염	경구감염	바이러스에 오염된 음식물을 입으로 섭취함으로써 감염된다. 바이러스는 배설물로 나오므로 감염자의 배설물 처리에 주의가 필요하다. 구강관리 시 타액이나 혈액으로는 감염되지 않는다.
B형 간염 C형 간염	혈액감염, 모자간의 수직감염	잇몸에서 출혈되는 혈액이 타액과 섞이는 경우가 있다. 구강관리 시에는 글러브를 착용하여 직접 닿지 않도록 한다.
에이즈	혈액, 비가열제제, 모자감염, 정액 등	구강관리를 할 때 타액에 섞인 혈액이 손의 상처 등을 통해 침입할 가능성도 있다. 글러브 착용과 손 씻기로 예방한다.
인플루엔자	비말감염	기침이나 재채기 등으로 오염된 공기를 흡입함으로써 감염된다. 구강관리를 할 때에는 마스크를 쓰고 끝나고 나면 손을 씻고 칫솔질을 한다.
결핵	공기감염	재채기나 기침으로 오염된 공기 속의 결핵균을 흡입함으로써 감염된다. 마스크 착용, 손씻기, 칫솔질로 감염 예방을 한다. 단, 결핵균의 감염력은 약해서 균을 배출하지 않는 사람도 있으므로 너무 예민하게 반응하지 않아도 된다.
MRSA (항생제 내성 세균)	접촉감염	MRSA는 어디에서나 볼 수 있는 세균으로 건강한 사람의 피부나 점막에 붙어도 걱정할 필요는 없지만 저항력이 떨어지면 세균수가 증가되어 일화감염증을 일으킨다. 균은 가래나 고름, 콧물, 대소변 등으로 배출되며 의류나 침구에도 부착되므로 이들을 처리하는데 주의가 필요하다.

(3) 손기능 장애환자의 구강위생관리

일반적으로 관절염이라고 하면 퇴행성 관절염과 류마티스 관절염이 대표적이다. 이 두 가지 질환은 증상이 비슷하기 때문에 구분이 쉽지 않다. 퇴행성 관절염은 노화에 의해 발생하며, 류마티스 관절염은 면역체계 이상에 의해 발생한다. 퇴행성 관절염과 류마티스 관절염은 질병 발생의 원인, 과정 그리고 치료방법까지도 전혀 다른 질환이다. 퇴행성 관절염은 관절 안의 연골이 닳아 없어지거나 노화되어 발생하며 나이가 들수록 발생률이 증가하며, 특히 40대 이후가 많다. 보통 손가락 끝마디, 무릎, 엉덩이관절, 척추와 같이 큰 관절이나 체중이 실리는 관절에 증상이 많이 나타난다.

① 류마티스

류마티스 관절염은 자가 면역체계 이상에 의해 발생하기 때문에 나이에 관계없이 발생하여 어린이부터 노인에 이르기까지 연령층이 다양하다. 류마티스 관절염은 여성의 비율이 더 높고, 특히 면역반응이 최고로 높아지는 30~50대에 많이 나타나며, 보통 손가락, 발가락, 손목, 발목과 같이 작은 관절에서 주로 발생한다. 퇴행성 관절염이나 류마티스 관절염 모두 염증 반응으로 붓기, 붉어짐, 통증 및 관절이 뻣뻣해지는 등의 증상이 나타날 수 있다.

류마티스 관절염은 아침에 일어났을 때 증상이 더 심하며 완화되기까지 1시간 이상정도 시간이 걸리

며, 점차 아픈 관절 부위가 늘어난다거나 대칭적으로 발생하고, 열이 나거나 붓기가 생기기 쉽다. 또한 우울감, 식욕저하, 전신의 피로 등이 동반되기도 한다. 처음에는 손가락 증상을 많이 호소하지만, 이는 신체 60여 개에 이르는 관절 모두에서 증상이 나타나고 시간이 지체되면 심지어 변형을 초래할 수 있기 때문에 빠른 시일 내에 진료를 받고 관리를 시작하는 것이 좋다. 육식과 채식을 적절히 섭취하되 도정 안 된 잡곡, 신선한 채소를 부족하지 않게 섭취하는 식사습관을 가진다.

• 구강의 특징

류마티스 관절염이 턱 관절에 영향을 미쳐 입을 벌리지 못하게 되는 경우가 있으며, 관절의 변형이 턱 뼈에서 나타나는 경우 상악에 비해 하악의 뼈가 퇴축되기 때문에 씹는 데 문제가 생기는 경우도 있다. 또한 어금니가 맞물려지더라도 위쪽 앞니와 아래쪽 앞니 사이에 틈이 생기는 경우도 있으며 개인에 따라 차이가 있긴 하지만 전신의 관절 변형이 심한 사람일수록 씹는 동작에 이상이 생기기 쉽다.

• 구강위생관리

류마티스 관절은 특히 아침에 뻑뻑한 느낌 즉, 1~2시간은 관절이 굳는 느낌이 더 심하므로 이러한 증상이 적게 나타날 때 무리하지 말고 이 닦기를 실시하는 것이 좋다. 특히 류마티스 관절염환자는 치과의사와 상담하기를 권하며 관절을 움직이기 어렵기 때문에 그 상태로 두면 근력과 운동기능이 저하되므로 일상생활에서 동작을 계속하는 것이 좋다.

구강위생관리에서 칫솔을 잡거나 손가락이나 턱을 움직이는 것은 구강건강을 유지 · 증진시키며 재활훈련의 효과도 있다. 그러나 통증이 있을 때에는 적절히 조절하면서 움직이도록 하며 되도록 스스로 하도록 노력하는 것이 중요하다. 칫솔을 제대로 잡지 못하거나 치아 안쪽을 닦지 못할 정도로 동작에 불편함을 느끼는 경우에는 타올이나 스펀지, 나무젓가락 등 주위에서 쉽게 구할 수 있는 것을 활용하여 칫솔 손잡이를 잡기 편하게 개선한다. 더불어 손아귀 힘이 저하되기 때문에 손잡이가 크고 가벼운 것이 사용하기에 편하다. 잡는 것이 어려운 사람은 손잡이가 바퀴처럼 둥글게 되어 있어 그 안에 손을 넣는 형태의 것도 좋다. 구강병 예방을 위해서는 칫솔질교육을 받거나 불소도포 및 정기적인 치석제거와 구강검진을 받도록 지도한다.

류마티스 관절염이 있는 경우 구강관리 point

칫솔을 잡거나 칫솔질 동작에 불편함을 느끼는 경우 칫솔 손잡이를 잡기 쉽고 사용이 편리하게 변형 또는 개선해주고, 불편하다고 관절을 움직이지 않으면 근력운동능력이 저하되므로 일상생활에서 계속해서 동작하는 연습을 한다.

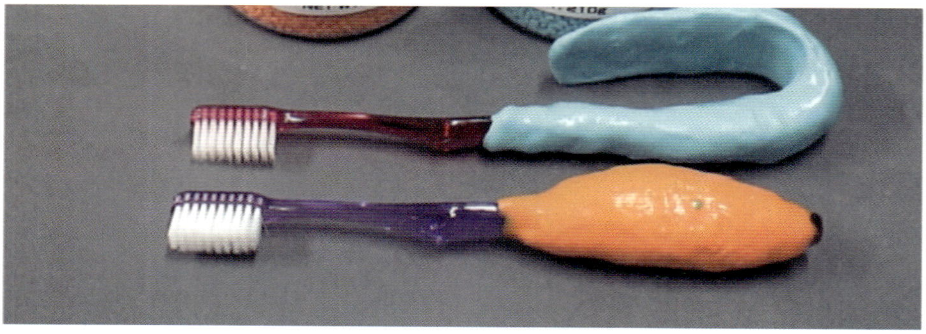

그림 3-18 손기능 장애환자의 구강위생관리를 위한 손잡이 변형 칫솔(특수찰흙 이용예)

② 파킨슨병

1817년 영국 의사인 제임스 파킨슨(James Parkinson)이 처음 기술한 병으로 대개는 40대 이후에 발생하며, 나이가 많아짐에 따라 그 발병이 증가하는 경향을 보인다. 파킨슨병은 뇌의 흑색질에서 신경세포가 서서히 파괴됨으로써 도파민(dopamine)이라는 신경 전달물질이 부족하여 발생하는 퇴행성 질환이다. 서서히 발병하기 때문에 대부분의 환자가 증상이 언제부터 시작하였는지 잘 알지 못한다. 연구 결과에 따르면 흑색질 신경세포의 약 80% 이상이 파괴되었을 때부터 증상이 나타난다고 한다. 뇌의 신경세포는 다른 뇌신경과 긴밀하고 복잡하게 연결되어 인체의 운동을 부드럽고 정확하게 수행하도록 하는데, 도파민의 부족은 이러한 연결의 장애를 초래하여 떨림증, 경직, 운동 느림증, 구부정하게 불안정한 자세 유지 등이 나타난다. 이러한 신경 세포의 파괴를 근본적으로 치료하는 방법은 아직 없다. 하지만 도파민을 약물로 투여하거나 파킨슨병의 증상을 호전시키는 약물을 투여하여 환자들이 어느 정도 일상생활을 유지할 수 있다. 섬유소 및 강한 향신료를 제외하고 결체조직이 적은 식품으로 하고 약으로 증상을 조절하면서 되도록 발병 전과 같은 생활을 계속하는 것이 중요하다.

• 구강의 특징

일부 노인환자의 경우 음식을 삼키지 않고 입에 물고만 있는 경우도 있어 치아우식 발생 가능성이 있으며 삼키기 전에 충분히 씹지 않아 질식할 염려가 있으므로 식사 시 세밀한 관찰이 필요하다. 또한 식사 시에는 소량씩 자주 먹되, 천천히 꼭꼭 씹도록 하며, 구강상태를 자주 점검하여 위생을 유지하도록 한다. 말기 단계에서는 혼자 식사하는 것이 불가능한 경우가 많으므로 경관급식을 통한 영양공급을 고려해 보도록 하고 소화되기 쉽고 부드럽게 조리하도록 한다. 필요한 경우 음식을 다지거나 갈아서 준다. 치아상태가 불량하거나 씹고 삼키는 것이 어려울 경우 질감을 조정하도록 한다.

• 구강위생관리

파킨슨병 환자는 근육이 경직되어 있고 손 떨림 증상이 있어 칫솔을 잡기가 어려우므로 이 닦기는 떨림이 적을 때 한다. 손 떨림은 파킨슨병이 어느 정도 진행된 사람이라도 하루 종일 계속되는 것은 아니다. 약으로 어느 정도 조절할 수 있으며, 증상이 전혀 나타나지 않는 시간도 있다. 이 닦기는 식후 바로 하는 것이 좋지만 몸상태가 좋을 때 해도 상관없다.

증상이 나타나는 것은 정신적인 것도 크게 관련되어 있어 누군가 자신을 유심히 보거나 떨림을 멈추려고 애쓰며 초조해 할 때 심해지는 경향이 있다. 보호자 또는 간병인은 증상을 지적하거나 빨리 하라고 재촉해 초조해 하지 않도록 한다. 만일 손이 떨려 칫솔을 잘 잡지 못하는 경우는 간병인이 도와주어 함께 움직인다. 파킨슨병 환자의 칫솔은 우선 잡기 편하게 하는 것이 중요하다. 또한 의도하지 않은 방향으로 손이 떨리는 경우가 있으므로 잇몸을 다치지 않도록 부드러운 칫솔을 고르는 것이 좋으며, 증상이 진행되면 자세를 유지하는 것이 힘드므로 쿠션 등으로 목을 받쳐서 오연되지 않도록 주의한다. 구강병 예방을 위해서는 칫솔질교육을 받거나 불소도포 및 정기적인 치석제거와 구강검진을 받도록 지도한다.

파킨슨 질환이 있는 경우 구강관리 point

손떨림이 심한 경우 잇몸이 다칠 수 있으므로 부드러운 칫솔을 고르고, 칫솔을 잘 잡지 못하는 경우 간병인이 도와서 함께 움직인다.

(4) 인지장애환자의 구강관리

인지기능장애라 하는 것은 기억력, 공간지각력, 판단력, 집행기능, 언어능력 등의 장애를 포함하는 용어이다. 인지기능장애의 원인은 흔히 생각하는 치매질환 외에도 갑상성 기능저하, Vit. B_{12}군이나 엽산 부족, 약물, 우울증, 세로토닌(serotonin) 기능장애, 뇌혈관의 동맥경화 등으로 여러 원인 질환이 있다. 인지장애란 정상적으로 발달한 지적기능이 뇌의 기질적 장애에 의해 저하된 상태를 말한다.

• 구강의 특징

처음에는 이 닦기를 했는지 안했는지를 잊는 정도이지만, 점점 이를 닦는 방법 자체까지 잊어버리고 만다. 예를 들면 칫솔이라는 도구의 사용법을 잊거나 입 안을 헹굴 때 물을 뱉어내지 않고 마셔버리는 등의 경우를 들 수 있다. 이렇게 물을 뱉어낼 수 있는지 없는지에 따라 인지장애의 정도를 알 수 있다. 그러나 인지장애라 해도 할 수 있는 것이 있으므로 간병인은 따뜻하게 보살피면서 잘 하지 못하는 것은 자연스럽게 도와주는 것이 중요하다.

인지장애 환자 중에는 의치를 하고 있다는 것 자체를 잊은 사람도 있다. 가족이 의치를 끼워주려고 해도 싫다고 뿌리치며 거부하기도 한다. 그런 경우는 무리하게 억지로 하려 하지 말고 끈기를 가지고 잘 설득하여 이해시킨다. 우선은 의치를 한 채 이를 닦게 해도 좋다. 칫솔에 닿아 의치가 자연스럽게 벗겨지면 환자 본인이 납득하게 되는 경우도 있다.

가족이 구강관리를 해주는 것을 싫어하는 사람도 구강전문가에게 순순히 따르는 경우가 있으므로 구강전문가에게 맡겨 구강관리를 받도록 권유한다.

• 구강위생관리

인지장애가 발생되기 이전부터 의치를 사용했던 사람이라면 새로운 의치를 만들어도 사용 시 비교적 잘 적응하지만 인지장애가 발생되고 난 후에 처음 의치를 하는 사람은 적응하기가 쉽지 않다. 의치장착여부는 가급적 치과의사와 상담하여 의치를 사용할 수 있을지 없을지, 의치를 사용하지 않고 먹을 수 있는 방법이 있는지 등을 잘 상담하는 것이 중요하다.

보호자나 간병인이 옆에서 함께 이를 닦고 헹구기를 하면 그것을 보고 잘 따라하는 방법도 있다. 인식능력이 떨어져도 오랜 습관이 몸에 배인 경우가 많으므로, 칫솔과 치약은 늘 그 자리에 두며 치약과 혼돈이 일어날 수 있는 핸드크림이나 세안용 튜브를 치약과 함께 두지 않아야 하며 전동 칫솔을 이용하는 것도 좋다. 구강관리 지도 시에는 대상자에게 서투르다고 꾸짖는 것은 오히려 역효과가 일어 날 수 있으므로 따뜻하게 보살펴 준다. 구강병 예방을 위해서는 피교육자나 보호자가 칫솔질교육을 받거나 불소도포 및 정기적인 치석제거와 구강검진을 받도록 지도한다.

인지장애가 있는 경우 구강관리 point

인지장애로 인해 치약과 혼동이 일어날만한 물품(핸드크림)은 함께 두지 않는다. 칫솔질을 할 때는 보호자가 함께 닦으며 따라하도록 유도한다.

2. 노인구강관리를 위한 체위

체위변경은 자세를 편안하게 유지하여 안락하게 하고 정신적 긴장을 완화하여 기분 전환의 계기가 되며 더불어 동일한 체위에 한 혈관압박이나 신경계 장애 및 욕창 예방, 소변이나 기관 내 분비물 등 배액의 촉진 및 혈액순환을 증가시키기 위해 실시한다. 또한 소화기능 및 배설기능을 증진하고 호흡을 용이하게 하며 근위축을 방지하고 압박감을 이완시킨다.

1) 체위(Position) 종류

(1) 앙와위(supine position)

다리를 펴고 등을 바닥에 댄 채 배와 가슴을 위로 하고 반듯이 누운 자세로 모든 체위의 기본이다. 이 체위는 가장 안정된 자세로 호흡을 용의하게 하며, 근육의 수축을 방지하고 바른 자세를 유지함으로 안위를 도모하기 위함이다. 체위변경 시 필요하면 작은 베개나 수건 말은 것을 요추만곡부위(lumbar curvature)에 받쳐 지지해 주며 다리와 팔은 몸과 평형이 되게 한다. 그러나 호흡기계 질환이나 심혈관계 질환이 있는 경우 부적당하므로 주의를 요한다(그림 3-19).

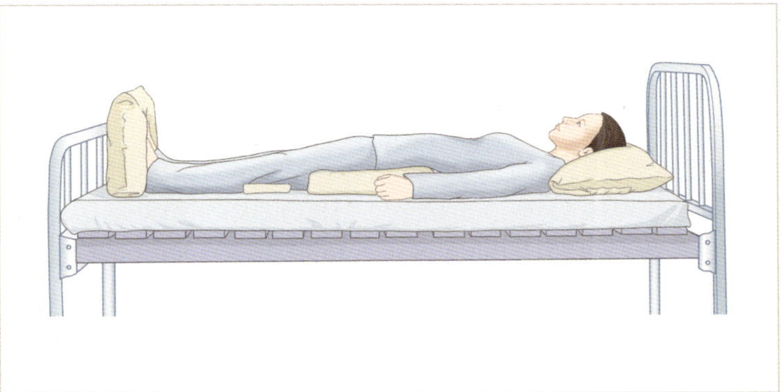

그림 3-19 앙와위

(2) 측와위(lateral position)

좌 · 우 양쪽 어느 편으로나 옆으로 눕혀 안위대책 및 천골부위의 압력을 피할 때 취하는 자세로 호흡을 용의하게 하며 근육의 수축을 방지하고 바른 자세를 유지함으로 안위를 도모한다. 장골부위와 견갑부위에 압력이 가해지고 천골부위에 압력을 피해주는 자세지만 발꿈치와 발목에 무게를 가므로 작은 베개나 수건 등으로 보호하고 위쪽 무릎과 두부의 높이가 같게 팔꿈치와 손목도 어깨와 높이가 같게 베개로 고여 준다. 특히 허리부위에 힘이 가해지지 않도록 주의한다(그림 3-20).

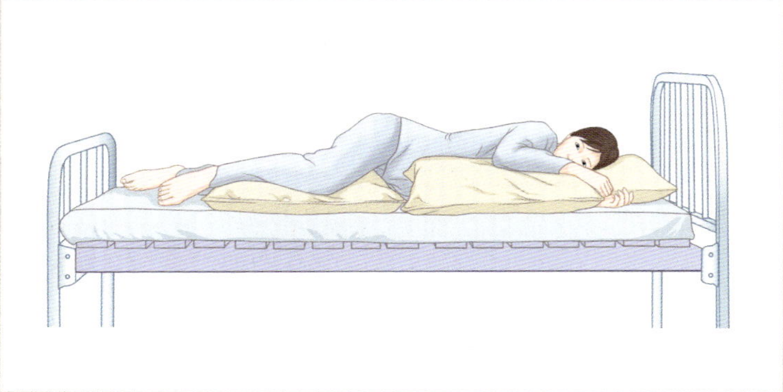

그림 3-20 측와위

(3) **복위**(prone position)

배를 밑으로 하여 눕고 양팔은 구부려 양쪽에 두고 머리는 옆으로 돌리는 자세로, 의식이 없는 환자의 토사물 흡인 시 등의 근육을 쉬게 하거나 외상을 입었을 때 취하는 자세이다. 이때 베개를 사용하지 않고 여자인 경우 횡격막 하부에 베개를 넣어 가슴부위의 압박을 줄여주며 양어깨 밑은 작은 베개나 타월로 지지하여 준다(그림 3-21).

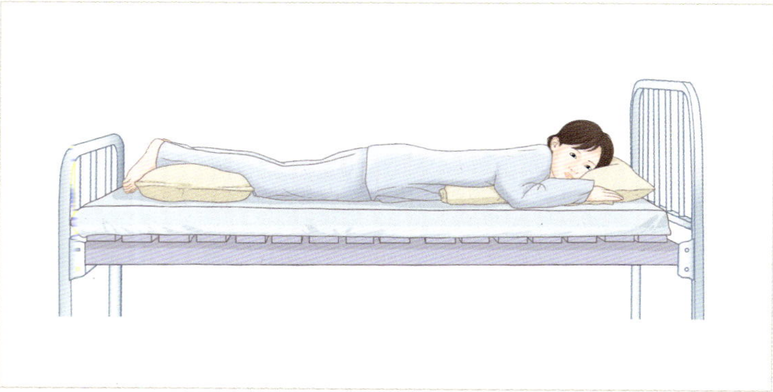

그림 3-21 복위

(4) 반 좌위(fowler's position)

등을 대고 누운 후 상체를 45° 정도 세운 자세로서 폐 확장을 최대로 하는 것으로 호흡용량을 증가시키고 흡인을 방지한다. 심장질환 노인은 자주 취하여 주는 것이 좋다. 특히 이 체위에서는 발꿈치, 천골, 장골의 보호를 위해 베개를 이용하는 것이 좋다(그림 3-22).

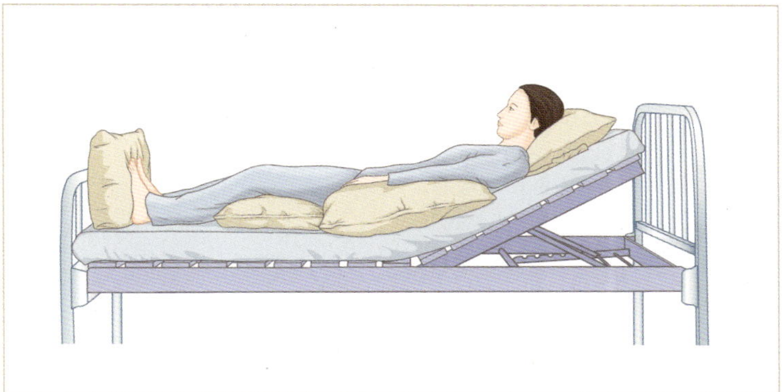

그림 3-22 반 좌위

표 3-2 체위변경에 따른 술식과정

NO	돕는 방법	앙와위	측와위	복위	반좌위
1	대상자에게 자신을 소개한다.	○	○	○	○
2	대상자를 확인하고 절차를 설명한다.	○	○	○	○
3	작은 베개를 댄다.	○			
4	배에 베개를 댄다.	○			
5	다리 밑에 베개를 댄다.	○			
6	등 마사지 및 분비물 배출시 필요하다.		○		
7	머리, 목 아래에 베개를 댄다.		○		
8	윗 팔에 큰 베개를 댄다.		○		
9	위쪽다리 밑에 베개를 놓아 침대와 평행이 되게 한다.		○		
10	아래쪽 대퇴 대전자 부위에 작은 베게나 수건을 댄다.		○		
11	허리 밑 공간에 작은 베게나 수건을 댄다.		○		
12	어깨와 둔부를 일직선이 되게 한다.		○		
13	모든 체위의 기본이다.			○	
14	어깨, 목 머리에 베개를 댄다.			○	
15	작은 베개나 수건을 말아 허리에 댄다.			○	
16	천골 부위에 작은 베개나 수건을 댄다.			○	
17	무릎아래부터 발목까지 베개를 댄다.			○	
18	손목지지대를 댄다.			○	
19	발목이 90° 굴곡을 취할 수 있도록 한다.			○	
20	머리가 편하도록 베개를 대준다.				○
21	침대가 꺾어지는 부분에 둔부를 바짝 대고 상체를 똑바로 세운다.				○
22	천골부위에 작은 베개나 수건을 댄다.				○
23	팔꿈치 아래팔과 손에 베개를 댄다.				○
24	무릎아래에서 발목까지 베개를 댄다.				○
25	긴 베개를 둔부 옆에 댄다.				○

2) 체위변경 방법

체위변경의 주요내용은 누운 자세에서의 체위변경과 일어나 앉을 수 있도록 돕기 등으로 체위 변경 시 몸이 바른 선을 유지하도록 해야 하며, 관절은 장시간 신전시키면 근육에 불필요한 긴장이 오게되므로 약간 구부린 상태를 유지하는 것이 좋다. 또한 의학적으로 금한 경우를 제외하고 체위를 변경할 때에는 관절의 최대범위운동(range of motion)을 실시하도록 도우며 편마비 노인을 옆으로 눕게 할 때는 정상 쪽으로 눕는 것이 가장 편안하나 대상자가 견딜 수 있는 한 마비 측으로 눕도록 권한다.

(1) 침대 머리쪽으로 이동방법

침상 머리쪽으로 이동하는 방법으로는 먼저 어깨와 대퇴부를 지탱하게 하여 환자 쪽에서 베개를 빼고 손을 턱부분에서 먼쪽으로 어깨에 넣어 한 손으로 대퇴부를 지탱한다. 이때 간병인(장기요양요원)은 다리를 벌리고 대상자가 튼튼한 쪽의 팔꿈치로 몸을 지탱하고 튼튼한 쪽의 발바닥으로 침대를 차듯이 위쪽으로 이동할 수 있도록 한다. 대퇴부를 지탱했던 손으로 머리부분을 지탱하며 바로 잡은 후 어깨에 넣은 손을 빼내고 베개를 빼고 노인이 침대 난간을 힘껏 잡도록 한다. 간병인은 허리부분과 대퇴부를 지탱하고 대상자는 머리부분을 조금 올리고 팔꿈치 관절을 휘게 하면서 이동시키고 대상자에게 손을 내리도록 하고 상태를 질문하면서 천천히 지탱하였던 손을 뺀다. 무릎을 펴고 다리 사이를 가볍게 벌린 후에 안락한 자세를 취하도록 한다.

(2) 앙와위에서 측위로 이동방법

대상자의 이동전에 먼저 대상자 머리의 베개를 이동할 방향으로 약간 당겨 놓고 이동시 등 밑으로 팔이 들어가지 않게 하기 위해 대상자의 양손을 포개거나 돌리려는 쪽의 손을 위로 올리고 반대편 손을 가슴에 올린다. 돌리려는 반대쪽 발을 눕는 방향의 발위에 올려 놓으므로 다리가 꼬이는 것을 막아준다. 간병인은 어깨와 둔부에 양 손을 대고 자신의 몸무게를 앞쪽 발에서 뒤쪽 발로 옮기면서 힘을 주어 대상자를 간병인 쪽으로 머리와 어깨, 둔부가 한꺼번에 움직일 수 있도록 돌려 눕힌다. 이때 가슴 앞쪽에 베개를 대주어 몸이 앞으로 쓰러지지 않도록 한다. 체위 변경 후에는 각 신체부위를 적절하게 지지할 수 있도록 베개를 대주어 몸의 균형을 유지하도록 한다.

(3) 앙와위에서 좌위로의 이동방법

보호자 또는 간병인은 대상자의 침상 머리 쪽에 발을 비켜 벌리고 서서 오른쪽 팔을 대상자의 왼쪽 어깨 밑에 넣어 양쪽 견갑골 사이를 지지하고 왼쪽 팔은 대상자의 허리 윗부분에 넣는다. 대상자의 무릎을 세우고 양 팔로 간병인의 목을 끌어안도록 하여 대상자와 간병인이 호흡을 같이 하며 구령을 불러 힘을 주며 천천히 일으킨다. 상체를 일으켜 세운 대상자를 잠시 그대로 잡고 있다가 특별한 호소가 없으면 손을 뗀다. 그 이유는 갑자기 일어나면 체위성 저혈압이 유발될 수 있기 때문이다.

(4) 침대 밖으로의 이동방법

오랫동안 침대에 누워 있다가 처음으로 침대에서 내려오면 허약함 또는 어지러움을 느끼게 된다. 낙상을 방지하기 위해 대상자에게 천천히 서도록 유도하고, 서기 전에 몇 분 동안은 침대의 모서리에 앉아 있도록 한다. 침대 옆에는 튼튼한 의자를 갖다 놓고 대상자가 편안함을 느끼게 되면 환자가 의지할 수 있도록 대상자 앞에 선다. 대상자의 팔 아래를 살며시 지지하면서 천천히, 부드럽게 대상자가 방향을 바꾸는 것을 도와주고 조심스럽게 의자에 앉도록 도와준다. 대상자가 힘을 더 느끼게 되면 여러분의 팔로 지지해주면서 몇 발자국 걸어보게 한다.

3) 질병예방을 위한 체위변경 및 운동법

(1) 욕창예방

침대에 누워만 있는 사람, 특히 움직임이 제한되거나 감각이 손상된 환자는 욕창이 발생하기 쉽다. 욕창은 지속적인 압박에 의해 신체의 특정 부위에 지속적인 압력이 가해짐으로써 발생하며, 특히 혈액순환이 좋지 않은 부위의 조직에서 빈발한다. 따라서 욕창이 발생하는 것을 막을 수 있는 가장 좋은 방법은 환자가 의식이 있을 때 2시간 간격으로 환자의 자세를 바꾸어 주는 것이다. 환자나 노인을 한쪽 등 쪽에서 다른 등쪽으로 돌아눕도록 도와주고, 하루 종일 이런 자세를 반복하도록 도와준다.

압력을 감소시키기 위해 쿠션이나 베개를 환자의 무릎 사이에 끼워주거나 어깨 아래쪽에 둔다. 환자의 피부 아래의 혈액순환을 돕기 위해 자동압력매트, 합성양가죽매트 또는 발뒤꿈치 패드를 사용하면 침대 바닥으로부터의 압력이나 마찰을 줄일 수 있다. 침대나 침대 밑받침은 침구가 환자의 다리에 악영향을 주는 것을 막는데 도움이 된다.

(2) 팔, 다리의 굳음 막기

수술 후 또는 중환자는 종종 침대에 오래 누워있게 되는데, 어떤 이유이건 침대에 오래 누워있어야 하는 환자는 가능하면 자주 자세를 바꿔주어서 관절이 굳고 오래 사용하지 않아서 생기는 근력 약화를 막도록 한다.

관절이 굳는 것을 막기 위해서는 환자의 팔과 다리를 편안하고 자연스러우며 긴장되지 않는 자세가 되도록 지지해주고, 팔과 다리 밑에 베개나 쿠션 등을 넣어준다. 팔목 밑에 베개를 넣어주고 다리는 바깥쪽으로 돌아가지 않도록 베개 등으로 받쳐준다. 환자의 발에는 발판을 대주어 신경이나 근육이 손상되어 나타나는 족하수로 변형되는 것을 예방한다.

환자는 팔과 다리를 가능하면 자신 스스로 몸통으로부터 위, 아래 또는 옆으로 움직이려고 노력해야 한다. 만약 환자 스스로 사지를 움직일 수 없다면 보호자가 수동적으로 운동을 시켜줄 수 있다. 즉, 환자의 관절을 살며시 잡고 그 관절이 정상적으로 움직이던 모든 방향으로 움직여 준다. 이러한 운동은 혈액순환을 촉진시켜주고 다리에서 발생될 수 있는 혈전의 형성을 막을 수 있다.

(3) 침대에서 움직이지 못하는 환자 운동하기

병원용 반 시트를 사용한다면 근력이 매우 약하거나 움직이지 못하는 환자를 보다 쉽게 움직일 수 있을 것이다. 1단계는 환자를 침대의 한쪽으로 옮기고(또는 환자를 한 쪽으로 돌아눕게 함), 침대의 반대쪽에 병원용 반 시트의 끝 주름을 펴 놓는다. 2단계는 환자를 옮기고 싶은 방향으로 환자를 다시 돌려놓는다. 3단계는 환자 밑에 깔려 있는 병원용 반 시트를 환자의 엉덩이와 어깨 근처에서 손으로 잡아 살며시 당겨서 환자를 마주보는 쪽으로 돌린다. 마지막 4단계는 부드럽게 병원용 반 시트를 접는다. 침대에서 움직이지 못하는 환자는 흔히 다리가 침대 밖으로 흘러 내려오곤 한다. 움직이지 못하는 환자를 침대 위쪽으로 옮기기 위해서는 환자가 앉아 있는 자세를 취하도록 도와주는 것이 제일 먼저 할 일이다.

4) 환자이동

(1) 이동과 관련된 일반적 지침

대상자 이동 시 보호자 또는 간병인은 먼저 이동이 가능한지 판단하기 위해 몸의 상태를 확인하여 잔존능력을 최대한 발휘할 수 있는 방법을 선택하고 격려하며 불가능한 것만을 돕는다. 둘째, 이동의 내용을 상대가 이해할 수 있는 말로 잘 설명하여 이해시키고 협력을 얻는다. 셋째 간병인은 안정된 자세로 시행한다. 안정된 자세는 중심위치, 지지면적, 마찰저항에 큰 영향을 받는데 중심위치는 낮을수록, 지지면적은 넓을수록, 바닥과 마찰저항이 클수록 안정적이다. 마지막으로 목걸이, 브로치, 반지, 시계 등은 상대에게 상처를 줄 수 있으므로 착용하지 않는 것이 좋다.

(2) 휠체어의 기본적 이해

휠체어 사용의 기본은 다음과 같다. 첫째, 사용방법을 확인한다. 휠체어의 종류가 다양하기 때문에 타기 전에 브레이크 사용방법 등을 확인한다. 둘째, 타이어의 공기, 브레이크, 기타 이상 등의 안전을 확인한다. 셋째, 사용하는 사람의 신체상태를 파악한다. 넷째, 복장을 정비하여 휠체어에 정확히 앉도록 한다. 발은 발걸이에 놓고 팔은 팔걸이에 올리고 안전벨트를 항상 착용하도록 한다. 다섯째, 출발할 경우 전 · 후 · 좌 · 우의 안전을 확인한 후 브레이크를 풀고 휠체어 뒤에서 양손으로 핸들을 잡고 천천히 민다. 속도의 변화와 요철 등의 쇼크를 가능한 한 피하고 이동 중에 바퀴에 옷이 걸린다든가 팔걸이에 물체가 걸리지 않도록 유의한다. 여섯째, 멈추어 서 있을 경우 반드시 브레이크를 건다. 일곱째, 보호자 또는 간병인은 항상 양손을 사용해야 한다.

① 휠체어 다루는 법

- 휠체어를 접을 때에는 발판을 올린 후 의자 바닥 천(시트)의 가운데 양쪽 모서리를 잡고 들어올린다.
- 휠체어를 펼 때에는 한쪽 바퀴만 약간 들어 기울인 후 손바닥으로 지면에 닿아 있는 바퀴 쪽 의자 바닥의 구석부분을 누른다.

② 휠체어를 이용한 이동방법

휠체어를 이용한 이동에 있어서 기본적인 방법과 유의사항은 다음과 같다.

- 보도블록을 넘어 올라갈 때에는 휠체어를 약간 뒤로 젖히고 앞바퀴를 들어 보도 위에 올려놓고 휠체어를 밀면서 손잡이를 살짝 들어주어 뒷바퀴가 보도 위로 올라가도록 한다.
- 보도블록을 넘어 내려갈 때에는 휠체어를 뒤로 돌려 앞바퀴에 무게를 싣고 손잡이를 들어 뒷바퀴를 내려놓고 뒤로 젖히면서 잡아당겨 앞바퀴가 보도 아래로 내려오도록 한다.

③ 비탈길을 올라갈 때에는 비탈길을 정면으로 보고 올라가지 않도록 한다. 비탈길을 오를 때에는 사선으로 오르도록 하고 비탈길이 긴 경우에는 지그재그로 오르도록 한다. 이것이 비탈길을 오르는 데 드는 힘을 줄이고, 만약의 경우에 휠체어가 뒤로 물러날 경우 보호자 및 간병인이나 대상자에게 올 수 있는 손상을 최소화하기 위한 것이다.

④ 비탈길을 내려갈 때에는 오를 때와 같이 지그재그나 사선으로 내려가도록 한다. 거리가 짧고 경사가 완만한 경우에는 앞으로 내려가도 상관없으나 짧은 급경사일 경우에는 대상자의 몸이 앞으로 쏠리지 않도록 하기 위해 휠체어를 뒤로 돌리고 보호자 및 간병인이 휠체어를 지탱하면서 내려가도록 한다. 브레이크를 1단계 걸어두는 것이 좋다.

⑤ 바닥이 요철부분인 곳을 횡단하는 경우 작은 바퀴는 진동이 크므로 되도록 앞바퀴를 들고 큰 바퀴로 통과하도록 한다. 요철부분이 긴 경우에는 천천히 이동하여 진동을 최소화 하도록 한다.

- 침대에서 휠체어로 이동하기

대상자를 침대에서 휠체어로 이동할 때에는 먼저 대상자에게 이동의 방법과 절차를 설명하여 대상자가 최대한 안정적이고 협조적이 될 수 있도록 하여야 한다. 이동이 용이할 수 있게 가능하면 침대의 높이를 낮게 하고 대상자의 건강한 쪽으로 휠체어를 비스듬히 놓되 대상자에게 잔존능력이 있으면 약 45° 정도로 놓고, 완전히 의존적인 상태이면 침대에 가깝게 붙여 놓는다. 그 후 휠체어에 잠금 장치를 하여 대상자 이동시 휠체어가 구르지 않도록 하고 이동시 다리가 걸리지 않도록 발판을 세운다.

대상자 이동에 있어 대상자의 상태에 따라 일반적인 경우와 편마비의 경우에 따라 구분할 수 있는데, 먼저 일반적인 대상자의 경우 대상자를 침대 가장자리에 앉힌 상태에서 몸을 앞으로 기울여 요양사의 양 어깨를 잡게 하고, 보호자 및 간병인은 대상자의 허리띠를 양손으로 잡은 후 무게중심다리를 대상자의 두 무릎 사이에 둔다. 보호자 및 간병인은 신속하고 부드러우며 안전하도록 숙련된 동작으로 대상자의 체중을 지지하면서 몸을 앞으로 잡아당겨 일어선 자세를 유지한 후 대상자의 몸을 회전시켜 휠체어에 앉힌다. 대상자를 휠체어에 앉힌 후에는 휠체어 뒤에서 대상자의 겨드랑이에 손을 집어넣어 깍지를 끼고 뒤로 바짝 당겨 안정된 자세를 유지할 수 있도록 상체를 바르게 하고 휠체어의 발판을 펼쳐 대상자의 두 발을 올려놓도록 한다. 두 번째로 대상자가 편마비인 경우에는 대상자를 침대 가장자리에 앉힌 상태에서 대상자의 능력을 최대한 이용하여 이동하는데 건강한 쪽의 손과 발에 힘을 넣게 하여 휠체어의 손잡이를 쥐고 대상자의 무릎을 보호하며 일어서게 한 후 반대쪽의 손잡이로 손을 옮겨 대상자의 건강한 발을 중심으로 90° 회전시키고 허리를 내려 휠체어에 앉게 한다. 동일하게 휠체어 뒤에서 대상자의 겨드랑이에 손을 집어넣어 깍지를 끼고 뒤로 바짝 당겨 안정된 자세를 유지할 수 있게끔 상체를 바르게 하고 휠체어의 발판을 펼쳐 대상자의 두 발을 올려놓도록 한다.

- 휠체어에서 침대로 이동하기

휠체어를 대상자의 기동 상태에 따라 침대와 약 45° 정도가 되도록 하거나 바짝 붙여 준비한 후에 잠금 장치를 하고 발판을 세우고 대상자의 다리를 내린다. 만약 대상자가 편마비인 경우 대상자의 건강한 쪽이 침대 쪽을 향하도록 하여 대상자의 능력을 최대한 활용하는 것이 좋다.

보호자 또는 간병인은 대상자와 마주서서 대상자의 둔부를 앞쪽으로 이동시키고 무릎 꺾임을 방지하기 위해 대상자의 무릎을 간병인의 무릎으로 받치면서 일으킨다. 선 자세로 방향을 바꾸어 무릎을 충분히 굽히고 허리를 내려 침대 위에 앉게 한다. 이때 대상자의 건강한 손으로 침대를 짚고 균형을 잡도록 하며 간병인은 대상자에게 손을 떼지 말아야 한다.

5) 심폐소생술(Cardiopulmonary Resuscitation, CPR)

대상자 처치 시 응급처치가 필요할 경우 119에 도움을 요청하고, 심폐소생술을 시행한다.

(1) 주의사항

① 대상자가 의식을 소실했을 때 시행하고, 대상자를 바닥에 편하게 눕힌 상태에서 다치지 않게 유도하면서 억지로 대상자를 잡지 않는다.
② 몸에 끼는 옷을 편하게 풀어주고 적절히 기도를 유지하고 산소를 투여한다. Nasal canula를 이용하여서 분당 5~6 L 정도로 산소를 투여한다. 호흡곤란이 있을 수 있으므로 환자의 호흡상태를 주의 깊게 관찰한다.
③ 발작이 사라지면 환자를 자게 놔둔다. 이때 기도는 계속 유지하면서 환자를 옆으로 눕게 한다.
④ 입에 이물질을 넣어서는 안 되며 경련은 1~2분후 끝나므로 조용히 기다린다. 만약 발작이 계속될 경우에는(5분 이상 지속될 때) 환자를 병원으로 옮긴다.

(2) 방법

심폐소생술 방법은 'ABC' 라고 알려진 단계로 구분된다. A는 기도(Airway), B는 호흡(Breathing), C는 순환(Circulation)을 의미한다. 의식이 없는 환자가 발견되거나, 치과 환자가 의식을 잃는다면 즉시 호흡과 순환여부를 확인해야 한다. 호흡을 하지 않는 경우에는 기도확보와 인공호흡이 실시되어야 하며, 순환이 되지 않는 경우에는 흉부압박과 인공호흡이 같이 시행되어 심폐소생술 과정 전체가 행해진다.

① 의식을 확인한다.
- 환자의 어깨를 가볍게 흔들면서 '여보세요!' 등을 외치며 의식을 확인하고, 환자에게 아무런 반응이 없다면 가장먼저 119에 신고한다.
- 주위에 자동제세동기를 확인하여 준비한다.

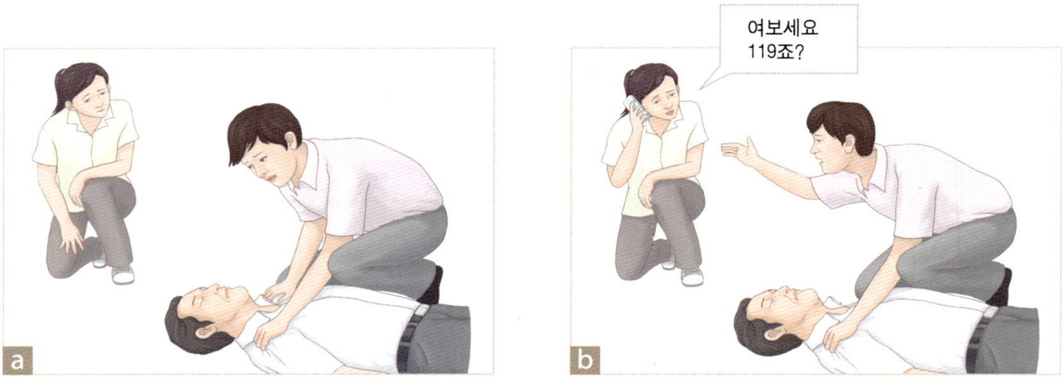

그림 3-23 의식확인 및 응급의료체계에 신고

② 기도를 확보한다.

- 한 손으로 환자의 이마를 뒤로 밀고 다른 손으로는 턱을 들어 올려 숨길을 열어준다. 이를 기도(airway)확보라고 한다. 목뼈에 이상이 있을 것 같은 경우는 양손으로 턱을 잡고 턱만 들어 올리는 방법을 실시한다. 귀를 환자의 입 주변에 대고 환자의 숨소리를 듣거나 따뜻한 숨기운을 느껴지는지를 확인한다. 이때 불규칙하게 가끔씩 쉬는 호흡은 호흡이 없는 것으로 간주한다.

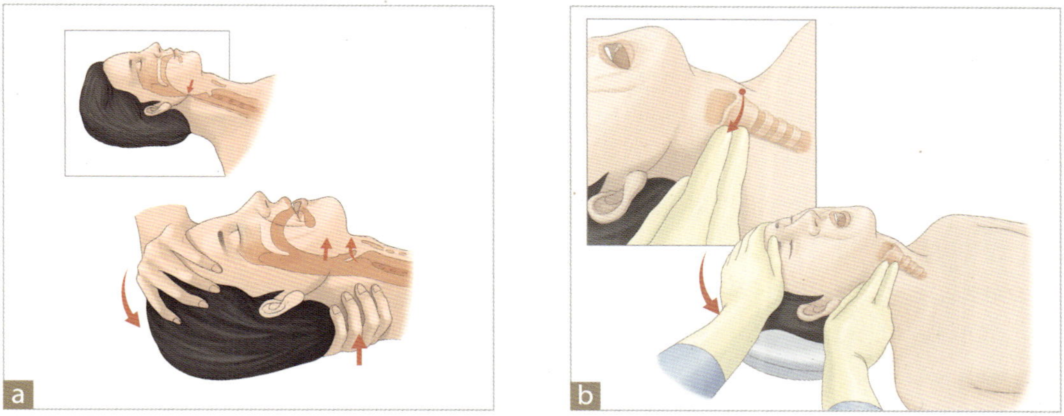

그림 3-24 기도확보

③ 호흡을 유지한다.

- 호흡이 정지된 상태라면 두 차례 인공호흡을 실시한다. 이를 구조호흡(rescue breathing)이라고 한다. 구조호흡은 이마를 밀었던 손의 엄지와 검지로 환자의 코를 막고, 시술자가 숨을 들이쉬고 자신의 입을 크게 벌려 환자의 입을 완전히 덮은 다음, 2초 정도의 시간으로 천천히 환자에게 숨을 불어넣어 준다. 이때 환자의 가슴이 올라오는 것을 반드시 확인한다. 환자의 가슴이 올라오지 않

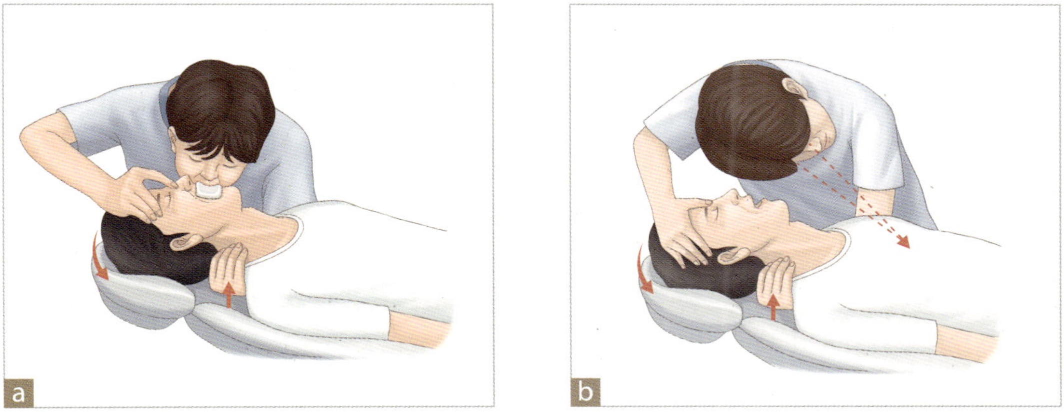

그림 3-25 호흡유지

으면, 기도 유지가 제대로 되지 않은 것이므로 기도 유지방법을 시행한 후 인공호흡을 실시한다. 2~3초 정도 막았던 입을 떼어내어 환자가 숨을 내뱉을 수 있도록 하고, 이렇게 2번의 인공호흡을 실시한다.

④ 혈액 순환을 유지한다.

- 두 번의 구조호흡 후에 환자의 혈액순환(circulating)이 이루어지는지를 확인한다. 혈액순환을 확인하는 방법은 구조호흡 후에 환자가 숨을 쉬는지, 환자가 기침을 하는지, 팔다리를 움직이는지를 확인하는 것이다. 이 세 가지 중 한 가지 반응이라도 관찰할 수 있다면, 흉부 압박을 시행할 필요가 없다. 환자의 호흡만 정지하거나 약한 상태이므로 이때는 5초에 한번 정도 인공호흡만을 실시한다.
- 위 세 가지 중 어느 한 가지 반응도 관찰할 수 없다면, 흉부압박을 시행한다. 흉부 가운데에 있는 뼈가 흉골이며, 흉부압박은 흉골의 아래쪽 1/2지점을 압박하는 것이다. 흉골의 중간지점은 양쪽 젖꼭지를 잇는 선의 중앙 부분을 찾아 손바닥의 밑 부분을 댄다. 또는 늑골연(갈비뼈의 밑쪽 끝)을 따라 올라가 양쪽 늑골연이 만나는 곳에서 손가락 2개 넓이만큼 머리쪽으로 이동한 부분하여 한 손바닥의 밑부분을 환자의 가슴 중앙의 가슴뼈(흉골) 부위에 댄다.
- 한쪽 손바닥의 가장 밑 부분을 흉골 중간부위에서 발쪽의 흉골 위에 놓고 다른 손을 그 위에 깍지를 튼튼히 끼어 양 손이 가슴을 누를 수 있는 자세가 되게 한다.
- 구조자의 자세는 두 팔을 곧게 펴서 땅과 직각을 이루도록 한다. 분당 100회의 속도로 15회 흉부압박을 실시한다. 흉부 압박의 깊이는 4~5 cm 정도로 하며 압박 사이에는 환자의 흉부가 이전 모양으로 돌아 올 수 있도록 압박한 팔을 충분히 위로 들어 올려 주되 손을 가슴에서 떼지 않는다.

⑤ 흉부압박과 호흡

- 15회의 흉부 압박과 2회의 인공호흡을 4회 반복하여 실시한 후 다시 혈액 순환을 확인한다. 만약 혈

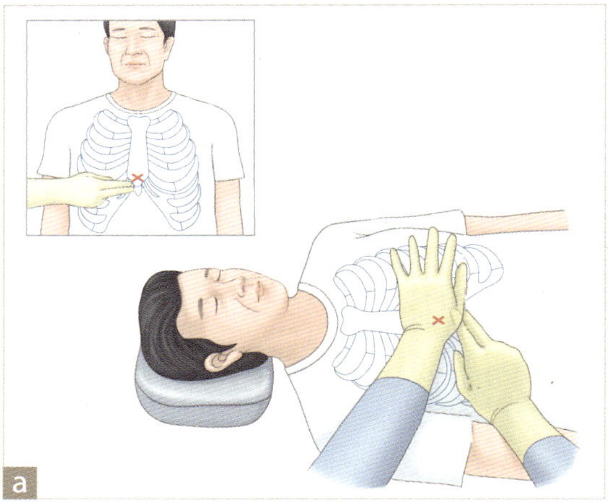

그림 3-26a 흉부압박과 호흡

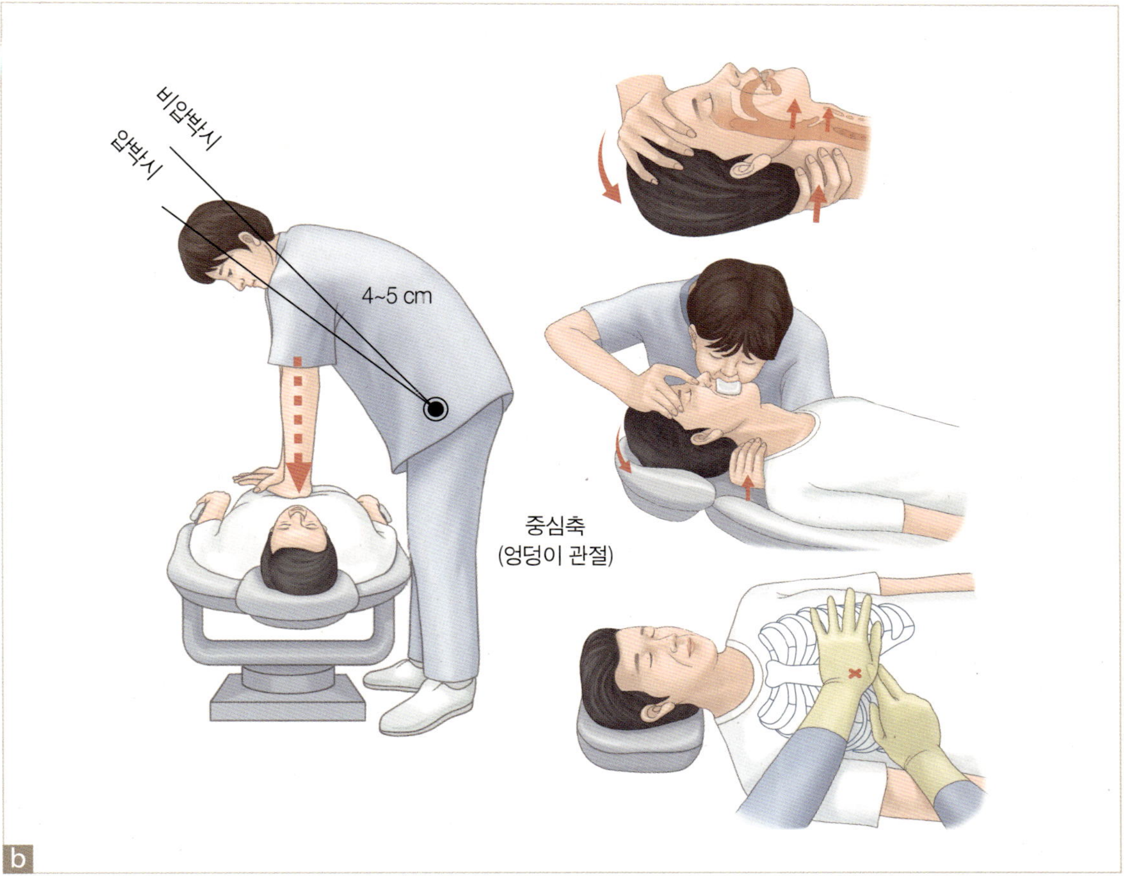

그림 3-26b 흉부압박과 호흡

액 순환의 반응이 나타나면, 흉부 압박을 중지하고 인공호흡만 5초당 1회 정도의 속도로 계속한다.

⑥ 회복 자세

- 의식을 잃고 쓰러져 있으나, 정상 호흡을 하는 경우 환자의 자세를 변경시켜준다. 외상으로 인한 의식 소실이 아닌 경우에는 환자를 옆으로 누인 자세에서 위로 올라온 쪽의 손으로 얼굴을 받치게 하는 자세를 취해 숨을 보다 잘 쉴 수 있도록 하고, 폐로 이물질이 들어가지 않게 하는 것이 좋다.

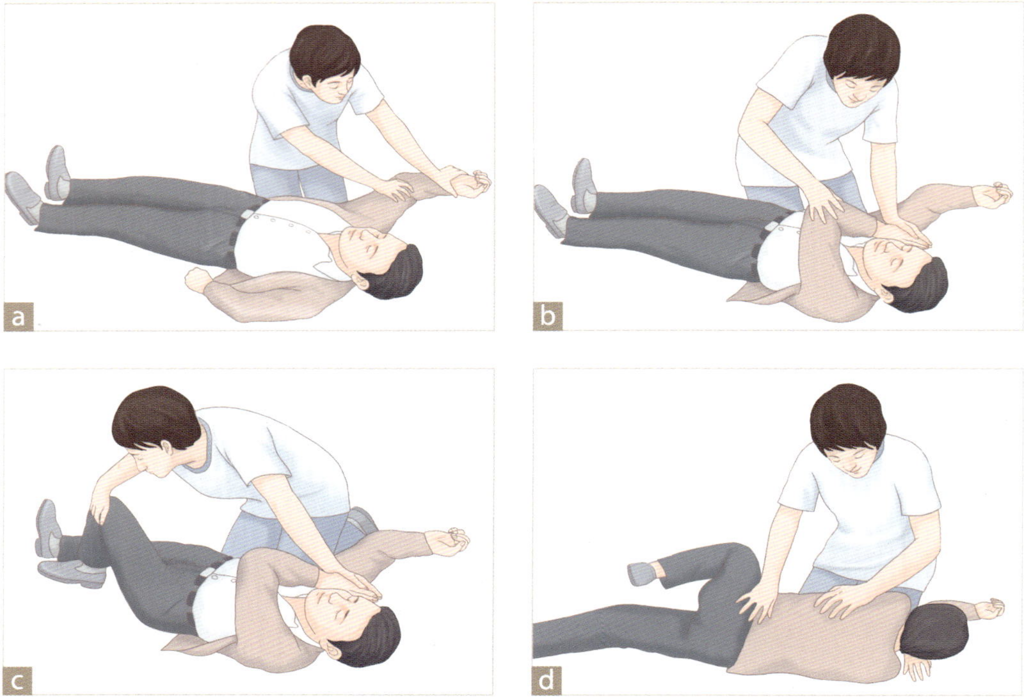

그림 3-27 회복자세

(3) 기도 폐쇄의 응급처치

목에 이물질이 걸려서 숨을 쉴 수 없게 되는 기도 폐쇄가 있는 경우는 복부 압박법(하임리히법)을 이용한다. 환자의 복부를 압박하여 환자의 흉부에 압력을 높게 만들어서 폐에 차있던 공기가 기도를 통해 높은 압력으로 빠져나가게 만들어 결과적으로 기도를 막고 있던 물질을 기도 바깥으로 내보내게 하는 것이다.

① 스스로 해결할 수 없을 경우로 판단되면 119에 신고하여 도움을 요청한다.

② 목에 이물질이 걸렸는지를 물어보고, 말을 할 수 없는지 물어본다. 말을 할 수 없다면 기도가 이물질로 완전하게 막힌 경우이고, 말을 할 수 있다면 기침을 시도하여 환자 스스로 이물질을 뱉어낼 수 있다.

③ 환자의 뒤에 서서 시술자가 주먹을 쥐고 주먹의 엄지 쪽을 배꼽과 가슴뼈 사이에 놓는다.

④ 다른 손으로 주먹 쥔 손을 감싼 후 빠르게 위쪽으로 환자의 배를 밀어 올린다. 이때 순간적으로 흉부에 압력이 증가하면서 이물질을 기도 바깥으로 뱉어낼 수 있게 된다.

⑤ 환자가 이물질을 뱉어내거나 의식을 잃고 쓰러질 때까지 반복한다.

⑥ 의식을 잃고 쓰러진 경우는 심폐소생술을 시행한다.

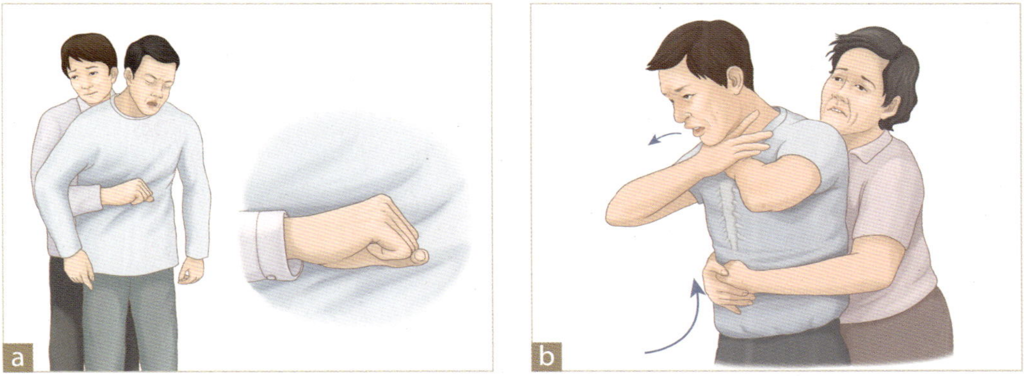

그림 3-28 복부 압박법(하임리히법)

3. 노인의 의사소통

노인 건강사정에서 면담은 가장 먼저 적용되고 중요한 정보를 얻을 수 있는 절차이다. 우선 노인에 대한 시력, 청력, 기억력, 인지기능, 건강상태 변화 등의 요인을 고려해야 하는데, 이러한 노인의 특수성을 고려할 때, 의사소통 기술은 매우 중요하다.

노인들의 경우 의사소통기술이 노인 만족도의 가장 중요한 결정요인으로 알려져 있는 만큼 노인의 입장에서 의사소통을 하려는 노력은 무엇보다 중요하다고 할 수 있다.

효과적인 의사소통을 위해서는 목적을 분명히 설정하고 기획해야 한다. 즉 의사소통의 목적이 건강 정보를 전달함인지 혹은 정보전달을 넘어서서 설득을 통해 결과적으로 대상자 수준의 행동변화를 촉구하는 것인지 등을 미리 정하고 준비해야 한다.

1) 의사소통

노인들은 나이가 들어가면서 고독, 빈곤, 질병을 경험하게 된다. 특히 고독함은 많은 대상자들에게 외로움과 소외감을 느끼게 한다. 마주 앉아 이야기를 하고 들어주는 것도 좋은 방법이지만 간단한 눈인사나 손을 잡아주는 것도 편안함을 줄 수 있다. 이렇듯 상호간의 의견이나 관심에 대한 표현을 주고받는 것을 의사소통이라 한다.

의사소통방법으로 일상생활에서 가장 많이 사용하는 것은 언어이며 손짓, 몸짓, 표정, 시선 등의 비언어적인 방법도 있다. 즉, 의사소통은 언어, 문자, 몸짓 등을 사용해서 정보를 상대방에게 전달하고 받는 것을 말하며 인간관계를 위한 중요한 수단이다. 또한 의사소통은 오감 즉 시각(60%), 청각(20%), 촉각(15%), 미각(7%), 후각(3%)을 통해 이루어진다. 부드러운 어조와 태도를 유지하고 대상자의 말에 귀를 기울이고 있음을 몸짓이나 눈빛으로 반응을 보여야 한다.

노인과 의사소통을 할 때에는 노인에 대한 사적인 신념, 가치, 태도 등을 인식하고, 긴장을 풀고 개방적인 태도를 보여준다. 그리고 노인의 문화적 배경, 교육수준, 사용언어, 감각과 인지 기능 수준을 파악해 두는 것이 좋다. 적절히 눈을 맞추고 미소지우며, 말은 상대방이 알아들을 수 있는 쉬운 표현으로 천천히 정확하게 말한다. 서두르지 말고 속도를 조절해야 한다. 의학용어는 사용하지 않도록 주의한다. 목소리 높이와 크기에 주의를 기울이고, 지시하거나 명령하는 말투는 삼가며 사생활 보호에 주의한다. 불안을 완화시키고 주의집중을 위해 적절히 접촉 기술을 적용하는 것도 도움이 된다.

노인과의 의사소통에서 어려운 점은 노인에 대한 개인적 정보가 부족하고, 노인들의 요구가 변화한다는 점이다. 그리고 노인의 장황한 '인생 이야기' 와 노화와 노인건강문제들, 노인에게 갖는 편견이 노인과의 의사소통을 어렵게 만들 수 있다.

2) 의사소통 돕기

대상자와 신뢰가 형성되어야 좋은 대화를 할 수 있다. 신뢰를 형성하기 위해서는 우선 공감하고 대상자의 의견을 존중하고 관심을 표현한다. 공감이란 대상자와 같은 감정을 느끼는 것을 말하며 모든 것에 공감할 수 없더라도 그렇게 말할 이유가 충분히 있다고 믿어주어야 대화를 원활하게 이어갈 수 있다. 공감을 표현할 때는 손을 잡아 주거나 몸을 앞으로 구부려 대상자의 이야기를 진지하게 듣고 있음을 보이고, 부정적인 말이나 대상자가 힘겨워 하는 표현은 하지 않는다. 진심으로 관심을 가지고 있어야 대상자는 자신의 의견을 표현한다. 대상자와의 상호 협력적 의사소통은 대상자의 만족도를 높이는 동시에 자신의 직업적 성취도를 높일 수 있다.

의사소통의 실례는 다음과 같다.

예시 1

이 ○○ 할아버지는 운동도 하지 않으시고 식사도 잘하지 않고 시무룩하다. 치과위생사는 재빠르게 표정을 살피고 평소 호소하던 불편감에 대한 관찰을 하지만 특별한 차이가 있는 것 같지 않았다.

치과위생사 : 어르신! 가을이라 그런지 하늘도 높고, 햇살도 좋고, 바람도 시원하게 붑니다. 날씨가 좋아요(날씨를 주제로 편안하게 이야기를 시작한다).
대상자 : 날씨가 좋은가 보네(어르신께서 적당한 반응을 보이면 공감을 보이고 내용에 대해 관심을 표현한다).
치과위생사 : 네, 날씨가 따뜻하고 아주 좋아요(감정 공감).
햇살도 좋은데 밖에 나가서 걸어보실래요?(증상 완화 보조)

예시 2

최 ○○ 할머니는 타지에 있는 아들 걱정 때문에 잠을 잘 못 주무셨다고 투덜투덜 하신다.

대상자 : 아들이 아파서 병원에 입원해 있는데, 걱정이 돼서 잠을 잘 수가 없어.
치과위생사 : 많이 걱정되세요? 잠을 못 주무셔서 피곤하시겠어요?
(손을 잡아주며 느낌을 표현한다)
대상자 : 요 며칠 잠을 설치고 있어.
치과위생사 : 아드님 생각이 많이 나시나 봐요?
(내용에 대해 관심을 표현하면서 대상자가 더 편안히 이야기 하도록 한다)
대상자 : 아들이 내 걱정에 하루에 한 번씩 꼭 전화를 해줬거든.
치과위생사 : 아드님이 어머님을 생각하는 마음이 지극하시네요(감정 공감).
아드님 한번 뵙고 싶어요. 사진 가지고 계시면 보여주세요.
(사진을 보며 아드님을 걱정하시는 이야기를 들어드린다)(적극적 청취)
식사 잘하시고 마을 산책이라도 하시면 밤에 주무시는데 도움이 될 것 같아요(정보의 제공).

3) 라포 형성(Rapport)

라포(rapport)란 '마음의 유대' 란 뜻으로 서로의 마음이 연결된 상태 즉, 서로 마음이 통하는 상태를 뜻한다. 라포가 형성될 때는 존중, 이해, 수용, 불편함이 없는 자연스러운 상태가 되며, 라포가 형성되지 않을 때는 힘들고 벅차며 좌절, 무시, 어긋남, 긴장감, 이해심이 없는 불편한 상태가 된다. 따라서 라포가 형성되면 호감 · 신뢰심이 생기고 깊은 마음속의 사연까지 언어화 할 수 있게 된다. 서로의 신뢰감이나 동질감을 느끼는 라포를 형성하는 방법으로는 mirroring과 backtracking을 들 수 있다. Mirroring은 거울을 보듯이 상대의 행동을 그대로 따라하는 것을 말하는데, 대상자가 오른손을 짚으면 나는 왼손을 짚고, 대상자가 왼손을 올리면 나는 오른 손을 올리고, 대상자가 고개를 우측으로 기울이면 나는 좌측으로 기울이는 등의 행동을 취하는 것을 말한다. Backtracking은 대상자가 말한 것 중의 중요한 부분을 반복하는 것을 말한다. 대상자의 말을 단순히 묵묵히 듣는 것이 아니라, 때때로 맞장구를 쳐서 관심을 보이며 듣는 것이다. 치과위생사는 구강건강에 대한 요구를 가진 대상자를 돕는 과정에서 성취감을 경험하게 되는데, 이 과정에서 라포가 형성된 의사소통 기술은 대상자의 요구를 확인하고 해결하는데 뿐만 아니라 신뢰감 형성에 중요하다. 이때 듣고, 말하고, 몸동작을 하는데 다음의 사항을 잘 숙지하는 것이 도움이 된다.

(1) 듣기

대상자가 자신감을 갖고 말했다고 느낄 수 있도록 하며 대상자 말의 의미를 잘 모르면서 이해한 척 하지 않는다. 대상자의 표정이나 상황을 잘 관찰하며 헤아린다. 몇 번씩 물어서 대상자가 반복해서 말하게 하지 않는다. 대상자 말의 의미를 확인하기 위해 들은 내용을 확인하며 듣는다. 대상자의 이야기 속도에 맞추어 인내심을 갖고 듣고, 다른 일을 하며 듣거나 귀찮아하는 모습을 보이지 않는다. 신체적 어려움뿐만 아니라 사회 심리적 면에 대해서도 관심을 보인다.

(2) 말하기

대상자의 정면을 향하여 천천히 말하고, 일상생활과 관련된 쉬운 언어로 말한다. 이해하지 못하면 반복해서 이야기하고, 대상자가 이해하기 쉽도록 이야기한다. 은유적이며 간접적인 언어, 전문용어를 사용하지 않는다. 유도적인 질문과 편견에 의한 질문을 하지 않도록 주의한다. 너무 많은 말을 일방적으로 하거나, 말을 차단하거나, 심문하듯 '왜' 그런지 질문하는 것은 피한다. 가급적 외래어와 유행어는 사용하지 않고, 짧은 문장으로 이야기한다. 접촉이나 몸동작 등 비언어적인 의사소통 방법을 이용하고, 동시에 여러 사람이 말하지 않는다.

(3) 몸동작

몸짓과 목소리 톤은 자신의 감정과 태도를 상대에게 전달한다. 책상에 두 팔꿈치를 대고 양손을 마주잡는 것은 피한다. 몸짓은 허리 위와 머리 아래 즉 몸통 윗부분에서 이루어지는 것이 좋다. 대화 시 대상자나 대상자 가족을 가리킬 때 손가락 전체를 약간 굽혀서 편안한 자세로 사용하는 것이 바람직하다. 손의 위치에 주의한다. 손으로 얼굴 또는 턱을 문지르지 않는 것이 좋으나, 양손으로 턱을 받치는 것은 내가 대상자에게 관심이 있다는 표시로 전달될 수 있다. 상황에 맞게 몸짓을 사용해야 하며 중요한 부분을 강조할 때 사용함이 바람직하다. 상황이 적당할 때 대상자에게 미소 또는 긍정적인 표정을 지어준다. 대상자가 이야기할 때 적당한 얼굴표정(눈 주위, 이마 또는 입 주위)을 지으면서 반응한다. 눈살을 찌푸리지 않으며, 옆눈질로 대상자를 보지 않는다. 고개를 끄덕여 줌으로써 대상자에게 열심히 듣고 있다는 인상을 준다. 고개 끄덕임은 적당한 때에 천천히 의사소통할 때 가장 효과적이다. 그러나 지나치게 잦은 그리고 빠른 고갯짓은 대상자에게 시간이 없다는 느낌이나 지나치게 동의를 강요하는 인상을 줄 수 있다. 다음 사항은 주의하는 것이 좋다. 잦은 하품, 찡그리기, 무표정의 얼굴표정, 비스듬히 서있거나, 손가락으로 지적하기, 팔짱 끼기, 몸을 앞뒤로 흔들기, 대상자와 시선을 다른 높이에 두거나 산만한 시선, 너무 작거나 큰 목소리, 너무 긴 침묵, 너무 빠르거나 느린 목소리, 잦은 헛기침, 불분명한 발음 등이다. 또한, 상대방에 따라서는 아래의 사항에 유의해서 의사소통을 하는 것이 도움이 된다.

대상자와의 의사소통 시에는 인상이 중요하므로 단정한 외모를 갖춘다. 너무 작거나 크게 말하지 않고, 본인을 소개할 때 이름과 소속단체, 역할을 알린다. 대상자는 이름으로 호칭하는 것이 원칙이나 대상자의 허락 하에 어르신 등으로 부르거나, 어떤 명칭을 선호하는지 확인한다.

가족과의 의사소통 시에는 가족과 대상자를 함께 보조한다는 마음가짐이 필요하다. 대상자의 정보를 수시로 주고받고, 가족에게 대상자의 부정적인 행동이나 느낌을 말할 때는 직설적으로 하지 않는다. 의료진으로부터 받은 정보를 즉시 정확하게 보호자에게 전달한다.

의료진과의 의사소통 시에는 타 의료진의 업무를 이해하고 존중하는 태도를 갖는다. 대상자의 상황에 대하여 치과위생사는 의료진과의 의사소통을 원활히 한다. 대상자의 이상상태를 의료진에게 즉시 정확하게 보고한다.

4) 의사소통 장애 극복방안

노인성 난청은 나이가 들어감에 따라 퇴행성 변화로 인하여 생기는 청각기능의 저하이다. 난청이 있는 노인은 잘 듣지 못하여 의사소통 시 소극적이며 목소리의 크기나 높이의 조절이 잘 안되어 큰소리로 말을 하며 다른 사람의 이야기를 의심하는 경향이 있다. 의학적으로 치료가 되지 않기 때문에 난청으로 인하여 사회생활에 지장이 있을 때는 보청기를 사용한다. 노인성 난청 대상자와 이야기하는 방법은 다음과 같다. 대상자의 눈을 보며 정면에서 이야기한다. 어깨를 두드리거나 눈짓으로 신호를 주면서 이야기를 시작한다. 입모양으로 이야기를 알 수 있도록 입을 크게 벌리며 정확하게 말한다. 몸짓, 얼굴 표정 등으로 이야기 전달을 돕는다. 말의 의미를 이해할 때까지 되풀이하고 이해했는지 확인한다. 천천히 차분하게 말을 알아듣도록 한다. 보청기를 착용할 때는 입력은 크게, 출력은 낮게 조절한다. 보청기를 사용할 때는 건전지와 전원 스위치가 작동하는지 확인한다.

시각장애는 색깔 구별과 시각에 이상이 있는 경우이다. 시각장애를 가진 사람은 형태나 색상의 파악이 어려워 청각이나 촉각, 후각 등에 의지하여 대상물을 인지하게 된다. 상대의 존재나 위치, 표정, 문자 등을 알아보기 어려워 오해를 받기도 하고 자신의 의사를 충분히 전달하지 못하기도 한다. 시각 장애 대상자와 이야기하는 방법은 다음과 같다. 대상자의 정면에서 이야기하며 지시대명사를 사용하지 않고 사물의 위치를 정확히 시계방향으로 설명한다. 대상자를 만나면 먼저 말을 건네고 악수를 청하고 헤어질 때도 먼저 말을 건넨다. 대상자가 이해할 수 있는 언어를 사용하고 천천히 정확하게 말한다. 이미지가 잘 떠오르지 않는 형태나 의류 종류 등은 촉각으로 이해시킨다. 대상자와 보행 시에는 반 보 앞으로 나와 대상자의 팔을 끄는 듯한 자세가 좋다. 대상자가 읽고 싶어 하는 것을 읽어주고 고유명사 등은 자세히 설명한다. 대필을 하게 되는 경우에는 정확하게 받아쓰고 잘 알아듣지 못할 때는 확인한다. 대상자의 생활환경을 파악하고 늘 같은 위치에 물건을 두고, 환경의 변화에 대하여 알린다.

언어장애는 알아듣기는 하나 말을 할 수 없는 경우와 말을 잊어버린 경우가 있다. 언어장애 대상자와 이야기하는 방법은 다음과 같다. 대상자와 이야기할 때는 얼굴과 눈을 응시하며 천천히 말한다. 대화에 주의를 기울여야 하며 소음이 있는 곳을 피한다. 면담을 할 때는 앉아서 하고 질문에 대한 답변이 끝나기 전에 다음 질문을 하지 않는다. 대상자의 말이 확실히 끝날 때까지 기다리면서 고개를 끄덕여 듣고 있음을 알린다. 알아듣기가 되는 경우에는 '예, 아니오' 라고 짧게 대답한다. 눈을 깜빡이거나 손짓, 손에 힘을 주거나 고개를 끄덕이는 등으로 표현하게 한다. 실물, 그림판, 문자판 등을 이용한다. 잘 표현하였을 때는 칭찬을 해주고 스킨십을 해준다.

판단력, 이해력 장애에는 어려운 표현을 사용하지 않고 짧은 문장으로 천천히 이야기 하고 몸짓, 손짓을 이용한 실물, 문자, 그림을 보여주어 이해를 돕고 핀잔을 주거나, 아이처럼 취급하여 반말을 사용하는 일이 없도록 한다.

5) 성공적 의사소통을 위한 강화방안

'긍정적 몸짓을 이용하여 인사하는 행동' 은 신뢰관계 형성에 도움이 되며, '적절한 접촉' 은 온정과 관심의 표현에 도움이 된다. '대상자의 이름과 직위 등을 먼저 소개하는 행동' 은 전문성을 보여주는데 도움이 되고, '노인이 무엇을 말하고자 하는지 질문하는 행동' 은 노인의 정체성을 존중하고 있음을 보여주는데 도움이 된다. '다른 사람(가족, 친지 등)의 동참 허용을 질문하는 행동' 과 '건강력의 목적, 내용, 진행, 소요시간 등을 설명하는 행동' 은 안전성 인식과 안정감을 증진하는데 도움이 된다. '대화 시작 전에 음료

수와 배뇨 등 기본 요구를 해결하도록 하는 행동' 은 대화 중단을 예방하는데 도움이 된다. '천천히, 분명하게, 저음으로 대화하는 행동' 은 청각 노화로 고음 청취가 곤란한 것을 돕는다. '일반적 질문에서 구체적 질문으로 하는 행동' 은 전반적으로 대화를 열어주는데 도움이 되고, '남은 시간에 대하여 자주 인식시키는 행동' 은 대화를 지속하는데 도움이 된다. '많은 것을 나누었음을 인정하는 행동' 은 노인의 가치감을 증진시키는데 도움이 되고, '건강력을 통해서 달성한 것을 간단히 요약하고 끝내는 행동' 은 노인의 삶과 시간의 가치를 강화하는데 도움이 된다.

Chapter 04

노인구강 건강증진

(Oral Health Promotion for the old)

‖ 학습목표 ‖

- 학습자는 노인구강보건교육을 기획할 수 있다.
- 학습자는 노인구강보건교육을 실시할 수 있다.
- 학습자는 노인의 구강기능향상을 위한 입 체조를 설명할 수 있다.
- 학습자는 노인의 영양상태 유지를 위한 식사관리의 필요성을 설명할 수 있다.
- 학습자는 연하장애 및 질환에 따른 식사관리를 지원할 수 있다.

1. 노인 구강보건교육

노화는 신체와 정신의 각 기능이 저하되며 만성질환을 포함한 다양한 질환이 증가하는 시기이다. 구강은 저작을 통해 신체에 에너지를 공급할 뿐만 아니라 사회적 활동에도 영향을 주며 그 결과가 삶의 질에도 영향을 미친다. 그러므로 구강을 효율적으로 관리하는 것이 노인의 삶과 건강에 영향을 준다. 인지나 신체적 능력이 자신의 구강관리를 수행할 수 없는 경우를 제외하고 스스로 구강건강이 중요하다고 인식하여 관리할 수 있도록 교육하는 것이 중요하다.

1) 건강교육의 개념

(1) 건강교육이란?

노인은 신체적 노화현상으로 인해 생리적 기능저하가 동반되며 노화에 의해 경제적, 사회적 활동력이 감소되고 심리적으로 위축됨에 따라 의존성을 나타낸다. 노화는 단순한 신체적 문제 뿐만 아니라 사회적, 심리적 복합 반응으로 한마디로 정의하기는 상당히 어렵지만 젊은 층에 비해 회복기능이 떨어지고, 정상적인 기능을 하는 것이 점차 어려워지면 노화가 진행되는 것이다. 이런 노화에 의해 생물체는 점점 더 외부환경의 변화, 질병 등에 쉽게 노출되어 문제를 일으키고 결국에는 죽음에 이르게 된다.

건강교육이란 '개인 혹은 가족, 그리고 지역사회의 건강과 관련있는 것에 대한 이해, 태도, 실행에 긍정적인 영향을 미치는 경험' 또는 '바람직한 건강행위를 자발적으로 수행하도록 촉진하는 모든 학습경험 혹은 과정' 을 의미한다. 미국의 학교보건제정위원회(joint committee in terminology in school health education)와 미국 의사회는 건강보건교육이란 '개인과 집단의 건강에 관련된 지식, 태도, 행동에 영향을 줄 목적으로 학습경험을 제공하는 과정' 으로 정의하였다. 또한 교육을 통하여 노년의 건강을 유지하기 위한 올바른 행동을 이끌어 내는 교육과정이라고 할 수 있다.

즉, 건강교육은 우리가 알고 있는 건강에 관한 지식을 교육을 통하여 개인 또는 지역사회의 바람직한 습관으로 바꾸어 놓는 것을 말하며, 개인 집단 인종의 건강에 바람직한 영향을 줄 수 있는 습성, 태도, 지식의 통합된 경험을 말한다. 새로운 지식을 획득하거나 아니면 이미 알고 있는 지식을 새롭게 이해하여 새로운 태도를 개발하거나 기존의 태도를 강화 또는 수정하고, 이를 기초로 새로운 건강행위를 수정하여 올바른 건강행위를 실천하게 하는 것을 의미하기도 한다. 그러므로 인간이 건강을 유지, 증진하고 질병을 예방하여 적정기능수준의 건강을 항상 유지하며 오래 살 수 있도록 하는데 필요한 지식, 태도, 습관 등을 바람직한 방향으로 변화시키는 것이다.

노인의 건강교육은 건강증진의 핵심요소로서, 그 목표는 예방차원에서 노인에게 건강습관을 형성하도록 돕는데 있다. 노인에게 제공되는 건강교육 내용 중 중요한 부분으로는 영양, 치아관리, 운동과 신체적 활동, 금연, 간접흡연의 영향 등이 있다.

(2) 교육이 건강에 미치는 영향

고령이 되면서 배우자나 친구의 사망, 혹은 퇴직 등으로 초래된 역할상실을 경험하게 되고, 역할상실은 상호작용의 기회감소 또는 상실을 가져온다. 상호작용의 기회감소는 노인의 부정적인 자아개념을 형성하게 되고, 자신의 건강상태에 대한 부정적인 생각을 갖게 된다.

노년기는 고정적인 습관과 사고능력의 저하로 인해 자극에 대한 반응이 늦어지고, 생활양식의 변화에 적응이 신속하지 못한 경향이 있다. 또한, 앞으로 일어날 사건을 예상하는 능력이 떨어지며, 적절한 대비를 하지 못한다. 대개는 과거에 집착하는 경향을 보여 과거에 대한 회상과 반성을 하기도 하며, 주변 일에 대한 흥미도 줄어들고 말하는 속도가 늦어진다.

노년기에 다양한 사회적 관계를 동반하는 사회활동 및 참여를 제공하는 대표적인 것이 노인을 위한 교육프로그램이므로 노인의 긍정적인 자아개념 유지를 위해 처한 상황에 맞는 교육프로그램을 개발하여 교육 참여를 유도하면 자아개념 회복과 지각된 건강에 도움을 줄 수 있다. 여러 가지 교육적 활동을 통해 새로운 역할을 수행함으로서 자신의 건강상태에 대해서도 긍정적인 생각을 가지게 된다.

(3) 건강교육의 중요성

질환이 발생하면 육체뿐만 아니라 정신적, 사회적, 경제적으로 고통받는 것은 누구나 다 아는 사실이다. 하지만 실제 나에게 발생하지 않기 때문에 쉽게 간과해 버리는 것이 사람의 습성으로 질환 발생 후에 후회를 한다. 자신의 건강을 지키는데 필요한 지식, 태도, 수기의 변화가 필수적이지만 때론 지식이 없어서, 또 지식은 있지만 귀찮아서, 수기가 따라주지 않는 등 여러 가지 이유를 가지고 있을 것이다. 구강건강을 위해 식사 후에 칫솔질을 해야 하는 것은 알고 있지만 100%를 실천하지는 않는다. 올바른 구강건강교육을 통해서 자신이 스스로 칫솔질을 해야 하는 중요성을 이해하고 실천하므로 영구적인 습관을 형성할 수 있으며 구강병이 예방될 수 있을 것이다. 이와 마찬가지로 건강 또한 강압적으로 지시하여 실천하는 행위보다 올바른 교육을 통하여 스스로 실행할 수 있는 태도와 행동이 변화한다면 생이 다하는 시간까지 건강한 삶을 영위하고 삶의 질도 증진될 수 있다.

그림 4-1은 일부 지역사회의 건강에 관련된 문제를 진단한 결과로 건강에 대한 지식결여로 생기는 질환이 40%에 이르며 건강교육을 통하면 질환을 예방할 수 있다. 최근 신종플루가 전 세계를 공포에 떨게 했을 때 지속적인 건강교육을 통해서 확산을 방지 할 수 있었던 좋은 예이다. 그 후 건강교육의 효과로 많은 국민이 외출 후 손 씻기를 하고 있으며 질환예방을 위해서는 당연히 손을 씻어야 한다는 인식과 태도의 변화를 가져왔다. 질병에 대한 교육이 생활 속 손 씻기 행동의 변화를 가져와 습관이 된 사례와 같이 영구적으로 자신의 올바른 행동변화를 시킬 수 있는 건강교육의 중요성은 더욱 강조되어야 한다.

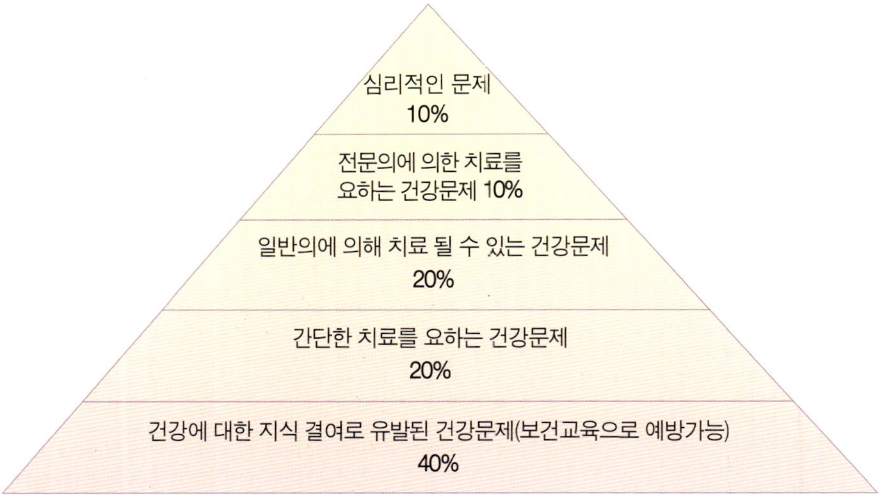

그림 4-1 일부 지역의 건강문제 진단 결과 출처: 박노예. 보건교육. 수문사. 1993. p61.

2) 구강보건교육의 필요성

(1) 노인과 교육

고령사회로 진입하고 있는 요즘 노인들은 은퇴 후 제2의 사회생활과 삶을 살아가고 있으며 사회활동과 더불어 평균수명의 연장으로 노년기가 연장되어 건강과 구강건강의 중요성은 더욱 대두되고 있다. 노인은 노화과정으로 인하여 신체적, 심리적, 사회적 기능저하와 기능부진으로 삶의 불편감을 겪고 있으며 일상생활에서 타인에 의존하는 시간도 길어지고 삶의 질도 저하되어 지금껏 살아왔던 생활방식과는 다른 삶이 서서히 진행될 것이다.

건강하게 사는 데는 우선 유전적으로 좋은 인자를 가지고 태어나는 것도 있지만 좋은 환경에서 생활하는 것과 예방을 통한 질병관리도 중요하다. 하지만 그것보다 더욱 중요한 것은 생활양식의 변화이다. 건강에 위해를 주는 생활양식을 바꾸어 주어야 하며 생활양식 변화는 교육을 통해 지식이 전달되고, 의식변화를 통한 가치관 즉 태도를 바꾸는 노력을 하는 것이다. 그다음으로 자신의 건강을 지키기 위한 올바른 행동을 하도록 하여야 하는데 이는 교육을 통해 가능하다. 그러나 노인은 교육의 기회가 적고 새로운 것을 받아들이는 능력이 저하되어 있다. 또한 오랜 습성을 일회성 교육으로 변화시키는 데는 어려움이 있다.

그러므로 노인 구강보건교육 시에는 오랜 습관과 특성을 감안하여 습관을 급격히 변화시키기 보다는 점차적으로 변화시키도록 하며, 반복적 교육이 필요하다. 구강보건교육이 구강건강의 회복과 불편감을 없애 줄 수 있는 이점을 강조하여 스스로 구강관리의 중요성과 자신감을 갖도록 하여야 한다.

(2) 구강보건교육내용

구강보건교육이란 인지 및 신체조직능력 등의 개인차를 고려하여, 각 대상자의 필요요구 뿐만 아니라 구강건강을 증진시킬 수 있는 내용을 포함하여야 한다. 교육대상이 노인인 점을 고려하여 서서히 행동을 변화시키는 교육목표를 설정하며 교육내용을 최대한 단순화하고, 직접교육이 어려운 노인은 보호자와 함께 교육을 실시한다.

구강보건교육을 통하여 전신건강과 삶의 질을 개선할 수 있도록 2005년 대한구강보건협회는 노인구강 건강관리의 내용으로 다음을 제시하였다.

노인대상 구강보건교육내용

- 구강의 중요성
- 노년기 구강의 문제점
- 치아우식증(정의, 원인, 진행)
- 치주병(정의, 증상, 진행)
- 구강건조증(정의, 원인, 증상, 관리법)
- 입냄새 관리법
- 치경부 마모증
- 구강관리법: 올바른 칫솔질, 치간칫솔사용, 의치사용시주의점, 음식조절, 정기구강검사, 치석제거, 무자격자치료금지, 금연 등

출처: 보건복지부 · 대한구강보건협회. 노인구강관리CD. 2005.

노인구강보건내용은 구강보건교육이 학습자에게 어떤 것을 목적으로 제공되는 가에 따라, 수용 가능한 신체적 상태와 질환 여부 등을 고려하여야 한다.

우선 중요한 내용은 구강과 전신건강과의 관련성이다. 노인에게 잔존 치아 수는 전신에 영양을 공급하거나 발음 등에 영향을 주며 특히 치매와 치아의 수는 밀접한 관련이 있는 것으로 보고되고 있다. 구강건강이 단지 구강뿐만 아니라 전신건강에 밀접한 관련성이 있으므로 건강 유지를 위해 구강건강 관리가 필요하다는 것을 내용으로 한다.

다음은 노년기에 주로 발생하는 구강병을 내용으로 한다. 즉 치근우식증이나 치주질환 특히 구강건조증 등이 주내용으로 포함되어야 한다. 특히 구강건조는 구강 내 질환의 회복이 저하되고 치면세균막이 증가하여 치아우식증과 치주질환 유병률을 높일 뿐 아니라 구취의 증가와 의치 사용자의 경우 부착률에도 영향을 준다. 또한 순간적인 타액분비를 위하여 사탕을 상용하여 구강 내 세균막을 증가시키는 경우가 있어 무설탕껌이나 자일리톨 사탕 등 대용품 사용을 포함한 구강건조 관리법 등이 교육내용에 포함되어야 한다.

또한 학습자들 중 의치사용자의 경우 의치관리 및 사용법에 대한 교육이 필요하다. 예를 들어 의치를 착용하면 점진적 저작훈련 없이 당일부터 아무것이나 먹어도 된다고 생각하거나 의치를 일반 치아처럼 치약을 사용하여 세척하고 잘못 소독하여 의치변형이나 손상을 초래한다. 그러므로 의치관리에 대한 교육도 제공되어야 한다.

경우에 따라 차이는 있으나 질환이 있다면 그 질환에 따라 구강증상들이 달리 나타난다. 예를 들어 복용약에 의해 구강건조가 발생하는 경우, 편마비로 한쪽 구강근육을 사용하지 못해 입안에 음식이 잔존하는 경우, 무치악으로 잇몸 관리가 필요한 경우 등등 학습자들 각 상황에 맞는 구강보건교육 내용을 계획하여 제공하는 것이 치과위생사에게 요구된다.

3) 대상자의 특성과 교육방법

건강유지를 위해 구강보건교육이 노인에게 얼마나 필요한지 살펴보았다. 구강보건교육 활동에서 중요한 것 중 하나는 누구에게 무엇을 가르칠 것인가 하는 문제이다. 즉 학습대상자의 특성을 연구하고 그 대상자에 맞추어 교육을 실시하여야 한다. 학습대상자의 특성에는 인지상태, 교육수준, 지식기반, 기능적 수준, 학습 스타일, 자원 질병 등을 심도 있게 파악하고, 감각, 기억력, 건강상태의 변화, 지적능력, 정보제공의 속도, 반응시간, 학습의 의의와 난이도, 조심성등과 같은 요인들을 고려하여 학습의 효과를 높이는 방안을 모색해야 한다.

(1) 교육대상자의 특성

노인 건강교육은 대상자들에게 건강에 대한 다양한 지식과 경험을 제공하여 스스로 건강에 대해 배우고자하는 자세를 기르도록 하여야 한다.

구강보건교육이 지식을 제공하고 태도를 형성하게 하여 행동으로 옮겨 실천 할 수 있게 하는 목적 달성과정이라고 보면 우선 지식을 받아들이는데 있어 필요한 시각과 청각의 신체적능력이 있어야 한다. 또한 내용을 이해하고 기억하는 인지 능력에 대해서도 살펴 볼 필요가 있다. 구강보건교육을 계획하고 실시할 때 학습자가 어떤 상황에서 무엇을 필요로 하고 있는가를 파악하는 것이다. 흔히 구강보건교육을 계획하는 과정에서 교육자들이 겪는 오류 중의 하나가 학습자들에게 건강을 유지하기 위해 이러한 것들이 필요하다고 판단하는 것이다. 노인들이 현재 처한 상황이나 사회적 환경들에서 학습자요구나 교육수요 등도 고려한 계획을 세워야 한다. 예를 들어 의치관리 교육 시 의치세정제로 세척하고 의치보관기에 담궈 놓는 방법이 있고, 액상세치제로 일반 용기에 보관 할 수도 있다. 교육 시 학습자들이 처한 환경에서 의치보관기 등이 구매 되지 못할 경우는 상황을 고려하여 일반 용기에 담궈 보관하도록 교육하는 것도 가능하다. 이렇게 학습자의 여러 가지 상황을 고려한 구강보건교육을 하도록 하여야 한다.

학습대상자들인 노인의 노화에 의해 가지는 특성을 조유향은 다음과 같이 설명하고 있다.

① 최근의 것에 관하여 기억력의 저하를 보인다.
② 쉽게 불안상태에 놓인다.
③ 자기중심적이 된다.
④ 과거의 일에 대하여 열중해서 말한다.
⑤ 과거의 일을 자주 후회한다.
⑥ 눈앞의 일에 대하여 무관심하다.
⑦ 혼자서 걱정하고 아파한다.
⑧ 새로운 것을 기억해내기 어렵다.
⑨ 소음을 싫어한다.
⑩ 다른 사람에 대하여 망설이다가 주저하는 경향이 많아진다.
⑪ 사회변화에 대하여 적응하지 못하고 의혹심을 갖는다.
⑫ 자기의 기분과 감각에 따라서 강한 관심을 보인다.
⑬ 과거의 고생을 이야기 하고 싶어한다.
⑭ 계획변경이 곤란하다.
⑮ 잡동사니를 모은다.
이러한 특성을 고려하여 구강보건교육자는 구강보건교육계획을 세우고 실행해야 한다.

(2) 시각과 구강보건교육

노인을 그림이나 사진으로 표현할 때 흔히 콧등에 내려쓴 안경이 상징물이다. 시각적 노화는 수정체의 변화로 40대 중반에서부터 시작되는 변화로 가장 먼저 노화가 시작되며 눈을 사용하는 활동에는 돋보기나 확대경을 활용한다. 그러므로 노인은 가까운 곳을 보거나 오랜 시간 눈을 사용하는 데는 부담을 주기 때문에 작은 글씨나 장시간 글을 읽는 작업을 이용한 교육은 피하는 것이 좋다. 어둠에 대한 적응력도 고려하여야 하며 어둠과 빛에 대한 적응을 위해 더 많은 시간이 요구되므로 교육기자재 활용을 위해 불을 켜거나 끌때 밝기가 갑자기 변하거나 조명이 어두운 경우는 서서히 적응 하는 시간을 충분히 준다.

또한, 노인은 젊은 사람보다 잔상(after-image)이 길게 남는 특성이 있으므로 그림이나 소리, 사고 등의 상이 완전히 사라지기 전에 새로운 것을 제시하면 앞의 것과 겹쳐져 혼돈을 일으킬 수 있으므로 인내심을 가지고 천천히 교육한다.

교육매체 제작 시 글씨는 크고 굵게 하도록 하며, 글자사이는 간격을 두어 구별하기 쉽게 하며 흑백의 강한 대비나 밑줄을 긋는 것도 도움이 된다. 노인은 번쩍이는 빛에 적응하는 능력이 감소하므로 번들거리거리고 광택이 나는 하얀 종이는 피한다. 색각도 연령에 따라 영향을 미치는데 짧은 파장의 파랑, 초록, 보라색은 구별이 어렵고 황색, 오렌지색, 붉은 색등의 밝은 색은 어두운 색보다 구별이 쉬우므로 고려하여야 해야 한다(표 4-1).

표 4-1 노인을 위한 인쇄자료 제작 시 주의사항

• 자료의 양을 한 페이지로 제한한다. • 자료가 명확하고 분명하도록 충분한 여백을 남긴다. • 인쇄된 자료는 적어도 12포인트 정도의 글자크기를 이용하며 대형자료는 20-24정도의 글자크기를 이용한다. • 두꺼운 용지는 얇은 인쇄용지 보다 읽기가 쉽다. • 단순하고 기분적인 글자체를 활용한다. • 자료 당 한 유형의 글자체를 활용한다. 엷은 색이나 짧은 파장의 파랑, 초록, 보라색 보다는 대조적인 색을 선택한다.

출처: 최영희 외 11인. 노인과 건강. 현문사. 2009. p418.

시각의 문제외에도 문자를 통한 교육에서 또 하나 고려할 사항은 문해 능력이다. 우리나라 문맹 퇴치율이 높기는 하나 문맹자들이 존재하고 문맹자들은 주로 노인, 특히 여성 노인들에게 많기 때문이다. 문해 능력이란 우리가 영어를 읽는다고 다 해석할 수 없는 것과 같이 글을 읽는다고 해서 그 내용을 다 이해 하는 것은 아니다. 문맹자들은 자료를 읽어보라든지 쓰라는 요구에 있어 '자료를 잊었다' 던지 '안경을 안가지고 왔다.' 는 등의 거짓말을 하기도 한다. 그러므로 교육자들은 이러한 상황이 발생하지 않도록 직접 읽어주거나 기록을 도와주며 교육을 진행한다.

(3) 청각과 구강보건교육

고령이 될수록 미세한 음의 차이를 식별하는 능력과 아주 높거나 아주 낮은 소리를 듣는 능력이 떨어지며 고음보다는 저음을 잘 듣는다. 그러므로 청력이 저하된 교육대상자가 듣는 것에 불편을 호소한다고 하여 계속해서 높이는 것은 바람직하지 못하며 고음의 여성 교육자는 조금 저음으로 교육하는 것이 내용전달이 용이하다. 또한 입술 모양이나 움직임이 의사전달에 도움이 되기도 하므로 소규모 교육이나 개별 교육 시는 먼저 학습자의 시선을 교육자에게 향하게 한 뒤 말하는 것이 도움이 된다. 이때 입술 모양은 명확하게 하고 속도는 너무 빠르지 않게 또박 또박 발음하도록 한다.

청력이 저하된 경우도 시력과 마찬가지로 감추고 싶어 하기 때문에 대충 들어도 들은 것처럼 행동 할 때가 있다. 이런 경우 '귀가 들리지 않느냐?' 거나 '귀가 불편 하느냐?' 등을 직접 묻지 말고 대화 시 관찰해 보도록 한다. 예를 들어 귀가 들리지 않는 경우 소리를 모으기 위해 귓바퀴 바깥부분에 손을 대고 소리를 모으는 습성을 가지고 있다. 또한 대화 시 왼편에서 이야기 하면 잘 듣기 위해 몸을 왼쪽으로 돌려 잘 듣게 하는 행동을 한다면 오른쪽 귀가 들리지 않는 경우이니 교육 시 세심하게 관찰하도록 한다.

(4) 인지능력과 구강보건교육

노인교육 시 관심을 가져야 할 부분이 인지 능력과 기억이다. 인지란 어떤 것을 감각기관을 통해 받아들인 정보를 다음에 어떻게 하는지 평가하는 과정으로 개인에 따라 큰 차이가 있다. 노인의 경우 시간인지에 있어 젊은이들이 느끼는 것에 비해 짧게 받아들이는 경향이 있으므로 시간을 지켜야 하는 것들, 즉 복약시간을 맞추지 못할 때가 있다. 그러므로 시간을 잊지 않도록 하는 준비가 필요하다. 특히 인지능력

을 고려하여 교육의 보조물들을 사용하는 것을 권장한다. 예를 들어 그림 4-2와 같이 약을 하루에 한 칸 씩 날짜를 적어 나누어 담아 둘 수 있다. 또한 입 체조의 경우 포스터를 붙여 두고 의치세척 방법을 세면대 앞에 걸어 두는 등 교육자들이 다양한 방법의 매체개발이 필요하다. 또한 생소한 환경이나 새로운 것들에 대하여 혼란과 공포를 느끼므로 새로운 장소에는 익숙한 물건을 배치해 두거나 교육도 보건소로 내원하는 방법 보다 교육자들이 노인정이나 경로당 등 노인이 익숙한 곳에 방문하여 시행하는 것이 효과적이다.

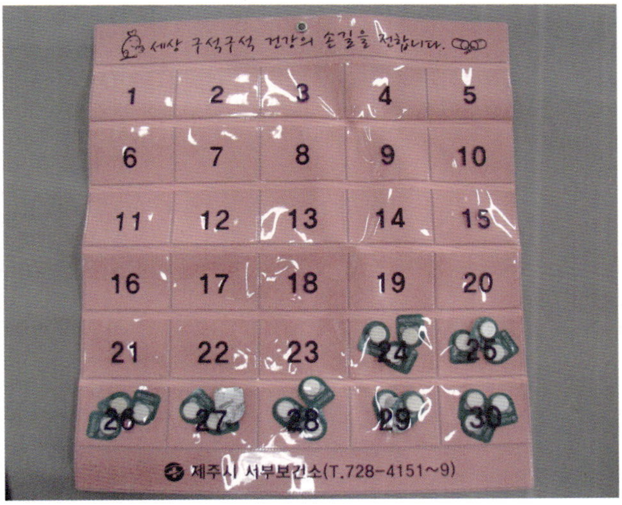

그림 4-2 투약판넬　　자료제공: 청우

(5) 기억과 구강보건교육

보건교육은 아는데 그치지 않고 실천하도록 하여야 하나 노년기의 일반적 현상의 하나가 기억력 저하이다. 학습에 있어서는 배운 것은 기록하는 단계(기찰)와 그것들은 유지하는 단계(보호유지) 그리고 기찰하여 보호유지 한 것을 재생하는 단계(상기)로 이어져야 하는데 나이가 들어감에 따라 기억의 세 요소가 모두 저하된다. 보호유지능력은 시각자극보다 청각 자극이 효과적이며, 청각과 시각을 동시에 주는 자극이 더욱 효과적이다. 그러므로 한 가지 자료만을 보여 주기보다는 설명과 함께 교육하는 것이 좋다.

기억에는 5~30초전의 일을 기억하는 단기기억(short memory) 또는 즉시기억(immediate memory)과 1시간 전의 일을 기억하는 근시기억(recent memory), 과거의 기억 중에서 때때로 화제가 되는 일을 생각해 내는 원격기억(renote memory), 아주 옛날일로 화제가 된 적이 없었던 일을 기억하는 고기억(old memory)이 있는데 일반적으로 나이가 들어도 원격과 고기억은 보호유지가 된다고 한다. 예를 들어 아침 10시에 교육약속을 하여도 9시에 와서 기다리는 노인학습자가 젊은시절 옆집에 살던 아이의 이름은 잘 기억하고 있다. 그러므로 구강보건교육 시 과거의 경험이나 추억들을 비유하여 예를 든다면 좀 더 접근이 쉽고 오래 기억에 남을 것이다.

(6) 구강보건교육 시 주의사항

노인교육에서 가장 중요한 것은 앞에서 나열한 특성을 적절하게 적용하는 것이다. 사람에 따라 살아온 경험과 지식 그리고 인지능력이 다르기 때문에 모두 같은 기준으로 교육하기 어렵다. 하지만 집단 교육의 경우 개개인의 특성에 맞추어 교육한다는 것이 쉽지 않고 특히 지역사회 노인 교육은 집단으로 이루어지므로 일반적 수준을 설정하는 것이 중요하다. 그러나 노인은 즉시 사용 할 수 있는 정보, 본인이 가지고 있는 문제 그리고 필요로 하는 정보에 관심이 많으므로 이러한 특징은 기획 시 고려되어야 한다.

앞서 노인 교육과 관련하여 신체적 또는 인지 능력에 따라 살펴보았지만 이 뿐만 아니라 노년기는 고혈압, 심장병, 당뇨병, 호흡기 질환에 노출 되어 있으므로 학습자의 건강 상태에 따라 요구되는 교육내용도 달라질 수 있다. 또한 편안한 환경, 소집단 구성, 1~3개 정도의 학습목표, 크게 인쇄된 자료 및 짧은 수업 시간 등이 효율적이다. 특히 학습자의 신체가 건강하지 못할 경우 주의 집중 시간이 짧으므로 시간 배정을 고려한다.

최영희는 노인교육에서 고려해야 할 사항으로 다음을 제안하였다.

첫째로 교육의 속도와 반응 시간을 고려한다. 정보를 받아 처리하는데 시간이 걸리므로 충분한 시간을 계획하여 교육하도록 한다.

둘째는 학습의 동기와 난이도이다. 노인의 경우 일상생활에 적용이 가능하고 자신에게 필요한 실용적인 정보일수록 학습효과가 높으므로 활용 가능한 정보를 제공한다. 또한 학습에 있어 문장이 너무 길거나, 복잡한 언어 등은 정보 처리에 어려움이 있으므로 짧고 간단한 문장으로 잘 아는 환경의 예시를 활용하면서 친숙한 언어로 쉽게 풀어 설명하도록 한다. 이 경우 노인들이 유아적이고 이해가 부족하여 혹여 잘못하면 비하하는 경우가 발생하는데 교육자는 존경과 존중의 마음으로 교육에 임해야 한다.

셋째로 교육시간과 장소를 고려하여야 한다. 우선적으로는 신체적 어려움이 없도록 편안하고 쾌적한 환경, 그리고 일정 시간이상 교육에 임할 수 있도록 편안한 공간이어야 한다. 또한 너무 밝거나 눈이 부신 곳은 피하고, 화장실에 접근이 쉬운 곳을 택한다. 공간적 영역에서 어색하지 않도록 익숙한 장소를 선택하는 것이 좋다. 교육시간은 피로하거나 자신들이 좋아하는 일을 해야 하는 시간 즉 인기 TV 프로 방영시간 등은 피하여 실시하는 것이 좋다.

구강보건교육 시에는 오랜 습관과 특성을 감안하여 습관을 급격히 변화시키기 보다는 점차적으로 변화시키도록 하며, 천천히 반복적으로 되풀이 하여 여러 번 전달하고, 같은 내용을 짧게 반복적으로 강조하고 확인하는 것이 중요하다. 또한 노인들은 쉽게 노여움을 타며. 흥미가 줄어들어 매사에 시큰둥해서 새로운 것을 받아들이지 못하므로 이를 고려한다.

구강보건교육자의 흔한 실수 중 하나가 설명을 하면 학습자가 모두 이해했다고 생각하는 것이다. 하지만 학습자들은 교육자가 의도한 내용을 모두 전달 받고 이해하기 힘들며 노인은 그들의 신체적 조건과 과거의 경험에 따라 이해되는 내용의 폭이 다르다.

구강보건교육을 위해 노인을 대하는 기술은 다음과 같다.

첫째, 친절하여야 한다. 친절은 어떤 집단에게도 중요한 부분이지만 노인은 향수와 외로움을 느끼므로 동작, 바라보는 눈빛, 말 한마디, 외투를 받아 주거나 입혀주는 손길에서도 따듯함과 친절이 느껴지도록 한다.

둘째, 속도를 조절한다. 노화는 신체적이나 정신적인 부분 감각 등에서 반응이 느려지게 된다. 그러므로 너무 빠른 이동이나 행동, 반응을 요구하는 것은 적절하지 않다. 특히 시각적으로도 어둠과 밝음의 급격한 변화 환경은 교육에 적절하지 않다.

셋째, 열심히 잘 듣도록 한다. 듣는 것과 잘 듣는 것은 다르다. 잘 듣는 다는 것은 마음을 다하여 관심을 가지고 듣는 것이다. 노인은 과거의 자신에 대하여 이야기하고 싶어 하여 과거의 고생했던 이야기나, 자랑을 하고 싶어 하므로 잘 들으면서 반응을 표현해 주는 것이 좋다. 또한 금방 면담시간이 끝나는 분위보다는 오래 시간적 여유가 있는 표정으로 천천히 이야기 할 수 있도록 배려한다.

넷째, 노인의 언어로 이야기하도록 한다. 아동기에 시청했거나 좋아했던 만화영화 제목을 물어보면 대략의 나이를 추측할 수 있듯이 연령대마다 공통된 언어 표현 방식과 단어에 대한 이해의 폭이 다르다. 그러므로 교육자가 젊다고 해서 젊은이들 용어나 표현 방식을 사용하기보다는 노인의 기준에서 언어를 사용하도록 한다. 특히 노인들에게 있어서 그들의 삶의 경험이나 환경 등을 고려한 언어들을 활용하도록 한다. 예를 들어 면단위 농촌 경로당 교육에서는 치주병의 설명 시 나무의 뿌리를 예로 들어 설명하면 이해도가 빠르다.

다섯째, 불안에 대해서 노출시키도록 한다. 나이가 들어가면서 어른답지 못한 행동이라는 것 때문에 자신의 감정을 감추는 경우가 많다. 그러나 주변인들의 사망 소식은 혹시 나도 그럴 것이라는 부담감을 주고 병원에 입원을 하는 경우에도 쾌유보다는 나쁜 쪽으로 상상하게 된다. 하지만 이러한 불안을 표현하지 못하고 가슴에 담아두고 주변에 어떤 문제를 꼬투리 잡아 짜증을 내거나 불만을 토로하게 된다. 이 경우 단순한 위안은 도움이 되지 못하므로 불안 한 부분을 언어를 통해 표현 할 수 있도록 환경을 조성한다.

여섯째, 노인의 공간영역을 이해한다. 공간영역 행동은 동물들에게서 나타나는 것으로 일정 영역을 자신의 영역이라 생각하고 타인이 침범할 때 방어하는 것을 말한다. 인간도 이러한 자신의 영역에서 심리적 안전과 편안함을 느낀다. 그러나 입원 등으로 인하여 자신의 영역을 벗어나 생활하게 되면 불안해 하고, 짜증을 내며 거부 행동 등을 일으킨다. 이때 노인이 좋아하는 물건이나 익숙한 물건을 좋아하는 위치에 두게 되면 편안해 진다. 그래서 구강보건교육의 경우도 보건소나 학교 등의 공간으로 이동하여 실시하기보다 평소 생활하는 경로당이나 복지관 등을 방문하여 실시하면 학습자들이 안정감을 가진다.

마지막으로 의사소통을 위해 좋은 방법을 강구한다. 구강보건교육을 위한 의사소통에는 청력이나 문해능력 등이 요구된다. 청력이 좋지 못한 경우는 천천히 입을 보면서 이야기를 들을 수 있도록 입모양을 정확히 하고, 귓바퀴에 손을 모은다면 잘 안 들린다는 표현이니 행동을 관찰하면서 배려하도록 한다. 또한 문맹인 경우 '파' 라는 문자를 읽고 따라해야 한다면 '파' 를 그림으로 표현하여 이해를 돕도록 한다.

4) 구강보건교육 프로그램

구강보건교육을 위해 무엇을 어떻게 구성하여 어떤 방식으로 전달 할 것인지 어디에서 누가 전달할 것인가도 고려하여 계획하여야 한다. 피교육 대상의 교육 필요성을 발견하여, 목표를 설정하고, 내용을 확인한 후, 교육활동을 선택하고, 교육활동 수행과 지식에 대한 평가를 포함하여 교육을 시행한다.

(1) 프로그램의 필요성

구강보건교육을 위해서는 체계적인 접근이 필요한데 이를 위해 어떤 교육에 따라 목표를 정하고 실행하며 적절하게 교육이 이루어 졌는지 평가를 하는 전반적인 체계가 필요하다.

① 요구분석

대상자마다 교육에서 요구되는 바는 다르다. 예를 들어 아이들은 치아우식증에 노출되므로 치아우식증에 대한 관리가 주 내용이고 접근방법도 동화나 율동 등의 교육 방법이 요구된다. 하지만 노인의 경우 같은 치아우식증 관리가 교육 목적이라 하여도 치근우식증에 대한 교육이 필요하고 교육 방법도 아이들과는 다르다.

요구도 분석은 설문이나 관찰, 면접, 열람자료들을 이용하여 조사하고 분석한다. 그리고 조사된 요구도는 우선순위를 정해야 한정된 자원과 인력으로 어떻게 제공하는 것이 효율적인지 계획할 수 있다.

2011년 대한구강보건학회의 구강보건교육연구회가 노인들의 구강보건관리 실태와 교육요구도를 조사 발표한 자료에 의하면, 노인들은 저녁 식사 후와 아침 식사 후에 칫솔질을 하고 있으며 구강관리 용품은 조사대상 노인의 44.0%가 사용하고 있고, 이중에서도 치간칫솔의 사용률이 가장 높았다. 칫솔질 이유로는 '구강병 예방을 위하여' 가 주된 목적이었으며 이중에서도 치아우식증 예방을 위해 실천한다고 응답하였다. 평상시 입마름 현상은 60.6%가 경험하고 있으며, 이 경우 물을 마시는 것을 제일 많이 실천하며 그 다음이 참거나 사탕 등을 먹는 것이었다. 정기적 스켈링은 23.2%만 하고 있었다. 조사대상 노인의 73.7%가 구강보건교육을 경험한 적이 없으며, 교육을 받은 30.5%의 경우는 주 교육 장소가 노인복지관이나 보건소였다. 구강보건교육에 대하여는 필요하다가 89.0%였고, 희망교육내용은 구강병예방과 칫솔질 교육을 높게 요구하였다. 이런 연구자료를 토대로 하여 요구를 분석하고 다음 단계를 기획한다.

② 학습 목적과 목표 설정

학습목적이란 교육을 시행하는 이유이자, 교육을 통해 도달하고자 하는 바이다. 목적은 포괄적으로 광범위하게 설정을 하며 개인 대상자 혹은 집단에 대해 이 교육을 통해 이루고자 하는 것이 무엇인지를 기술한다. 대상자들이 요구하는 내용과 사회적으로 노인에게 제공되어야 하는 것들 그리고 전문가들의 조언들이 포함되어야 한다. 대상자에 대한 연구에서는 학습자인 노인들에게 구강보건교육이 왜 필요하고 그들이 이 교육을 참여함으로써 무엇을 얻게 할 것인지 등을 고려하여야 한다. 또한 노인들이 스스로 활동 가능한지, 약간의 협조가 필요한 경우인지, 아니면 전적으로 도움을 받아야 하는지에 따라 많은 영향을 받게 된다.

목표는 설정된 목적을 이루기 위한 구체적인 지향점을 기술하여야 한다. 그리고 그 목적이 단순히 지식을 알게 할 것인지, 실천하게 할 것인지에 따라 목표는 달라진다. 예를 들어 구강 내 치아가 5개인 노인에게 필요한 칫솔질 교육은 회전법이라는 방법 보다는 이를 닦아야 한다는 것과 잔존치아 세척과 이를 닦음으로써 구강 내 청결을 유지하고 잇몸 마사지를 하는 것이 주요 행위가 될 것이다.

학습목표는 요구도를 조사한 다음 교육 받은 장소, 교육경험의 유무, 교육에 대한 희망, 인식 등을 고려하여 설정한다.

구강보건교육연구회의 류정숙연구팀은 노인을 위한 학습목표를 두 차시로 나누어 제안하고 있으며, 제안한 학습목표는 다음과 같다.

표 4-2 노인을 위한 학습목표

1차시
• 구강건강과 전신건강과의 관련성을 설명할 수 있다. • 치주질환을 설명할 수 있다. • 치근우식증을 설명할 수 있다. • 올바른 칫솔질로 구강병을 예방할 수 있다.
2차시
• 구강건강과 전신건강과의 관련성을 설명할 수 있다. • 치주질환을 설명할 수 있다. • 치근우식증을 설명할 수 있다. • 구강건조증을 설명할 수 있다. • 구취에 대해 설명할 수 있다. • 올바른 칫솔질로 구강병을 예방할 수 있다. • 구강관리용품을 사용할 수 있다. • 올바른 의치 관리를 할 수 있다. • 정기검진을 할 수 있다.

출처: 대한구강보건학회 · 구강보건연구회. 대상자별 구강보건교육 발표자료집. 2011.

③ 학습내용

목표가 정해지면 그 목표에 적합한 학습 내용이 정해진다.

2005년 보건복지부가 노인을 대상으로 구강보건교육용 교육자료를 제작 보급하였다(그림 4-3).

학습내용의 영역은 다음과 같다.

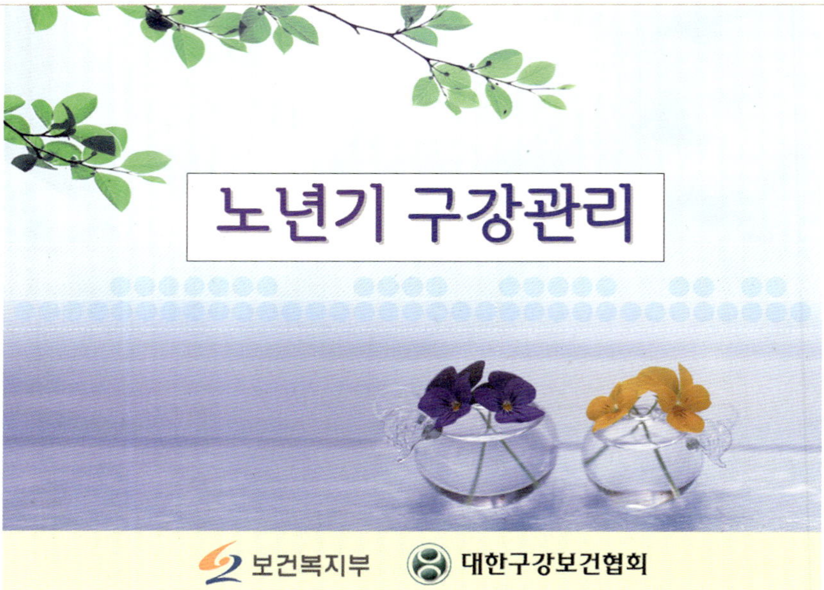

그림 4-3 노년기 구강보건관리 CD 표지 출처: 보건복지부 · 대한구강보건협회. 노인구강관리CD. 2005.

- 구강의 중요성
- 노년기 구강의 문제점
- 치아우식증(정의, 원인, 진행)
- 치주병(정의, 증상, 진행)
- 구강건조증(정의, 원인, 증상, 관리법)
- 입 냄새 관리법
- 치경부 마모증
- 구강관리법
  - 올바른 칫솔질, 치간칫솔 사용, 의치사용 시 주의 점, 음식조절, 정기구강검사, 치석제거, 무자격자 치료 금지, 금연 등

또한 류정숙은 노인 구강보건교육을 크게 세 영역 즉 구강건강과 전신건강, 대표적 구강병, 올바른 구강관리로 분류하여 학습목표를 제시하고 각 학습목표에 따른 학습내용을 표 4-3, 4와 같이 제시하고 있다.

표 4-3 1차시 학습목표

1차시		
영역	학습목표	학습내용
구강건강과 전신건강	구강건강과 전신건강과의 관련성을 설명할 수 있다.	• 구강건강의 중요성 • 구강건강과 전신건강과의 관련성
대표적 구강질환	치주질환을 설명할 수 있다.	• 치주질환이란 • 치주질환의 원인 • 치주질환의 증상 • 치주질환 예방법
	치근우식증을 설명할 수 있다.	• 치근우식증이란 • 치근우식증의 원인 • 치아우식증 예방법
올바른 구강관리	올바른 칫솔질로 구강병을 예방할 수 있다.	• 칫솔질 시기 • 칫솔질 방법 • 칫솔 보관법 • 칫솔 교환시기

출처: 대한구강보건학회 · 구강보건연구회. 대상자별 구강보건교육 발표자료집. 2011.

표 4-4 2차시 학습목표

2차시		
영역	학습목표	학습내용
구강 건강과 전신건강	구강건강과 전신건강과의 관련성을 설명할 수 있다.	• 구강건강의 중요성 • 구강건강과 전신건강과의 관련성
대표적 구강질환	치주질환을 설명할 수 있다.	• 치주질환 개념 • 치주질환 예방법
	치근우식증을 설명할 수 있다.	• 치근우식증 개념 • 치근우식증 예방법
	구강건조증을 설명할 수 있다.	• 구강건조증이란 • 구강건조증 증상 • 구강건조증 예방법
	구취에 대해 설명할 수 있다.	• 구취 원인 • 구취 예방법
올바른 구강관리	올바른 칫솔질로 구강병을 예방할 수 있다.	• 칫솔질 방법
	구강관리용품을 사용할 수 있다.	• 구강관리용품 사용의 필요성 • 구강관리용품 사용법 (치간칫솔, 전동칫솔, 양치용액)
	올바른 의치 관리를 할 수 있다.	• 의치 세척 시기 • 의치 세척 방법 • 의치 보관 방법
	정기검진을 할 수 있다.	• 정기검진 시기

출처: 대한구강보건학회 · 구강보건연구회. 대상자별 구강보건교육 발표자료집. 2011.

학습목표 중 실습이 요구되는 내용은 다음과 같다.

표 4-5 학습목표 항목 중 실습이 요구되는 내용

실습내용
• 칫솔질 • 전동칫솔을 이용한 칫솔질 • 의치 관리－부분의치 • 의치 관리법－전체의치 • 치아 사이의 음식물 잔사 및 치면세균막 제거하기

출처: 대한구강보건학회 · 구강보건연구회. 대상자별 구강보건교육 발표자료집. 2011.

④ 학습방법과 교육매체

학습 목적과 내용에 따라 학습 방법이 달라진다. 어떤 분야는 지식으로 이해하여야 하고 어떤 것은 실천할 수 있어야 한다. 또한 대상자의 신체적 · 정신적 학습의 가능성에 따라서도 달라진다. 특히 스스로 관리 가능한 경우 의치세척이나 입 체조 등은 교육 시 실습을 직접 해보는 것도 중요하다.

요리도 어떤 그릇에 담는가에 따라 먹고 싶어지기도 하고 또한 거부하게 되기도 한다. 우리가 그냥 듣는 노래보다 영상과 같이 보았던 영화음악을 쉽게 잊지 못하는 것은 청각보다는 시각적인 요소가 가미되어 시청각적일 때 더욱 기억에 오래남고 감정이 더 잘 전달되기 때문이다. 마찬가지로 어떤 매체에 담아 표현하는가에 따라 이해력과 설득력이 달라진다. 예를 들어 의치세척과정이 수업 내용인 경우 단순히 말로 하는 것보다는 실제 하는 것을 보여주는 것이 이해가 쉽고 그렇지 못할 경우는 닦는 과정을 동영상으로 제작하여 보여 주는 것이 이해도가 높아진다. 또한 노인의 경우 기억의 한계가 있기 때문에 교육 후 지속적으로 기억을 돕는 보조물을 제작하는 것이 효과적이다. 예를 들어 입 체조 학습 후 지속적으로 할 수 있도록 포스터 등을 나누어 주는 등의 노력이 필요하다. 이때 노인의 시각적 특성을 고려하여 글자크기나 색상, 종이 재질의 광택 정도 등을 고려해야 한다. 또한 문맹 여부도 확인하여 문맹자의 경우 그림을 이용한 전달 방법을 사용하도록 한다(그림 4-6).

⑤ 교육실시

교육은 대상자를 본인과 보호자로 구분할 수 있다. 우선 노인 본인일 경우 신체적 조건 등을 감안하여 노인의 언어로 차분히 반복적으로 전달하고, 보호자를 교육할 경우는 대상자들이 관리가 필요한 부분의 특성에 맞춰 교육한다. 예를 들어 파킨슨 병 등 손떨림이 많은 대상자의 구강관리나 인지장애 등의 경우 등에 대해 관리나 지도법, 구강 내 발생되는 증상들에 대한 관리법등을 고려한다. 최근에는 지역사회 내의 봉사 인력들을 활용하여 노인구강관리에 활용하기도 한다.

⑥ 평가

학습의 평가는 설정한 목적에따라 달라진다. 개인 혹은 집단에 따라 다르다. 보건기관의 집단 교육의 경우 참여자의 수나 시간, 예산 등이 평가 항목 일 수 있고, 개인의 경우는 교육을 통해 지식과 태도의 변화, 구강관리 능력의 변화 등을 평가 할 수 있다. 또한 교육매체나 교육 방법 등에 대한 평가를 통해 다음교육의 자료로 활용 할 수 있다.

5) 구강보건교육 사례

흔히 노인구강보건교육은 보건소를 중심으로 하는 보건기관에서의 국가사업이라고 생각하는 경우가 대부분이다. 하지만 모든 국민들이 보건기관을 이용하는 것이 아니고 현실적으로는 임상분야에서 노인과 접촉하는 기회도 많고 점점 더 증가될 것이므로 임상분야의 적극적 교육활동이 요구되고 있다.

(1) 임상 분야

구강보건교육을 어렵고 특정 형식에 따라야 하는 것이라 생각하면 실행이 어렵다. 임상에서 노인과의 접촉 시 상담이 교육의 첫 걸음이다. 또한 발치를 하고 주의사항을 전달하는 것, 의치 관리법 등을 알려주는 것이 모두 구강보건교육이다. 임상의 경우 개별 접촉에 의한 교육이 이루어지므로 좀 더 세부적이고 개개인에 맞춤식의 교육이 가능하다는 장점이 있다. 예를 들어 의치 사용자의 경우 세정도 실제 해 볼 수 있고, 진료를 위해 기다리는 동안 입 체조를 실시할 수도 있다. 노인 대상자들에게 교육 효과 향상을 위해서는 보건기관 중심의 집단교육보다 임상에서의 개별 맞춤식 교육이 더 효율적일 수 있다. 다만 노인 피교육대상자들을 임하는 치과 진료 팀의 구강보건교육의 필요성에 대한 철학이 형성되어 있어야 한다.

① 노인구강기능향상을 위한 입 체조

대기 시간이나 원내 일정시간을 정해 입 체조를 실시한다. 입 체조에 대하여는 다음에 자세히 설명하도록 하겠다.

② 설명서

발치나 보철물 장착 이후 그 주의사항이나 관리법에 대해 설명서를 작성하여 보급하는 것도 교육의 한 방법이다. 이 경우 시각 능력을 고려하여 글씨 크기를 크게 하여야 하며, 의치 세정법의 경우 주의사항과 순서 등을 시각화하여 배포한다. 특히 의치세정법의 경우 욕실에 부착하여 활용하도록 물에 젖어도 훼손되지 않는 재료를 활용하여 제작한다(그림 4-4).

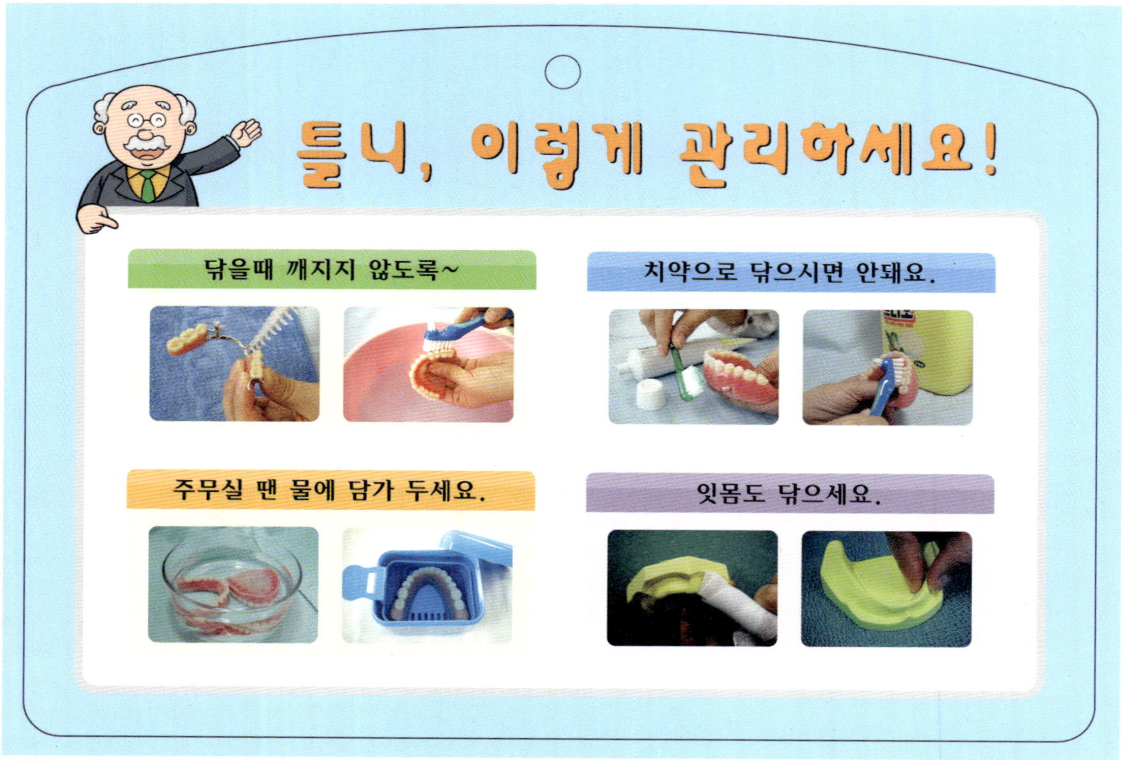

그림 4-4 노인용 의치관리 목욕탕용

출처: 보건복지부 · 대한구강보건협회, 2005.

③ 구강관리프로그램 개발

치아를 상실한 뒤에 임플란트나 의치를 하는 것은 소 잃고 외양간 고치는 격이므로 치아를 상실하지 않도록 관리하는 것이 중요하다. 하지만 노년기에는 스스로 적절한 관리를 하기 어렵기 때문에 일정한 주기로 구강을 관리해주는 프로그램이 필요하다. 특히 임상분야에서는 의치 장착일 혹은 보철물 장착일에서 부터 환자의 구강 내 상태, 구강관리 습관, 평소 구강위생관리 능력, 흡연여부 등을 고려하여 일정한 주기로 각 환자에 알맞은 구강관리 프로그램을 적용하는 것이 필요하다.

(2) 보건분야

현재 노인을 위한 구강보건사업이 임상보다는 보건분야에 활발하게 전개되고 있다. 4장의 입 체조를 비롯하여 의치보철사업, 노인 불소도포 및 치면 세마사업 등을 전개하며 노인을 위한 구강보건교육사업도 활발하게 전개되고 있다(5장 참조).

2. 구강기능향상을 위한 입 체조

1) 필요성

구강기능은 섭식 · 연하, 구음기능 등 생활의 질을 유지하고 향상시키며 대화를 비롯한 사회생활을 영위하는데 중요하다. 노인은 타액분비, 근육기능 등 여러 요인에 의한 구강기능 저하로 구취, 폐렴, 영양부족, 음식물 오연 등의 결과를 나타나기도 한다. 그러므로 구강기능 향상의 일환으로 입 체조를 습관화하도록 권장한다.

2) 목적

가정이나 시설에 거주하는 노인들에게 구강건강관리와 구강기능에 대한 정보를 올바르게 전달하고, 구강기능이 건강한 노인에게는 구강건강수준을 증진시키며, 구강기능이 저하된 노인에게는 구강기능의 적극적인 회복과 증진 · 유지에 주안점을 두어 일상생활의 기능장애 예방을 목적으로 한다.

3) 내용

입 체조 시작 전에 구강건강관리교육을 실시하고, 구강과 건강상태를 확인한 후 대상자를 선정한다. 대상자를 선정하는 절차는 다음과 같다. 턱관절 질환 치료, 구강악안면부위 수술, 저작 및 목 운동 제한의 진단, 최근 6개월 이내에 심근경색(협심증)이나 뇌졸중(중풍)을 앓았다고 응답한 대상자는 입 체조 실시 가능 여부에 대하여 전문의의 소견을 확인한다. '잘 모르겠다' 로 응답한 경우에는 보호자나 해당 기관의 기관장 또는 관리자에게 확인 과정을 거쳐서 참가 여부를 결정한다. 그 외의 경우에는 모두 대상자로 선정한다. 단, 입 체조 실시에 맞춰 당일의 체조를 충분히 청취하고도 건강불안을 호소하는 경우나 활력징후(혈압이나 맥박 등)의 평가결과 문제가 있는 사람은 체조를 중지한다.

교육자는 입 체조 프로그램의 일정 교육을 이수한 치과의사 및 치과위생사이며 치과의사 및 치과위생사의 지도를 받아 입 체조에 대한 일정 교육을 이수해서 강사로 양성된 보호자, 자원봉사자, 사회복지사 등도 포함된다.

입 체조는 건강증진사업 조직을 결성하거나, 그와 연계하는 방안을 권장한다. 예를 들어, 건강증진사업의 운동 및 영양지도 프로그램 등과 조직을 결성하거나 노인 장기요양보험 및 맞춤형 방문건강관리사업 등과 연계 또는 노인 대상 건강증진 프로그램과 연계를 통해 구강 건강을 포함한 포괄적 전신 건강관리를 강화할 수 있다.

세부내용별 주요사항은 그림 4-5와 같다.

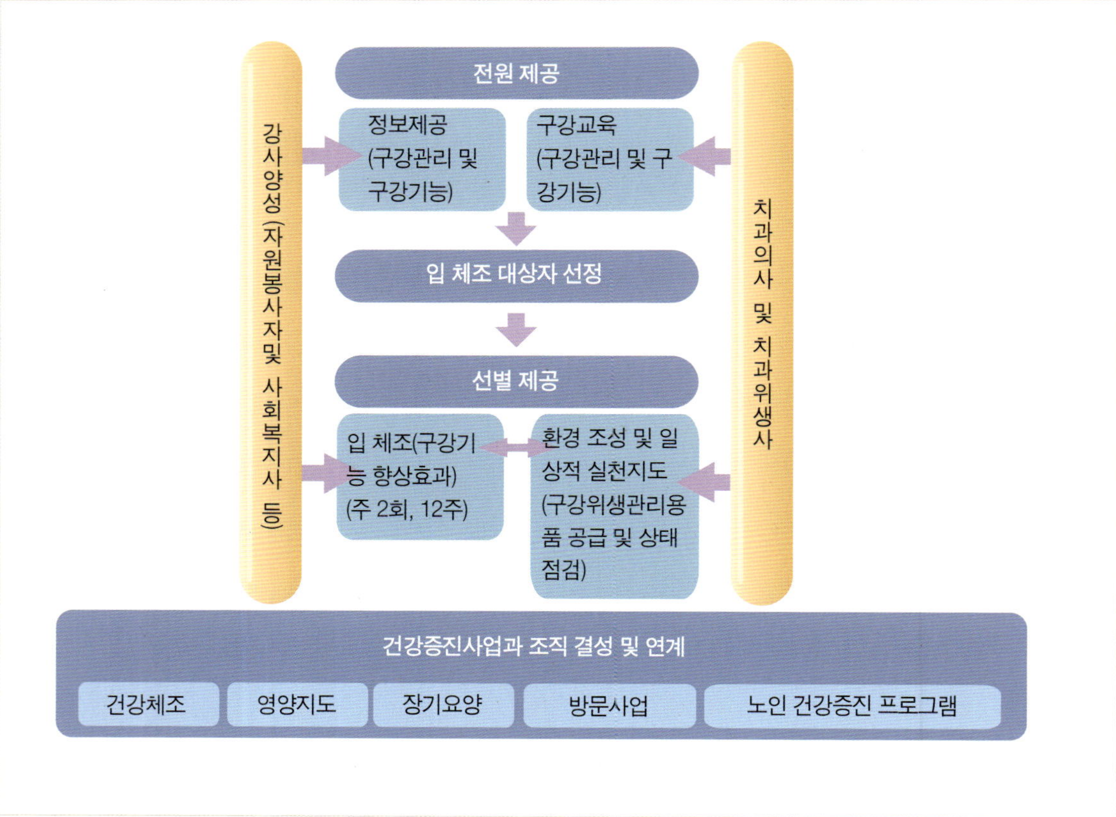

▌그림 4-5 입 체조 프로그램의 세부 내용

4) 구성

입 체조는 준비체조(심호흡, 목 운동, 어깨 운동), 표정을 살리는 입 체조, 타액이 나오는 입 체조, 씹는 힘 기르는 입 체조, 입술 힘 기르는 입 체조, 말하는 힘 기르는 입 체조, 삼키는 힘 기르는 입 체조, 정리체조로 구성된다.

(1) 준비체조

심호흡을 통해 호흡을 조절하고, 목 운동과 어깨 운동을 통해 목 · 어깨 스트레칭을 실시한다.

(2) 기능별 입 체조

① 표정을 살리는 입 체조

표정을 살리는 입 체조는 혀 스트레칭, 입의 개폐와 볼 · 목 스트레칭으로 구성된다. 입의 개폐와 혀 스트레칭을 통해 교근 · 측두근 · 설근의 근력을 향상시키고, 입의 개폐와 볼 · 목 스트레칭을 통해 교근 · 측두근 · 협근 · 광경근 · 구륜근의 근력을 향상시킨다.

② 타액이 나오는 입 체조

타액이 나오는 입 체조는 입을 벌린 상태에서 혀를 입 밖으로 움직이는 체조와 입을 다문 상태에서 혀를 입 안으로 움직이는 체조로 구성된다. 혀를 움직이기 어려운 경우에는 거즈 등을 사용해서 혀

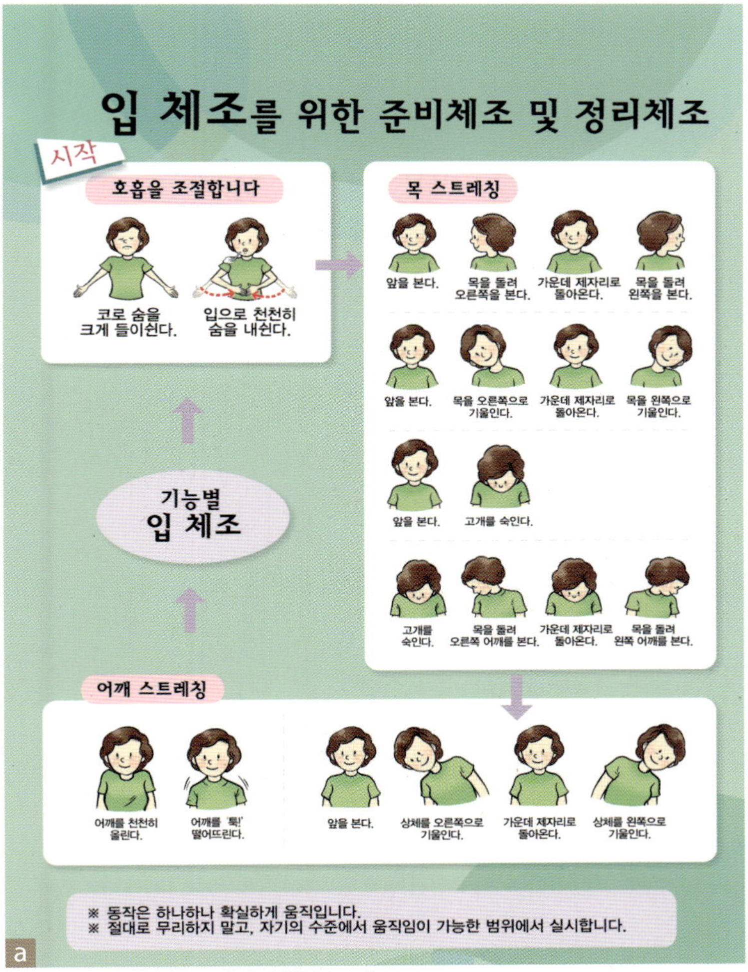
입 체조를 위한 준비체조 및 정리체조
시작
호흡을 조절합니다
코로 숨을 크게 들이쉰다.
입으로 천천히 숨을 내쉰다.
목 스트레칭
앞을 본다.
목을 돌려 오른쪽을 본다.
가운데 제자리로 돌아온다.
목을 돌려 왼쪽을 본다.
앞을 본다.
목을 오른쪽으로 기울인다.
가운데 제자리로 돌아온다.
목을 왼쪽으로 기울인다.
앞을 본다.
고개를 숙인다.
고개를 숙인다.
목을 돌려 오른쪽 어깨를 본다.
가운데 제자리로 돌아온다.
목을 돌려 왼쪽 어깨를 본다.
기능별 입 체조
어깨 스트레칭
어깨를 천천히 올린다.
어깨를 '툭!' 떨어뜨린다.
앞을 본다.
상체를 오른쪽으로 기울인다.
가운데 제자리로 돌아온다.
상체를 왼쪽으로 기울인다.
※ 동작은 하나하나 확실하게 움직입니다.
※ 절대로 무리하지 말고, 자기의 수준에서 움직임이 가능한 범위에서 실시합니다.
a

그림 4-6a 입 체조 교육매체 a 포스터

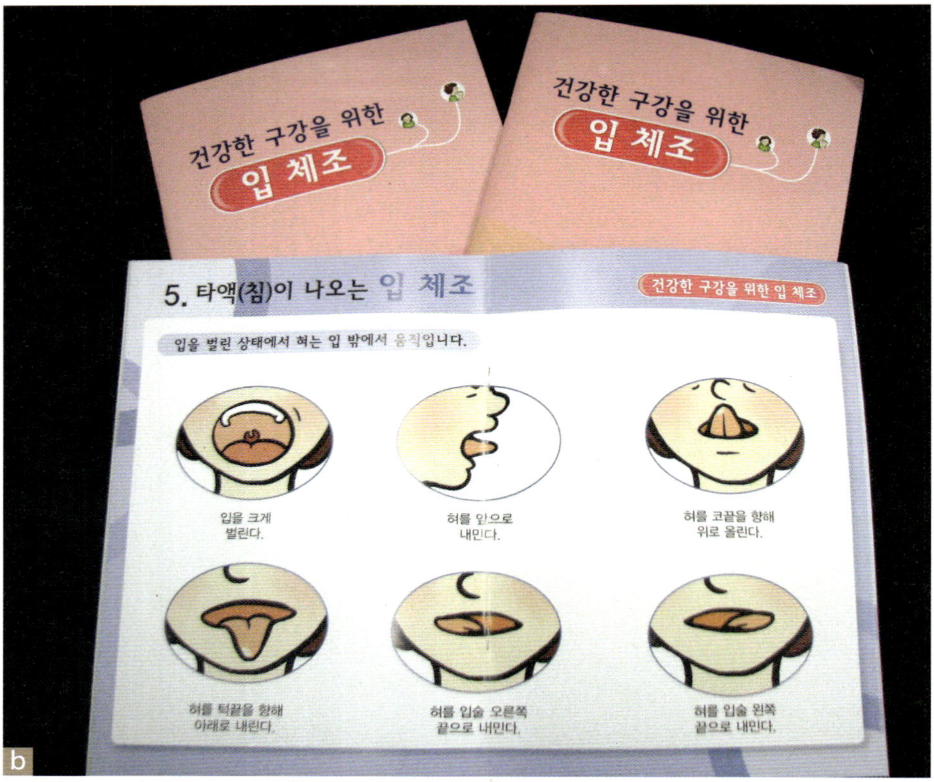

그림 4-6b 입 체조 교육매체 b 개별 책자 자료제공: 청우

를 잡고 실시할 수 있다. 이 체조는 설근의 근력을 향상시키고 타액선을 자극함으로서 타액 분비를 돕는다.

③ 씹는 힘 기르는 입 체조

씹는 힘 기르는 입 체조는 입을 벌리는 힘 기르는 입 체조와 입을 다무는 힘 기르는 입 체조로 구성된다. 입을 벌리는 힘 기르는 입 체조를 통해 개구근의 근력을 향상시키고, 입을 다무는 힘 기르는 입 체조를 통해 폐구근의 근력을 향상시킨다.

④ 입술 힘 기르는 입 체조

입술 힘 기르는 입 체조는 구륜근의 근력을 향상시킴으로써 입술의 폐쇄능력을 강화하는 것을 돕는다.

⑤ 말하는 힘 기르는 입 체조

말하는 힘 기르는 입 체조는 '파', '타', '카', '라'를 정확하게 발음하는 연습을 통해 혀 · 구순 · 연구개 등의 운동속도와 발음의 정확성을 향상시키고 섭식 및 연하운동을 강화하는 것을 돕는다.

⑥ 삼키는 힘 기르는 입 체조

삼키는 힘 기르는 입 체조는 침을 삼키는 동작을 실시함으로써 연하 동작을 향상시키는 것을 돕는다.

(3) 정리체조

심호흡을 통해 호흡을 조절한다.
입 체조별 목적을 정리하면 표 4-6과 같다.

표 4-6 입 체조별 목록

입 체조 명		목적
준비체조	심호흡	호흡 조절
	목 운동	목 스트레칭
	어깨 운동	어깨 스트레칭
기능별 입 체조	표정을 살리는 입 체조	
	입의 개폐와 혀 스트레칭	교근 · 측두근 · 설근의 근력 향상
	입의 개폐와 볼 · 목의 스트레칭	교근 · 측두근 · 협근 · 광경근 · 구륜근의 근력 향상
	타액이 나오는 입 체조	
	입을 벌린 상태에서 혀를 입 밖으로 움직이는 입 체조	설근 근력 향상, 타액선 자극
	입을 다문 상태에서 혀를 입 안으로 움직이는 입 체조	
	씹는 힘 기르는 입 체조	
	입을 벌리는 힘 기르는 입 체조	저작근(개구근, 폐구근) 근력 향상
	입을 다무는 힘 기르는 입 체조	
	입술 힘 기르는 입 체조	구륜근 근력 향상
	말하는 힘 기르는 입 체조	혀 · 구순 · 연구개 등의 운동속도와 발음의 정확성 향상, 섭식 및 연하운동 강화
	삼키는 힘 기르는 입 체조	연하동작 향상
정리체조	심호흡	호흡 조절

5) 유의사항

(1) 입 체조 시작 전

입 체조는 구강기능을 향상시킬 목적으로 시행하는 것으로서, 치아우식증과 치주병과 같은 구강병을 치료하는 것은 불가능 하다는 것을 명확하게 알리는 것이 필요하다. 그리고 의치를 착용한 경우는 입의 개폐 동작이나 혀의 움직임 등이 원활하지 않을 수 있으므로 입 체조 시작 전에 의치를 입안에서 제거도록 하여 혀 등의 구강 내 움직임을 원활하게 한다.

(2) 입 체조 실시

대상자가 동작을 하나하나 크고 확실하게 움직이며, 소리를 크고 정확하게 발음할 수 있도록 지도한다. 이때 교육자가 입술, 혀, 안면근의 움직임을 정확히 표현해준다면 대상자의 이해를 도울 수 있다. 단, 일부 학습자의 경우 체조 시 경쟁의식을 가지고 과도한 운동을 하는 경우가 발생하므로 무리해서 실시하지 않도록 지도한다. 입 체조의 속도나 움직임의 범위는 대상자의 수준에 맞춰서 진행하는 것이 필요하다. 만약 교육자의 설명을 충분히 듣고도 불안을 호소하는 대상자는 입 체조를 중단하도록 권유한다.

(3) 입 체조 후

입 체조는 규칙적으로 실시(평균 주 2회)하는 것을 권장한다. 입 체조가 완료된 후에는 구강기능이 향상된 정도를 인지하고 계속적으로 실시하는 것을 통해 효과를 지속할 수 있도록 한다. 또한 노인의 인지능력저하로 기억이 오래 남아 있지 않으므로 그림 4-6과 같은 보조매체를 통해 가정에서도 반복적으로 할 수 있도록 지도한다.

6) 기대효과

입 체조는 입술 · 혀 · 볼 · 잇몸 · 인두 · 타액선 등의 자극과 마사지로 섭식 · 연하기능을 강화하는 것을 기대할 수 있다. 그리고 저영양상태와 흡인성(오연성) 폐렴, 사레들림, 음식 흘림을 예방할 수 있다. 또한 발음과 구음에 관여하는 구순 · 혀 · 연구개의 기능을 강화할 수 있으며, 타액 분비를 촉진할 수 있다. 구취개선에 의한 불쾌함 감소와 미각자극 회복으로 먹는 즐거움을 생성하는 효과를 기대할 수도 있다. 표정근의 마사지로 감정표현의 자유로움과 구강기능 강화에 따른 삶의 질 향상 또한 기대가 가능하며 구강건강관리에 대한 인식을 개선하고 규칙적 입 체조 습관으로 인해 인지적 기능 개선 · 유지 효과를 기대할 수 있다.

3. 구강과 섭식

식사는 인간이 건강을 지키기 위한 가장 기본적인 수단으로 음식을 섭취함으로써 병 또는 장애가 있거나 건강상태가 허약한 경우라도 원기를 회복하고 활력을 되찾게 한다. 특히 노년기의 올바른 식사 습관과 영양섭취는 건강한 생활을 유지하고 증진시키는데 필수적이다. 따라서 즐겁고 맛있는 식사를 할 수 있도록 개개인의 몸 상태와 취향, 생활습관을 고려하여 제공되어야 한다.

노인의 구강상태는 치아 상실과 불량의치로 저작이 불편하거나, 연하기능 저하, 음식을 인지하지 못해 거부하는 사람 등 다양한 경우가 있다. 이런 경우를 고려한 식사관리 및 식단을 살펴보기로 한다.

1) 영양상태 유지를 위한 식사관리

신체 노화에 따라 전반적 기능이 저하되고, 소화기능도 약화되지만 건강한 생활을 위해서는 올바른 식습관과 영양상태 유지가 중요하다. 노년기의 일일 에너지권장량은 성인의 80% 수준으로 감소하지만 다른 영양소의 권장량은 변화가 없으므로 식사량은 줄더라도 영양부족이 되지 않도록 양질의 식단을 구성해야 한다.

노인의 식사라고 해서 일반식사와 특별하게 다른 것은 없으나 영양상태가 불량하면 질병이 있거나 허약한 상태에서 치유가 지연되거나 악화되고 면역력 저하 등을 유발할 수 있다. 특히 전신질환자나 섭식장애 및 오연 등의 사고나 발생이 다른 연령층에 비해 높고, 나이가 들수록 식사 시간이 길어지거나 먹는데 어려움을 느끼는 경우가 있으므로 식단이나 조리법에 좀 더 배려를 하는 것이 필요하다.

(1) 먹기 쉬운 식사

① 끈기 있고 걸쭉하게 조리한다.

노인의 대부분은 한두 가지의 만성 전신질환에 노출되어 있어 강압제, 항정신약, 항콜린제 등 많은 약을 복용한다. 이로 인해 타액 양이 감소되어 구강 내가 건조해지기 때문에 퍽퍽한 음식을 먹기가 어려우므로 조리 시에 밤 가루나 칡가루, 증점제 등을 활용하여 걸쭉하게 만들면 섭취가 용이하다. 또한 즙이 있는 음식도 끈기가 있으면 목에 잘 걸리지 않는다. 그러나 술술 넘어가는 상태는 단숨에 목을 통과하기 때문에 오연되기 쉬우므로 주의해야 한다.

② 수분 있게 조리한다.

나이가 들면 갈증감각 저하와 여러 가지 건강문제들이 탈수를 일으키기 쉬운 상태로 만든다. 따라서 수분섭취가 저하될 수 있으므로 식사를 할 때에는 반드시 수분이 있게 조리한다. 단, 물이나 주스, 된장국처럼 액체 상태 그대로이면 목에 걸리는 경우가 있다. 이런 때에는 끈기가 있게 하거나 젤리처럼 조리하여 제공하는 것이 좋다. 이때 물 대신 젤리나 일반식을 교대로 먹으면 오연될 위험이 적다. 노인에게 필요한 일일 수분 섭취량은 1,000~1,500 mL 정도이다.

③ 먹기 쉬운 크기로 작게 자른다.

음식을 조리할 때에는 먹기 쉽게 알맞은 크기로 준비하는 것이 필요하다. 육류는 질긴 부분을 제거하고 씹기가 용이한 크기로 잘라 조리한다. 또한 감자나 호박 등의 야채는 너무 크면 목에 걸리기 쉽기 때문에 작게 자르는데 너무 작으면 입에 넣자마자 목으로 넘어갈 수 있으므로 너무 작지 않게 적당한 크기로 자른다.

④ 뜨거운 음식은 충분히 식혔는지 확인한다.

뜨거운 음식은 입안에 화상을 입히거나 식도에 암을 일으킬 수 있다. 특히 걸쭉한 국물류나 튀김 등은 식혔다 하더라도 속 부분이 뜨거운 경우가 있으므로 주의해야 한다. 스스로 먹지 못하고 간병하는 사람이 입에 넣어주는 경우에는 충분히 식혔는지 확인하는 것이 중요하다. 탕처럼 뜨거운 요리도 목에 걸리는 경우가 있으므로 어느 정도 식은 다음 먹게 한다.

⑤ 손으로 집어 먹을 수 있는 형태로 만든다.

편마비 또는 중풍 환자의 경우는 젓가락이나 숟가락 사용이 자유롭지 못하므로 손으로 집어 먹을 수 있도록 점도나 크기, 형태를 조절해 주는 것도 좋다.

⑥ 식사 전에 차가운 것을 준다.

식사를 하기 전에 차가운 젤리 등을 제공하면 의식이 분명해지고 구강도 먹을 준비를 하게 된다.

⑦ 음식 재료를 다양하게 한다.

균형 잡힌 식사를 제공하여 영양의 균형을 이루기 위해서는 하루에 30가지 재료를 사용하는 것이 좋으며, 양을 적게 제공하더라도 다양한 재료를 사용하여 음식에 변화를 주면 식욕도 증대되고 영양도 향상된다.

⑧ 소식한다면 식사 횟수를 늘린다.

운동량이 적고 위액 분비도 충분하지 않기 때문에 한 번에 많은 양을 섭취하면 소화기능이 저하되어 불편감을 호소할 수 있다. 그러므로 한꺼번에 많은 양을 제공하기 보다는 조금 부족하다고 느낄 정도의 소량으로 여러 번 나누어 제공하는 것이 좋다. 간식도 과자나 당분이 많은 음식보다는 섬유질이 많은 호박, 고구마, 과일 등을 제공하는 것을 권장한다.

(2) 소화흡수를 돕는 조리법

치아상실과 노화에 의한 타액분비 감소에 따라 음식물의 저작과 연하 능력이 저하되고, 위가 위축되고 위액분비 감소로 소화흡수가 용이하지 않다. 그러므로 식품을 조리할 때 저작이 용이하고 소화흡수를 돕는 조리법을 선택하는 것이 중요하다.

① 육류
섬유가 강한 부분은 절단을 하고 고기에 칼집을 넣거나, 두드려서 부드럽게 한다. 믹서로 갈거나 저민 고기 요리는 노인이 먹기 편하다. 고기를 삶을 때에는 약한 불에서 천천히 끓여 질기거나 딱딱해지는 것을 방지하도록 한다.

② 어류
가시가 있는 생선은 먹을 때 목에 걸리는 경우가 발생할 수 있으므로 가시를 발라내고 살점을 발라주거나 다져서 으깬 어육으로 조리하는 것이 좋다. 생선조림을 할 때는 양념을 처음부터 넣어 짧은 시간에 조리한다.

③ 야채류
시금치나 팽이버섯은 잘 씹지 못하므로 잘게 자른다. 근채류는 칼집을 넣어 부드럽게 삶는다. 후추, 겨자, 식초 등의 향신료나 풋고추, 부추 등 녹색채소를 조리 시에 이용하여 식욕을 돋운다.

④ 절임류
단무지나 순무, 오이 등은 얇게 자르거나 칼집을 넣어 먹기 쉽게 한다.

2) 연하장애 및 질환에 따른 식사관리

(1) 연하장애가 있는 사람의 식사

노인의 연하장애는 식도운동 장애, 뇌졸중, 파킨슨 질환, 퇴행성 신경근 질환, 협착이나 경련 같은 물리적 폐쇄로 인하여 발생한다. 또한 구강건조증, 피로, 활동 과민성, 저작능력 저하 등이 있는 경우 발생률이 높아지고 영양부족의 위험이 있다.

연하장애가 있는 경우에는 삼키기 쉽게 음식의 점도를 조절하여 공급함으로써 흡인의 위험을 방지하고 적절한 영양 상태를 유지하는 것이 중요하다. 따라서 음식 제공 시 형태나 점도에 특히 주의해서 조리해야 한다.

① 알맞은 식사 형태

연하장애가 있는 사람에게 가장 안전한 식사는 젤라틴 젤리식이다. 젤리는 수저로 살짝 뜰 수 있는 상태가 가장 좋으며, 그 이상 굳어지면 씹어야만 하고, 너무 부드러우면 목으로 쑥 넘어간다. 장 관내 영양공급은 환자가 입으로 먹기 시작할 때 연습용으로 사용해도 좋다. 또한 젤리는 주위의 것을 끌어당겨 모아주는 작용이 있다. 일반식이나 부드러운 식사를 하는 사람이 일반식과 젤리, 부드러운 식사와 젤리 같은 식으로 번갈아 먹으면 오연을 예방할 수 있다. 따라서 환자의 삼키는 능력 정도에 따라 단계별로 음식을 선택한다.

젤라틴 젤리식 다음은 약간 덩어리지게 한다. 젤리식으로 삼키는 연습을 하고 나면 다음은 페이스트 상태의 식사로 전환한다. 페이스트 상태에도 여러 가지 점도가 있는데 우선은 혀에 넣어도 목으로 넘어가지 않을 상태가 좋다. 시험 삼아 페이스트를 수저로 떠서 위에서 떨어뜨려 본다. 방울방울 떨어지는 것은 너무 부드러운 것이고, 툭하고 어느 정도 덩어리지게 떨어지는 것이 기본이며, 이 정도면 천천히 목을 통과하기 때문에 안전하게 삼킬 수 있다.

페이스트식을 삼킬 수 있게 되면 다음은 무스, 한천 등 형태가 있는 것으로 한다. 무스는 잇몸이나 혀로 으깰 수 있으므로 조금씩 씹는 훈련도 된다. 무스식에 익숙해지면 한천을 넣은 것으로 바꾸고, 그 다음은 걸쭉한 형태의 음식으로 진행한다.

색이나 형태변화로 식욕을 자극한다. 식사는 맛만큼이나 겉모양도 중요하다. 환자식은 먹기 쉽게 만들기 때문에 겉보기에 먹음직스럽게 보이지 않는 경우가 많다. 노인이 먹고 싶은 의욕을 갖게 하기 위해서는 색채나 모양에도 신경을 써야 한다. 녹, 황, 적, 백 등의 색의 식재료를 골고루 갖추면 자연스럽게 영양도 균형을 이루게 된다. 여러 가지 모양의 틀을 사용하여 만드는 것도 식욕을 자극하는 법이다.

② 식사 지도 및 주의사항

- 연하장애 환자는 식사 전 · 후 15~30분간 앉아 있도록 하며, 식사를 할 때에는 허리를 쭉 펴고 턱은 약간 아래로 향하며 머리는 뒤로 젖혀지지 않게 한다.
- 숟가락을 사용하고 젓가락은 사용하지 않는다.
- 식사 도중 환자가 이야기 하지 않도록 하며, 식사는 천천히 한다.
- 음식물을 입안에 물고 있는지 확인하고, 물고 있을 경우 손가락으로 뺨을 바깥쪽에서 안쪽으로 마사지 하거나 밀어 준다.
- 음식을 넣어 준 후에는 삼킨 것을 확인 한 다음 음식을 넣어 준다.
- 식사 전 · 후에는 음식물이 입안에 남아 있는지 확인한 후 젖은 거즈로 닦아 준다.

③ 주의해야 할 식품

연하장애가 있는 경우 주의해야 할 식품들은 다음 표 4-7과 같다

표 4-7 연하장애 시 주의해야 할 식품

구분	내용
섭취하기 용이한 음식물의 형태	• 밀도가 균일한 음식 • 적당한 점도를 유지하여 흩어져 떨어지지 않는 음식 • 구강이나 인두를 통과할 때 변형이 용이한 음식 • 끈끈한 상태로 점막에 달라붙지 않는 음식 • 걸쭉한 액체 음식
섭취하기 어려운 음식물의 형태	• 밀도가 일정하지 않은 음식 • 견고한 음식 • 입 안에서 변형이 어려운 음식 • 건조하고 끈적임이 없는 음식 • 맑은 액체 음식

(2) 오연되거나 목에 걸리기 쉬운 식사

노인은 작은 자극만 가해져도 음식이 목에 쉽게 걸리거나 오연될 수 있다. 타액의 양이 감소하여 입 안이 건조해지기 쉽고, 퍼석퍼석한 것이나 가루가 잔뜩 묻은 음식은 입 안에서 연하가 쉬운 형태로 모아지기 어려워 목에 걸리기 쉽다. 또한 겉보기에는 삼키기 쉬워 보이는 매끈거리는 음식도 씹어야 하는 것은 질식의 원인이 되므로 특히 주의하여야 한다.

① 식사 형태 및 주의사항

- 수분이 적은 것에 주의 한다.
  입안이 건조하기 때문에 수분이 적은 쿠키나 카스테라, 빵 등은 입 안에서 모아지기 어려워 목에 걸리기 쉬운 음식이다. 이런 음식을 먹을 때에는 반드시 물과 함께 먹도록 지도하며, 감자나 호박도 삼키기 어려운 음식이므로 물과 함께 먹도록 지도하고 먹는 동안 주의관찰이 필요하다.
- 점성이 강한 것에 주의 한다.
  떡류는 노인이 좋아하는 음식이나 재료, 성상에 차이가 있다. 따라 목에 걸리면 점성이 강한 것은 질식 사고로 이어질 수 있으므로 떡을 먹을 때에는 작게 잘라서 먹는 것이 좋으며 물이나 액체류와 함께 먹도록 지도한다.
- 신 것을 싫어하면 너무 신 것은 삼가 한다.
  약간의 신 맛은 식욕을 자극하지만 신 것을 싫어하는 경우는 냄새만 맡아도 목이 막히는 경우가 있다. 이 경우 신 맛의 강도가 너무 강한 음식은 삼가 하는 것이 좋다.
- 면류는 짧게 자른다.
  긴 면을 자르지 않고 한 번에 먹으면 오연(誤嚥)을 일으킬 수 있으므로 짧게 잘라 제공하는 것이 좋으며, 면류를 너무 뜨겁게 해서 제공하면 오연발생의 우려가 있으므로 주의한다.

- 한입에 먹는 것은 위험하다.
  초밥이나 생선회는 한입에 쏙 들어가기 때문에 보기에는 위험하지 않을 것으로 생각되나 의외로 목에 잘 걸리는 음식 중 하나이다. 오징어나 문어처럼 치아로 절단해야 하는 것은 피하도록 한다. 곤약, 어묵, 복숭아 통조림 등도 오연의 위험성이 있으므로 주의가 필요한 음식이다.
- 입 안에 들러붙기 쉬운 음식도 주의한다.
  주먹밥이나 김밥을 먹을 때 김이 입천장이나 목 안쪽에 들러붙는 경우가 있다. 국에 들어있는 미역도 치아에 잘 붙는 편이므로 이런 음식을 먹을 때는 오연 발생이 되지 않도록 주의한다.
- 작은 것은 특히 주의한다.
  참깨는 의치와 잇몸 사이에 끼기 쉽고 목으로 그냥 넘어가버리기 쉽다. 또한 대두나 땅콩 같은 콩류도 크기가 작아서 숨을 들이쉴 때 순간적으로 기관으로 넘어가버리는 경우가 있으므로 주의한다.

(3) 병이 있거나 허약한 사람의 식사

병이 있거나 허약한 사람의 경우 특히 먹는 것이 중요하며 균형 잡힌 식사로 충분한 영양이 섭취되면 원기회복 및 치유속도가 빨라질 수 있다. 각 질환에 따라 치유와 건강유지에 도움이 될 수 있는 올바른 음식섭취가 중요하다.

① 구내염이 있을 때의 식사 관리

구내염은 정신적인 스트레스가 많거나 체력 소모가 많을 때 발생한다. 구내염이 있으면 상처 부위에 음식이나 음료가 스며들기 때문에 뜨거운 음식이나 자극이 있는 감귤류, 간장 등은 피하고, 입에 닿는 자극이 적고 뜨거운 것보다는 약간 시원한 음식을 권장한다. 또한 구강 점막의 재생을 돕는 Vit. A, B, C 등을 많이 섭취하는 것이 좋다.

질환 회복이 늦은 경우는 영양 불균형이 원인인 경우가 많으므로 소량이라도 영양가 높은 계란 요리를 섭취하게 한다.

표 4-8 구내염 시 음식 선별

구분	내용
추천 음식	• 장어 • 계란(계란 요리 중 찜 요리는 목으로 넘어가는 느낌이 좋으며 먹기 쉬움)
피해야 할 음식	• 향신료, 키위, 파인애플 같은 신맛이 강한 것 • 건어물, 장아찌 등 짜고 매운 것

② 입 냄새가 있을 때의 식사 관리

입 냄새의 원인은 다양하며 그 중 치주병이나 치아우식증 등이 가장 일반적이다. 심한 입 냄새는 식욕저하와 대인관계에 악영향을 주므로 원인질환의 치료와 구강위생관리를 통해 개선해야 한다.

입 냄새 환자 식사는 치아에 점착도가 높은 비스킷이나 쿠키 같은 것은 피하고, 당분류는 입 냄새를 악화 시키므로 삼가한다.

타액 분비를 촉진시키기 위해서는 레몬즙을 조금 넣은 물을 식전에 마시는 것도 좋으며, 녹차에 포함된 카테킨(catechin)은 입 냄새 억제 효과가 있다.

표 4-9 입 냄새 시 음식 선별

구분	내용
추천 음식	• 녹차
피해야 할 음식	• 비스킷, 쿠키나 당분 함량이 많은 사탕, 캬라멜, 초콜릿

③ 변비가 계속될 때의 식사 관리

변비에는 3가지 타입이 있다. 첫째는 장의 움직임이 저하되어 일어나는 이완성 변비, 둘째는 스트레스 등으로 인해 장의 긴장이 높아지는 경련성 변비, 셋째는 질병이 원인이 되어 장의 통과 장애가 일어나는 병원성 변비이다.

노인에게서 가장 많이 볼 수 있는 것은 이완성 변비로 장 전체가 이완되어 움직임이 나빠지기 때문에 변의 장 통과가 늦어져서 대부분 변이 딱딱하고 굵다.

이에 비해 경련성 변비는 토끼 배설물처럼 방울방울 작은 변이며 복통을 수반한다.

이완성 변비에는 식이섬유나 수분을 많이 섭취하여 변의 부피를 늘리고, 요구르트 등으로 장내의 유산균을 늘리는 것도 좋은 방법이다.

한편 경련성 변비의 경우는 식이섬유를 피하고 장을 자극하지 않도록 한다. 장내에서 발효하기 쉬운 고구마 등은 피한다.

표 4-10 변비 시 음식 선별

구분	내용
추천 음식 (이완성 변비)	• 현미죽(식이섬유 풍부) • 고구마(식이섬유 풍부) • 사과(정장작용) * 경련성 변비의 경우는 식이섬유를 피해야 함
피해야 할 음식	• 동물성 음식(특히 살코기) • 유제품 • 케익, 비스켓, 젤리나 아이스크림 등 정제된 설탕이 들어간 음식 • 밀가루 음식

④ 설사를 할 때의 식사 관리

설사는 식중독이나 소화가 잘 안 되는 것을 먹었을 때 또는 차가운 음식이나 정신적 스트레스 등에 의해서 일어난다. 따라서 차가운 음식이나 자극성 있는 음식은 피하고 되도록 소화가 잘 되는 것을 먹도록 한다. 그 중에서도 흰 살 생선이나 계란, 닭 가슴살 같은 단백질이 풍부한 것이 좋으며 식이섬유는 가급적 피한다. 또한 설사가 계속되면 탈수를 일으키기 쉬우므로 끓여서 식힌 물이나 보리차 등을 충분히 제공하여 수분을 보충해준다.

표 4-11 설사 시 음식 선별

구분	내용
추천 음식	• 보리차 • 흰살 생선 , 계란, 닭 가슴살 같은 단백질이 풍부한 식품
피해야 할 음식	• 식이섬유, 향신료, 차가운 것

⑤ 욕창이 있을 때의 식사 관리

욕창은 오랫동안 같은 자세를 취함으로써 혈액순환이 나빠지거나 피부에 상처가 생겨 발생한다. 욕창을 치료하기 위해서는 잠을 잘 때 몸을 자주 돌려주어 압력을 분산시키고 혈액순환을 좋게 하는 것이 효과적이다. 그리고 단백질을 풍부하게 보충하여 영양상태를 좋게 하는 것이 치유를 돕는 방법이다.

욕창으로 인한 피부 상처를 아물게 하고 새로운 피부가 빨리 올라오도록 하기 위해서는 단백질 외에 아연(Zn)과 구리(Cu), Vit. A가 필요하고, 혈액순환을 위해서는 철분(Fe)이나 Vit. C도 필요하다.

자리에 누워 식사를 잘 하지 못하는 경우는 시판되고 있는 고에너지 영양보조식품 등을 이용하는 것도 좋은 방법이다.

표 4-12 욕창 시 음식 선별

구분	내용
추천 음식	• 코코아(아연 풍부)에 우유를 넣어 무스로 만듬 • 굴(아연과 구리 등 미네랄 풍부)에 우유를 섞은 요리
피해야 할 음식	• 알코올, 니코틴

⑥ 골다공증을 예방하는 식사

노인이나 폐경 후 여성은 뼈가 약해져 작은 충격에도 골절을 일으키기 쉬운데 와상환자 대부분은 골절이 원인이다. 가급적 골절되지 않도록 주의해야 하며 식사에도 주의를 기울여 뼈를 튼튼하게 해야 한다. 뼈를 만드는 데는 칼슘과 칼슘의 흡수를 돕는 Vit. D가 필요하다.

표 4-13 골다공증 시 음식 선별

구분	내용
추천 음식	• 잔솔잎과 잔멸치 함께 조리 • 정어리를 된장국물 또는 탈지우유에 넣어 조리
피해야 할 음식	• 술, 커피, 소금, 설탕 • 동물성 단백질 • 콜라 같은 청량음료

⑦ 당뇨병이 있을 때의 식사

당뇨병환자는 자신에게 필요한 섭취에너지에 맞춰 식사를 조절하는 것이 먼저 전제되어야 한다. 당뇨병은 음식조절이 중요한 만큼 어떤 음식을 섭취해야 하는지 잘 알고 실천해야 한다. 이상적인 음식은 식이섬유가 풍부하고 고단백인 생선이 좋고, 식물성 지방은 섭취하고 동물성 지방은 가급적 피하도록 한다.

또한 혈당을 상승시키지 않도록 하기 위해 당질이 많은 음식과 열량이 높은 음식은 피해야 하며, 저열량식품이나 인공감미료를 사용하거나 해조, 버섯, 곤약 등의 열량이 없는 음식을 섭취하도록 한다.

표 4-14 당뇨 시 음식 선별

구분	내용
추천 음식	• 버섯이나 곤약, 당근 등을 많이 넣고 볶은 덮밥 • 흰 살 생선에 야채(당근, 양파, 아스파라거스 등)를 곁들인 찜
피해야 할 음식	• 설탕, 캔디, 껌, 꿀, 당밀, 약과, 초콜릿 등과 말린 과일, 과자

⑧ 뇌졸중 재발을 예방하는 식사

뇌졸중 환자는 고혈압이나 고지혈증 등의 원인 질환을 가지고 있다. 뇌졸중은 발작을 반복하면 그때마다 증상이 심해져서 인지장애를 진행시키는 원인이 된다. 따라서 인지장애 예방을 위해서는 매일 식사 시 고혈압, 고지혈증을 개선하는 식생활을 하는 것이 중요하다.

식생활의 가장 중요한 점은 동물성 지방을 줄이는 것이며, 대신 올레인산(oleic acid)이나 리놀산(linoleic acid)이 많은 식물성유지류를 사용한다. 또한 등 푸른 생선은 DHA(docosahexaenoic acid), EPA(eicosapentaenoic acid) 등을 풍부하게 함유하며 혈전을 만들지 않는 작용이 있다.

표 4-15 뇌졸중 시 음식 선별

구분	내용
추천 음식	• 고단백 저지방 음식(계란, 양파수프, 고등어 튀김)
피해야 할 음식	• 동물성 기름과 닭, 돼지 • 알코올, 카페인, 탄산음료, 강한 향신료 • 짠 음식

Chapter 05

노인구강보건관리의 현재와 나아갈 길

(Now and Future for the Geriatric Dental Hygiene Care)

1. 노인구강보건관리
2. 노인구강보건을 위한 치과위생사의 활동 제안
3. 노인전문치과위생사로서의 미래 발전방향

‖ 학습목표 ‖

- 학습자는 보건분야의 노인구강보건을 위한 각 사업을 설명할 수 있다.
- 학습자는 임상분야의 노인구강관리 활동을 설명할 수 있다.
- 학습자는 노인구강보건을 위한 치과위생사의 역할을 설명할 수 있다.
- 학습자는 치과위생사의 미래 역할에 대하여 제안할 수 있다.

1. 노인구강보건관리

노인에게 건강유지와 삶의 질 확보를 위한 구강관리가 중요하다는 것은 이미 앞에서 이야기한 바 있다. 본 장에서는 노인구강건강을 위해 치과계 각 분야에서 어떤 사업을 하고 있는지 알아보고 향후 발전을 위한 방안을 제시하고자 한다.

1) 보건분야 노인구강보건관리

현재 우리나라 보건분야의 노인구강보건관리는 민간분야보다 활발하게 진행되며 주로 예산과 인력 및 기술 등의 국가 지원 아래 관의 주도적 역할에 의해 사업의 형태로 전개되고 있다. 대표적인 사업으로는 노인의치보철사업, 노인 불소도포 · 스케일링사업, 노인구강보건교육사업 등이 있으며, 전체 사업대상자가 노인은 아니나 주로 노인이 대상인 방문구강보건사업도 있다. 이중 노인의치보철사업은 전적으로 국가가 지원하고 노인 불소도포 · 스케일링사업은 지방자치단체의 선택에 따라 실시여부가 결정된다.

(1) 노인의치보철사업

① 목적

구강건강은 단순히 씹는 문제가 아니라 노인의 건강 유지를 위한 에너지 공급에 중요한 역할을 한다는 사실이고, 치아의 기능 중 저작기능을 상실한 노인들에게 저작기능 회복은 노인 건강을 위해 중요하다. 국가가 보건소를 통해 공급하는 노인의치보철사업은 치아의 결손으로 불편을 겪고 있으나 비용 등의 문제로 구강기능 장애를 가지고 있는 저소득층 노인을 대상으로 의치보철을 제공하여 구강기능 회복에 기여하고 건강생활을 영위하도록 하기 위함을 그 목적으로 하고 있다.

② 지원대상

지원대상은 만 65세 이상 국민기초생활보장수급자와 차상위 건강보험 전환자를 대상으로 전부의치 또는 부분의치를 지원하고 있다. 전부의치의 시술더상자 1순위는 상 · 하악 양측에 전혀 치아가 없는 상태로 의치가 없으며 의치제작이 가능하다고 판단되는 자, 2순위는 현재 보유하고 있는 치아 기능이 불가능하여 완전 발거 후 의치제작이 가능하다고 판단되는 자, 3순위는 상 · 하악 중 한쪽에 치아가 전혀 없는 상태이고 의치제작이 가능하다고 판단되는 자이다.

부분의치의 시술대상자 1순위는 상 · 하악 양측 구치부 결손자 중 지대치의 상태가 양호하여 의치제작이 가능하다고 판단되는 자, 2순위는 상 · 하악 편측 구치부 결손자 중 지대치의 상태가 양호하여 의치제작이 가능하다고 판단되는 자이다.

노인의치지원사업 대상자 선정 시 의치보철 필요 우선순위가 동일할 시는 사할린 동포를 우선적으로 고려한다.

③ 집행과정

사업은 예산을 국가와 지방자치단체가 부담을 하며 집행은 보건소가 수행한다. 우선 지역 주민 중에 해당자를 선발하여 해당 지역 치과의사회와 협의하여 지역의 병 · 의원에 시술을 의뢰한다. 본 사업은 가급적 민간치과의원 및 병원에서 시술하는 것을 원칙으로 하되, 구강진료기관이 부족한 도서, 오 · 벽지는 인근 지역 구강진료기관과 협의하여 시술할 수도 있다. 2013년부터 노인의치보철사업이 건강보험급여 항목에 포함됨에 따라 보건분야 의치보철사업 대상자나 적용 방법에 다소 변화가 있을 것이다.

(2) 노인 불소도포 · 스케일링사업

① 목적

노인의 치아상실은 축적된 구강병에 의해 발생한다. 물론 이 경우 치아우식증과 재발증에 의한 원인도 있겠으나 치주관리 소홀에 의한 치주질환 악화에 의한 치아상실이 많이 발생한다. 2010년 건강보험의 노인외래다발성 질환에서도 살펴보면 호흡기 질환 다음으로 치은염 및 치주질환(4위)이 많이 발생하고 있다. 또한 치은의 퇴축으로 인한 치근 노출로 치경부에 치근우식증이 발생하고 이로 인한 치아우식증 발병이 증가하고 있다. 노인기의 주요 구강병 중 치주질환과 치경부 및 치근우식증의 예방을 위해 실시하는 사업이 노인 불소도포 · 스케일링사업이다. 이 사업은 치주질환 발생이 가장 많은 노인들을 대상으로 스케일링 또는 전문가 칫솔질을 실시하여 치주질환의 진행을 억제하고, 불소도포를 실시하여 치근면 우식예방 및 시린이방지를 목적으로 한다.

② 내용

본 사업은 보건소(보건지소 포함)에서 치과의사나 공중보건치과의사의 지도하에 치과위생사가 실시하며, 현재 모든 보건소의 사업으로 일률적으로 진행되는 것이 아니라 지방자치단체가 지방비를 부담하는 희망 보건소에 한하여 실시되고 있다. 사업 수혜대상자는 65세 이상 노인이며, 저소득층을 우선적으로 실시한다.

③ 집행과정

불소도포는 대상자의 구강건강 및 전신건강상태 등에 따라 적절한 처치를 시행하여야 하며, 장비 및 기구는 사업에 참여하는 보건소의 구강보건센터(구강보건실)를 이용한다. 다만 불소도포의 경우 사업 수혜 대상자들이 주로 활동하는 노인정 등의 장소에 사업 담당자들이 방문하여 실시하기도 한다. 불소도포방법은 치아에 직접 도포하거나 트레이를 사용한 도포, 이온도포기, 불소바니쉬를 이용하여 도포한다. 스케일링사업의 경우는 보건소로 내소하여 실시힌다. 최근에는 불소도포, 스케일링사업 모두 사업대상자 선정 후 계속관리 형태로 실시하며, 본 사업수행 시는 구강보건교육을 함께 실시하여 구강건강생활실천을 유도하도록 하여야 한다.

(3) 노인구강보건교육사업

① 목적

노년기는 만성적 질환과 오래된 습관에 의해 잘못된 구강관리를 행하는 경우가 발생한다. 하지만 노인 한사람 한사람 옆에서 전문가가 관리하고 도와줄 수 없기에 스스로 구강관리의 중요성을 깨닫고 실천하는 것이 중요하다. 즉, 올바른 구강관리 방법을 교육하여 건강생활실천을 통한 자기 관리능력 향상으로 구강병 예방을 목적으로 한다. 이를 위해 노인구강보건교육사업은 노인을 위한 모든 사업과 접목되어야 한다. 예를 들면 노인의치보철사업의 수혜자들은 노인의치 장착 후 관리를 잘하여 오랫동안 편리하게 사용할 수 있어야 하고, 스케일링사업 후 치면세균막관리에 의한 구취예방, 치주질환 예방도 생활 습관으로 정착되어야 하기에 노인구강보건교육사업은 중요한 사업 중에 하나이다.

② 내용

주로 보건소(보건지소 포함)에서 근무하는 치과위생사가 그 업무를 담당하고 있으나 최근에는 민간에서 노인구강보건전문교육자들이 지원을 하고 있다. 노인구강보건교육자들은 노인의 상황에 대한 이해와 심리를 잘 숙지하여 접근을 하여야 하며, 노인구강의 문제점과 노인교육 대상자들의 심리적, 인지적 능력을 고려하여 구강보건교육 계획을 수립하여야한다.

보건기관의 노인구강보건교육사업은 경로당, 노인복지회관, 노인대학, 사회복지시설 등을 방문하여 실시하는 교육과 행사성으로 일정한 장소에 소집하여 건치노인 선발 행사 등과 함께 진행하기도 한다. 또한 건강증진의 다른 사업 즉, 만성질환자 관리, 영양사업, 체조사업과 연계하여 진행하기도 한다.

노인구강보건교육사업의 주요 내용은 구강건강관리 및 구강기능향상을 위한 입 체조, 의치관리방법 등이며, 최근에는 손녀, 손자를 돌보는 경우도 있어 아동 구강건강관리를 포함하는 교육을 실시하기도 한다. 교육형태 또한 다양하여 건치노인 선발대회, 구강건강 표어 짓기, 연극 공연 등 다채로운 방법을 활용하기도 한다.

(4) 방문구강보건사업

① 목적

지역주민의 가정 또는 시설을 방문하여 구강건강문제를 가진 가족 및 가구원을 발견하고 구강건강요구를 평가하여 이에 적절한 구강보건서비스를 직접 제공하거나 의뢰 · 연계함으로써 구강건강증진과 삶의 질 향상에 기여한다.

② 대상

지역주민 중 기초생활보장 수급가구 및 차상위 계층이면서 거동이 불편하거나 건강문제를 가진 가족 및 가구원 중 구강건강상태나 구강관리 행태에 문제가 있거나 구강질환과 관련된 만성질환을 보유하고 있는 경우, 임산부 및 영유아를 포함한 가구이다.

〈방문구강관리 서비스 대상자 선정 우선순위〉

- 1순위: 맞춤형 방문건강관리사업 요구도 조사에서 1군과 2군으로 판정되어 의뢰 · 연계된 경우 및 관련 인력에 의해 의뢰 · 연계된 경우
- 2순위: 보건소 내 사업팀 및 지역사회자원으로부터 의뢰 · 연계된 경우
- 3순위: 위의 1 · 2순위를 제외한 방문건강관리 모집단으로 등록된 가구 중 구강관리요구 조사표에 의해 방문구강관리서비스가 필요하다고 판정된 경우

③ 내용

그림 5-1과 같이 요구도 조사에 의해 각 군별 서비스를 제공한다.

구강관리 요구도는 맞춤형 방문건강관리사업 방문요구도 조사표에 의해 생활수행능력(ADL) 중 '2. 양치질하기' 항목과 가구원 질병조사지 중 '구강질환' 항목 및 건강면접조사표 중 '구강건강' 설문항목을 참고하여 해당항목의 응답결과를 〈구강관리요구조사〉에 사전 작성하여 대상자의 구강관리 요구도를 파악한다.

구강건강면접조사를 통해 구강건강상태와 구강건강행태를 조사한다.

맞춤형 방문구강서비스는 대상자를 발견하고 초기 방문 및 등록을 한다. 그 다음 대상자의 구강위생 사정 및 서비스 제공계획을 수립하고 대상자별 구강위생처치를 실시한다. 이때 내용으로는 구강청결을 위한 입안 닦아내기, 입안 헹구기, 칫솔질하기, 의치관리를 실시하고, 문제가 있는 경우는 보건소나 치과의원 연계를 실시한다.

장애인, 노인의 방문구강관리 서비스 내용은 표 5-2와 같다.

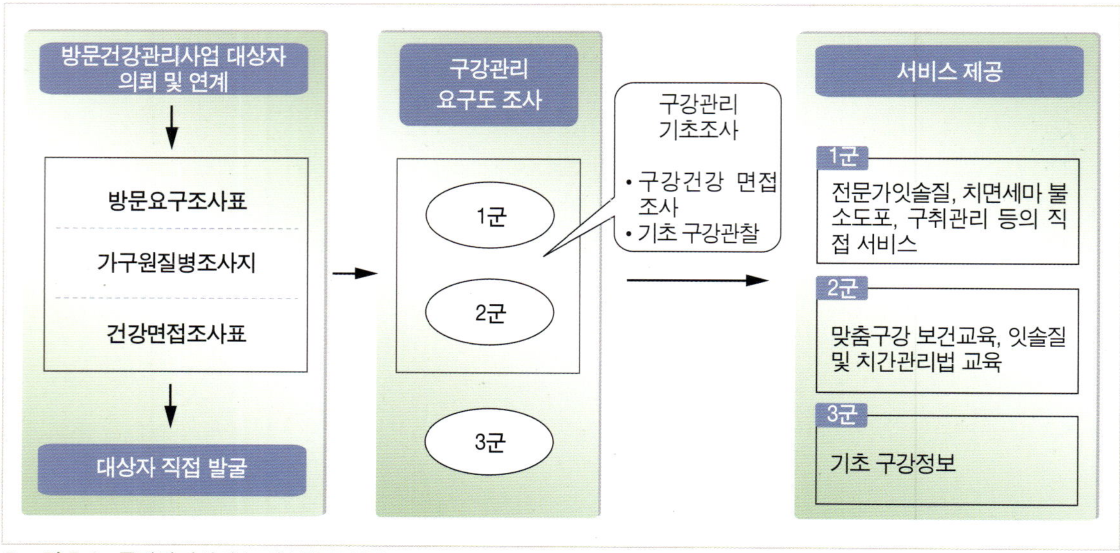

그림 5-1 구강관리서비스 시스템 모식도

표 5-1 요구도에 근거한 군 판정

요구도 판정	기 준	관리주기
1군(집중관리군)	• 일상생활 수행능력(양치하기)이 1점 이상인 자	2개월
2군(정기관리군)	• 일상생활 수행능력(양치하기)이 0점인 자 중에서 자각증상 –항목의 셋 중에서 하나라도 2점 이상인자 혹은 관리행태 –항목의 점수 합이 2점 이상인 자	6개월
3군(자가관리군)	• 일상생활 수행능력(양치하기)이 0점인 자 중에서 –자각증상 항목의 셋 모두가 2점 미만이고, 관리행태 항목의 점수 합이 2점 미만인 자	12개월

※구강관리요구도에서 1군과 2군에 해당하는 자는 '구강건강면접조사'와 '기초구강관찰'을 시행한다.

표 5-2 장애인, 노인의 방문구강관리 서비스 내용

구 분	내 용
구강보건교육	• 영양과 구강건강, 흡연과 구강건강, 손상과 구강건강, 노인의 구강관리법
구강위생관리법 교육	• 잇솔질법, 틀니관리법
직접서비스 제공	• 전문가 잇솔질, 틀니 세척, 입 체조, 구강점막 및 구강근육 마사지, 불소도포, 치면세마, 구취관리
구강보건실(센터) 및 타치과 의료기관 연계	• 저소득 노인 틀니사업 대상자인 경우나 유지관리 대상자인 경우 해당 치과에 의뢰 • 치통 등 응급치과치료 필요시 치과진료 의뢰

2) 임상분야 노인구강보건관리

최근 우리사회는 고령화 사회로 급격한 변화를 맞고 있으며, 이러한 고령화 사회에서 중요한 것은 구강관리 영역이다. 노인이 은퇴 후 사회생활을 하지 않던 시절에는 구강악안면의 다양한 역할 중에서 원활한 저작기능에 대한 기능이 주로 요구되었다면, 최근 노령사회는 경제적 활동을 포함하는 사회 활동이 요구되고 있어 건강하고 효과적인 사회 활동을 위해서 구강악안면 기능은 심미적기능, 소통의 기능 및 인간관계기능 까지 모두 중요하게 되었다. 이런 변화 속에서 노인의 구강기능 회복을 위한 지원과 서비스가 제공되어야 하나 아직 치과계는 고령화 사회에 대한 준비가 부족하며 치과인들 조차 그 중요성에 대한 인식을 하지 못하고 있는 실정이다. 다행히 보건기관을 중심으로 몇 가지 사업이 개발되어 운영되고 있거나, (사)대한치과위생사협회 노인전담위원회의 교육프로그램 운영 등의 노력은 있었으나, 임상분야의 경우는 노인을 위한 관련 프로그램을 찾아보기 힘든 상황이다. 그나마 최근 노인치의학회를 중심으로 고령화 사회의 역할들에 대해 논의가 시작되고 있는 것은 참 다행한 일이다.

1장에서 살펴본 바와 같이 세계 각국의 노인구강문제의 접근은 주로 개호시설 등의 요양대상자들의 지원 · 관리와 관련된 문제해결이다. 하지만 그 외에 경제적 자립이 가능하거나, 신체적으로 건강한 노인, 약간의 지원을 받아 혼자 관리가 가능한 노인에 대한 교육을 포함한 지원 프로그램에 대한 접근이 필요하다. 보건분야는 기초생활보장 수급자나 차상위 계층 등 노인들의 경제적 능력과 관련된 접근이라면 장기요양 보험에서의 접근은 일정금액을 보험으로 납부하는 피보험자의 건강이 일부분 상실되어 도움이 필요한 대상자를 관리하고 있다. 하지만 임상에서 접근하여야 하는 경우는 두 가지 측면이라 생각한다. 첫째, 건강한 노인이 구강건강관리를 스스로 할 수 있도록 지원해주는 프로그램이다. 임상의 경우 보건분야와는 달리 개인별 상황에 적합한 교육과 실습을 포함한 교육이 가능하므로 피교육대상자에 적합한 구강관리법을 제공하고 습관화하여 스스로 관리할 수 있도록 하여야 한다. 또한 고령자들에게 쾌적한 진료환경을 만들어 줄 필요가 있다. 접수에 접근하기부터 치료 중, 치료 후에 적절하고 섬세한 대응이 필요하다(표 5-3).

둘째, 장기요양보험 인력으로서의 활동이다. 인력으로서 활동하기 위해서는 장기요양보험에 대한 이해 및 노인에 대한 사회적, 신체적, 인지적 특성을 이해하여야 한다. 특히 노인구강건강관리에 대한 지식뿐만 아니라 노인환자 관리와 지원에 대한 지식을 습득하여야 한다. 그러나 현재 우리나라의 법체계상으로는 장기요양 인력으로서의 활동은 의료기사등에 관한 법률 등 법률적 해석이 아직 해결되어야 할 과제로 남아 있다. 일본의 경우 2006년 4월 요양간호보험제도가 개정되면서 구강건강향상서비스가 제공되었고 '치과의사의 직접지도' 라고 하는 문구가 제외되어 그 활동이 활발해졌다. 향후 장기요양 뿐만 아니라 방문치과위생사의 활동 등이 법률적 제약을 받지 않도록 제도적 보완이 필요하다.

노인과 관련된 치위생분야의 국제적 추세는 요양노인을 위한 구강관리 인식과 교육기회에 대한 요구가 커지고 있다. 특히 일본의 경우, 3년이었던 치과위생사 양성과정에 2004년부터 4년제 학부를 신설하였다. 이는 치과위생사를 '치과구강노인요양(dental-oral life care in aged society)에 필요한 전문 인력으로 활용

표 5-3 치과진료기관에서의 노인응대

구분	대응
접수	내원 시 안색과 표정을 관찰하고 몸 상태를 확인한다.
	문진표는 대기실 의자에 앉아 기입하도록 한다.
	문진표에 혼자 기록이 어려울 경우는 질문하여 기록해 준다.
	대화 시는 낮은 목소리로 천천히 또박또박 입 모양으로 정확히 이야기한다.
	내원자 호출 시는 시선을 맞추고 큰 소리로 호출한다.
	내원자가 주로 다니는 통행로에는 물건을 두지 않는다.
	대기실에서 chair까지의 이동은 내원자의 속도에 맞춰 다가가서 실시한다.
	바닥의 물, 오일, 인상재 등에 의해 미끄러지지 않도록 항상 청소해 둔다.
	Chair는 가장 낮게 내리고 등받이는 세워둔다.
	기왕력과 현병력, 복용약은 충분히 파악한다.
치료	진료내용은 그림이나 표를 이용하여 알기 쉽게 설명한다.
	치료 전에 입안을 가글시켜 간단한 구강기능을 확인하여 오연, 사레 등을 미리 예측한다.
	치료가 안전하게 진행되도록 쿠션 등을 이용하여 체위를 확보한다.
	고령자들은 관절염이나 요통이 있는 경우가 있으므로 장기간 같은 체위를 하지 않는다.
	진료 중에는 항상 표정을 관찰하고 말을 건네 긴장감을 풀어주어 혈압상승을 방지한다.
	타액 분비 등이 저하되어 있으므로 치경, 흡입기, 의치 등은 건조시킨 채 구강 내 삽입하지 않는다.
	인상채득 시 인상재가 인두로 흘러가지 않도록 적절한 흐름성으로 연화하고, tray에 담는 인상재의 양도 주의한다.
	사레, 오연 등의 방지를 위해 흡입은 부지런히 실시하고 얼굴은 좌우 한쪽으로 기울여 흡입하기 쉽게 한다.
	뺨이나 혀가 흡입되지 않도록 흡입기 조작은 확실하게 한다.
	칫솔질 교육 시 한 번에 많은 내용을 하지 않는다.
	초음파 scaler는 신중하게 사용하고, 무리가 되는 경우는 hand scaler를 사용한다.
치료 후	치료 후 반드시 기분이나 몸 상태를 질문하여 전신 상태를 확인한다.
	관혈처치를 실시한 경우는 지혈 확인을 실시하고, 주의 사항을 이해하기 쉽게 전달한다.
	Chair에서 내려올 때는 충분히 주의를 하고 대기실로 안내한다.
	보호자를 동반한 경우 처치내용과 치료 후 주의점 등을 설명한다.

출처: 치과위생사. 퀸테센스. 2011(9).

하기 위함' 이라는 뚜렷한 목표를 발표한 바 있었다. 대부분의 연구결과에서 요양노인에게 구강관리가 필요함에도 불구하고, 실제 적용하지 못하는 이유로 요양시설에 종사하는 인력들이 시간이 부족하거나, 구강에서 발생하는 캔디다증(candiasis), 단순포진(herpes simplex) 같은 구내 질병에 대한 지식이 부족하기 때문이라고 하였다. 그렇기 때문에 치과위생사가 수행하는 전문가 구강위생관리가 필요하다는 요구가 요양시설 현장에서부터 확산되고 있는 현실이다.

2008년 일본자료에 의하면 개호노인보건시설에 종사하는 치과위생사는 241명으로 전체의 2% 정도이다. 또한 치과위생사로서 5년 이상 실무경험이 있으면 간병지원전문원(케어 매니저)의 수험 자격을 얻을 수 있다.

흔히 우리가 선진국이라고 하는 나라들은 이미 요양노인을 위한 적극적인 구강관리를 실용화하고 있다. 미국의 경우 거의 모든 요양시설(nursing home)에서 매 12시간 마다 스폰지(foam swabs)로 닦아 주고 보습제를 발라주고 있었다. 절반 정도(약 40%)의 요양시설에서는 노인의 상태에 따라 하루에 한번이라도 수동칫솔과 치약을 사용하여 닦아주고 있다. 그에 반해 유럽은 주로 크로르헥시딘(chlorhexidine) 용액을 사용하여 구강양치를 시키는 편이다. 미국과 유럽 모두 일상적인 구강청결관리의 수준을 넘어 보다 효과적인 구강위생관리를 위해 전동칫솔의 사용을 권유하였다.

표 5-4 최근 요양노인의 구강관리에 대한 연구동향

미국	Hannemam et al, 2005	Medical center 간호사의 입사 초기 구강관리에 대한 우선순위 인식은 낮은 편이었으나, 점차 높아지고 있는 추세임.
영국	Jones et al, 2004	구강사정에 대해 알고(62%), 구강관리방법을 배웠으나(74%), 더 심화된 교육을 요구하고 있음(58%).
유럽	Rello et al, 2007	구강관리의 필요를 절실히 보고하며(88%), 적합한 교육도 수행하고 있지만(77%), 더 전문적인 교육을 원함(93%).
일본	M Adachi et al, 2007	요양서비스 제공자를 교육하여 일상적인 구강위생관리를 하게 하고, 치과위생사에 의한 전문가 구강관리에 대한 효과를 보고함.
한국	신리혜 등, 2008	구강위생과 관련된 인지도 등은 낮으며, 흡인성 폐렴에 대한 인식도 없음. 정규적인 진료나 구강관리가 소홀함. 구강기능회복유지를 위한 전문적인 구강관리를 강하게 요구하고 있음.

2. 노인구강보건을 위한 치과위생사의 활동 제안

우리사회가 고령화 사회로 빠른 속도로 변화하고 있다는 것은 앞에서 언급한 바 있다. 사회가 고령화가 된다는 것은 생산력이 감소하고 도움이 필요한 사람들이 증가 한다는 것을 의미하기도 한다. 특히 치아는 6살에 영구치가 맹출하기 시작하여 생을 다할 때까지 사용하여야 한다. 고령화가 된다는 것은 치아를 사용해야 하는 시간이 연장되는 것이고 관리가 더 필요하다는 것을 의미하기도 한다. 치아 뿐만 아니라 만성질환 등에 의해 투약 및 침샘 위축, 연하기능 저하 등 노화에 의해 발생하는 구강기능의 약화와 치매, 류마티스, 심혈관계질환 등에 의한 기능저하 등 많은 문제점이 발생할 수 있다. 노인의 구강기능을 유지하기 위해 각별한 관리가 필요하고 관리를 위한 치과위생사의 역할도 중요해 질 것이다. 본 단락에서는 치과위생사들의 여러 활동 중에 향후 노인구강보건을 위한 활동들을 살펴보고자 한다.

1) 프로그램 개발자

앞에서 노년기의 변화와 구강보건교육을 위한 주의점 등에서 노인의 특성을 살펴보았고 이들 특성에 맞춰 구강건강증진을 위한 프로그램의 필요성도 살펴보았다. 그 일례로 노인구강기능향상을 위한 입체조의 사례도 살펴보았다. 이처럼 치과위생사들은 구강보건교육을 위해서나 구강기능향상 혹은 구강관리를 위한 체계적인 프로그램 개발의 능력을 갖추어야 하고 노인을 위한 프로그램을 개발하여야 한다. 이를 위해서는 프로그램 개발을 위한 정확한 지식을 이해하고, 적용 대상자에 대한 올바른 판단, 요구도 분석, 적용을 위한 환경 등을 조사하고 분석하는 능력을 갖추어야 한다.

2) 조력자 및 의뢰자

노인 중에는 혼자 스스로의 삶을 꾸려 갈 수 있는 신체적, 경제적 조건을 갖춘 사람이 있는 반면, 또 다른 노인은 경제적인 부분을 포함한 생활의 일부 또는 전부를 지원받아야 하는 경우가 있다. 치과위생사가 제공할 수 있는 노인지원 중 대표적인 것은 구강관리를 통한 건강을 도울 수 있는 분야이다. 각 노인의 구강상태에 맞는 적절한 서비스 제공이나 안내, 지원 등의 역할을 수행할 수 있다.

또한 지원을 하였음에도 불구하고 스스로 관리할 수 없는 경우는 지역의 보건자원과 연계하여 구강건강을 회복할 수 있도록 의뢰 및 연계할 수 있어야 한다. 예를 들어 구강관리를 위해 방문하였을 때 고혈압에 의한 투약이 구강건조증을 악화시켜 구강에 여러가지 위해요소가 된다면 내과에 의뢰하여 구강건조증 완화를 위한 조치를 할 수 있으며, 또한 저작문제발생 시 치료 혹은 의치 등의 문제로 내원이 필요한지를 관찰 · 분석하고 경제적으로 어려운 경우 지역사회 보건기관에서 제공하는 서비스를 수혜할 수 있도록 연계할 수 있다. 이러한 역할을 수행하기 위해서 치과위생사는 지역사회의 치과의료자원 뿐만 아니라 타 보건분야의 인력자원들과 원활한 교류를 할 수 있어야 한다.

3) 교육자

구강보건교육은 치과위생사의 중요한 업무의 하나이며 중요 부분으로 인식되어 왔다. 노인의 대부분은 급성 질환보다는 만성 퇴행성 질환이 주된 건강문제가 되고, 구강문제가 삶의 질에 직접적인 영향을 끼치므로 구강보건교육을 통해 스스로의 건강을 지키는 일이 중요하다. 치과위생사의 구강보건교육자로서 역할은 노인에게 구강건강문제와 관련된 지식을 제공하고 질병에 대한 인식을 돕는 것이다. 또한 구강건강 증진과 구강병예방을 위한 건강행위에 대한 동기를 부여하는 것이다.

구강보건교육을 통해 개인의 지식, 태도 행동의 변화를 추구하고 구강건강관리 능력을 개발시킴으로써 변화를 유도할 수 있으므로 치과위생사는 행동변화촉진자로서의 기능을 담당하여야 하고 이를 위해 구강보건교육자의 역할을 수행하여야 한다.

치과위생사는 노인 스스로가 자신을 돌볼 수 있는 능력을 갖추도록 교육하여 문제가 발생하였을 때 스스로 구강건강정보와 적절한 보건자원을 이용할 수 있는 능력을 배양하도록 돕는다. 이러한 역할 수행을 위해서 인간의 심리와 의사소통 능력 등을 배양하여야 하며, 인간의 행동에 영향을 주는 여러 이론에 대한 해박한 지식을 갖출 필요가 있다.

4) 직접 서비스 제공자

노인을 위한 치과위생사의 역할 중 상당히 많은 영역이 직접적인 서비스제공이다. 최근 보건기관의 방문보건사업이나 건강보험의 장기요양제도에 의해 직접적으로 제공되는 치과서비스 즉, 전문가 치면세정술이나 치간청결물리요법, 치면세마 및 불소도포 등이 여기에 속한다. 또한 보건소의 사업으로 실시되는 노인 스켈링 및 불소도포사업에서 제공되는 서비스가 있다. 치과위생사에 의해 제공되는 불소도포, 의치세척, 치면세마, 전문가 치면세면세정술 등은 치과위생의 기술적 능력이 요구되며 그 외 노인의 질병이나 심리상태, 복용약, 만성질환, 인지증이나 거동불편을 야기하는 질환 등에 대한 지식과 이들 질환과 구강병과의 관련성에 대한 폭넓은 지식이 요구된다.

3. 노인전문치과위생사로서의 미래 발전방향

1) 최근 노인관련 변화된 이슈

(1) 신노년학의 개념

최근 노화에 관한 부정적 시각에서 벗어나 노인의 다양성을 수용하려는 신노년학(new gerontology)이 주목을 받고 있다. 신노년학은 성공적 노화 개념에 기반을 두어 생성된 것으로(Holstein & Minkler, 2003), 이는 지금까지 노인의 삶을 빈곤, 질병, 고독, 무위의 4중고로 인식하던 것을 극복하고 어떠한 환경과 조건 하에서 노인의 삶의 질이 향상될 수 있는 지에 관심을 갖는 긍정적 시도이다.

(2) 성공적 노화의 개념

성공적 노화 개념은 최근 노년학의 가장 주요하고 보편적인 주제로 다양한 분야의 학자들에 의해 연구되어왔다. 미국에서는 의학, 신경학, 심리학, 사회학, 병리학 분야의 학자들과 1984년부터 약 7년간 신노년학의 개념에 기초하여 노화와 관련된 연구를 진행하였다. 이를 통해 성공적으로 노화한다는 것이 과연 어떠한 의미인지, 성공적으로 노화하기 위해 가장 중요한 생애 과업은 무엇인지, 사람들이 성공적으로 노

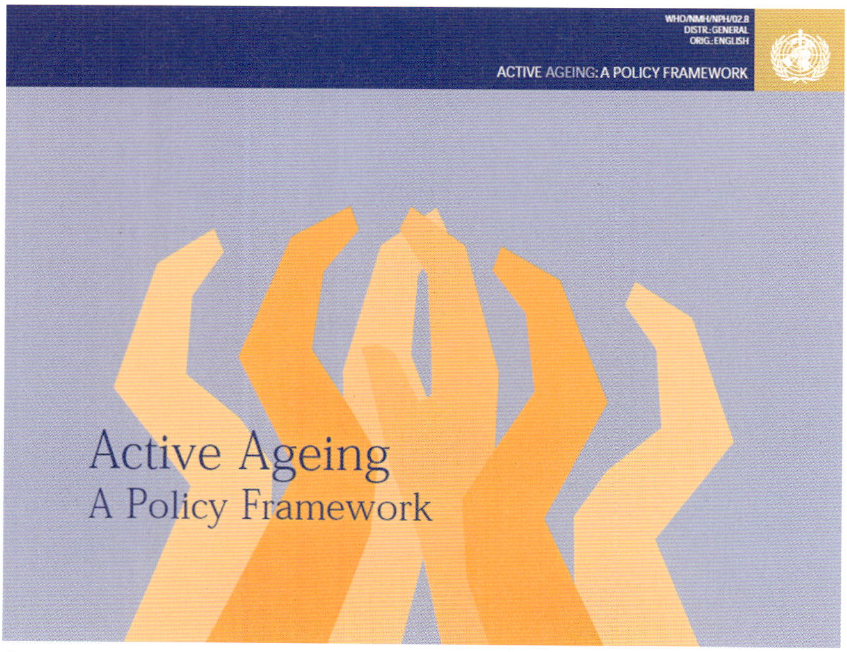

그림 5-2 성공적 노화의 개념 포스터　　출처: WHO보고서, Active Aging: A Policy Framework

화할 수 있도록 사회는 어떻게 변화해야 하는지를 밝히고 제시하였다.

여기서 제시한 성공적 노화를 위한 세 가지 이론적 요소는 첫째, 질병과 장애의 부재 및 그 위험 요소가 없는 것 둘째, 높은 신체적 · 인지적 기능 유지 셋째, 적극적 인생 참여였다. 즉, 노년기에 질병과 장애가 없으면 신체적 · 인지적 기능을 유지하기가 더 쉽고, 나아가 신체적 · 인지적 기능을 유지함으로써 적극적인 인생참여가 가능해진다(Martha & Michael, 2002). 이것이 성공적인 노화의 개념으로 통용되고 있다.

2) 노인전문치과위생사의 필요성

우리사회에 고령화가 도래하고 있고 고령화 사회에 있어서 구강의 중요성에 대하여 앞의 자료들을 통해 공유하였다. 치위생학의 기초치위생, 교육치위생, 지역사회치위생, 임상치위생, 치과임상지원 등 여러 분야는 그 중에 한 가지 잘 안다고 해서 능력있는 치과위생사가 될 수 있는 것은 아니다. 이들이 서로 각각의 다른 분야가 아니고 포괄적으로 서비스가 제공될 때 대상자에게 필요한 건강한 구강건강관리서비스가 제공될 수 있다. 그럼에도 불구하고 노인의 경우는 사회적, 심리적, 신체적 특성이 다양하여 다른 연령층과 동일하게 관리하기에는 많은 훈련과 연구가 필요하며 또한 숙달되어야 한다. 그러므로 노인들을 대상으로 하는 전문가 양성이 필요하며 이미 일본의 경우 연수나 학회 등의 활동을 통해 전문가가 육성되고 있다. 현재 우리나라의 경우 노인구강보건교육분야에서는 대한구강보건교육학회, 충치예방연구회, 가칭)국민구강보건을 위한 치과위생사 포럼을 중심으로 입 체조 교육자 및 노인구강보건교육전문가를 양성하고 있고, (사)대한치과위생사협회에서도 노인전문위원회를 조직하여 연수프로그램을 통해 노인전문구강관리 인력양성을 한 바 있다. 또한 노인문제에 관심있는 치과위생사들이 개별적인 노력으로 민간자격취득을 위한 노력은 하고 있지만 국가기관이나 제도에 의한 노인전문치과위생사양성은 이루어지지 않고 있다. 향후 고령화 사회를 대비하여 노인전문치과위생사의 교육프로그램을 통해 전문가 육성이 요구되고 있으며 조속히 양성되어야 한다.

3) 과제

노인의 구강관리를 전문적으로 수행할 수 있는 지식을 갖춘 숙달된 인력이 필요하다는 것은 누구나 공감하고 그 필요성을 인정하고 있다. 하지만 우리의 현실에서 이러한 문제를 해결해 나가기 위해서는 풀어야 할 과제가 있다.

그 첫째가 치과위생사의 법률적 활동 범위이다. 현재 치과위생사는 의료기사법에 의해 치과의사의 지도를 받는 인력이며, 이 지도의 의미는 직접 지도의 의미를 내포하고 있다. 보건분야의 방문보건사업이나 장기요양보험 제도 하의 치과위생사의 활동은 보건소나 의료기관에서 이루어지지 않고 수혜자가 생활하는 곳에 방문하여 서비스가 제공된다. 이때 방문 시마다 치과의사와의 동행은 현실적으로 어렵고, 치과의료의 특성상 대상자가 거주하는 곳에서 제공되는 서비스의 내용은 제한적이어서 인력과 시간의 낭비일 수밖에 없다. 그러므로 치과위생사 인력을 활용한 치료보다는 관리중심의 노인구강관리를 위한 법률적 활동범위가 보장되어야 한다.

둘째, 노인문제에 대한 치과계의 인식 전환이 필요하다. 노인의 구강문제를 단순히 치료위주의 의치 보철의 관점이 아닌 구강관리에 의한 건강증진 관점에서의 인식전환이 필요하며, 노인구강건강을 위한 프로그램 개발 및 인력을 양성하여야 한다. 하지만 현재 대학 교육과정에 노인치과위생 또는 노인 치의학 관련 과목이 개설된 학교가 많지 않고 노인과 관련된 학회활동도 이제 걸음마 단계로 좀 더 심화된 교육과 연구 등의 적극적 활동이 요구된다.

셋째, 제도적 뒷받침이 필요하다. 현재 건강보험제도의 장기요양급여항목 중 구강위생서비스는 몇 가지에 불과하다. 또한 대부분 임상분야에서 노인에게 치료 외에 제공되어야 하는 관리영역은 보험급여 또는 비 급여 항목에 조차 인정되지 않아 진료비 산정에 어려움을 겪고 있다. 향후 구강관리 서비스가 정책적으로 급여 항목이 될 수 있도록 유관 단체들의 지속적 노력이 필요하다.

넷째, 치과위생사 인력에 의해 제공될 수 있는 서비스 항목의 개발이다. 현재 장기요양급여 부분의 불소도포, 의치세척, 치면세마, 전문가 치면세면세정술 외에 새로운 업무들을 개발하여 다양한 서비스가 제공될 수 있어야 한다. 이를 위해서는 노인에게 적합한 서비스에 대한 연구가 필요하다.

마지막으로 홍보이다. 현재 장기요양급여 방문간호에 구강서비스가 포함한 치과계의 인지가 낮다. 향후 구강관리 필요성에 대한 적극적인 홍보를 통해 수혜자들이 구강관리서비스를 원활히 제공받을 수 있도록 하여야 한다. 물론 이 경우 서비스를 제공할 수 있는 전문가의 양성과 병행되어야 한다.

Appendix

부 록

- 1. 침상이동 및 휠체어 이동
- 2. 전문구강서비스
- 3. 응급처치와 기본소생술
- 4. 의사소통

1. 침상이동 및 휠체어 이동

1) 침대머리 올리기

(1) 목 적 대상자가 편안하고 안전하게 이동할 수 있게 하기 위함이다.

(2) 준비물품 작은 베개, 큰 베개

	돕는 방법	확인	
		Pass	Fail
1	대상자에게 자신을 소개한다.		
2	대상자를 확인하고 절차를 설명한다.		
3	침대를 수평으로 한다.		
4	침대머리 쪽으로 베개를 옮긴다.		
5	자신의 허리 높이로 침대를 올리고, 자신 쪽의 침대난간은 내린다.		
6	대상자의 무릎을 세워 발바닥이 침대에 닿게 한다.		
7	대상자가 협조 할 수 있는 경우 대상자가 침대머리 쪽 난간을 잡게 한 후 신호를 하여 대상자와 같이 침상머리 방향으로 움직인다.		
8	몸의 자세를 바르게 유지한다.		
9	침대높이를 조절하고 침대난간을 올린다.		

2) 옆으로 눕히기

(1) 목 적 대상자가 편안하고 안전하게 이동할 수 있게 하기 위함이다.

(2) 준비물품 작은 베개, 큰 베개

	돕는 방법	확인	
		Pass	Fail
1	대상자에게 자신을 소개한다.		
2	대상자를 확인하고 절차를 설명한다.		
3	장기요양요원쪽의 침대난간을 내리고 반대쪽 난간을 올린다.		
4	자신의 한쪽 팔을 둔부 밑에 놓고, 한쪽 팔을 대상자 어깨 밑에 깊숙이 밀어 넣는다.		
5	스스로 돌아눕기가 가능한 대상자는 얼굴을 돌아눕는 쪽으로 향하고 건강한 팔로 불편한 팔을 가슴에 모은 다음, 건강한 발로 불편한 발을 들어 올려 돌린다.		
6	대상자의 왼쪽 팔꿈치를 구부려 대상자 가슴에 오도록 한다.		
7	대상자의 오른쪽 팔은 머리 위로 올리거나 팔꿈치를 구부려 직각이 되도록 침대에 놓는다.		
8	자신의 오른쪽 다리를 앞으로 내밀고, 왼쪽 다리와 무릎을 구부리면서 침대위에 팔을 놓는다.		
9	침대높이를 조절하고 침대난간을 올린다.		

3) 침대모서리로 이동하기

	돕는 방법	확인	
		Pass	Fail
1	대상자에게 자신을 소개한다.		
2	대상자를 확인하고 절차를 설명한다.		
3	자신 쪽의 침대 난간을 내린 후, 반대쪽 난간을 올린다.		
4	먼저 머리와 가슴부위를 옮긴다.		
5	한 손은 대상자 후두부로 먼쪽 어깨를 잡고 다른 손은 대상자의 등 밑을 지지한다.		
6	대상자의 어깨를 자신 쪽으로 당기는 동안 자신의 체중을 앞쪽에서 뒤쪽 발로 옮긴다.		
7	둔부를 움직이기 위해 대상자의 허리와 허벅지 밑에 요양보호사의 손을 넣어 둔부를 당겨 옮긴다.		
8	대상자의 허벅지와 무릎 아래에 자신의 손을 넣어 다리와 발을 옮긴다.		
9	침대높이를 조절한 뒤 침대난간을 올린다.		

4) 상체 일으키기

(1) 목 적 대상자를 편안하고 안전하게 체위를 변경할 수 있게 하기 위함이다.

	돕는 방법	확인	
		Pass	Fail
1	대상자에게 자신을 소개한다.		
2	대상자를 확인하고 절차를 설명한다.		
3	양 무릎을 세우고 요양요원의 손을 대상자 겨드랑이에서 팔꿈치까지 깊숙이 넣는다.		
4	고개를 지지한 상태로 신호하며 천천히 일으킨다.		
5	대상자의 무릎을 세우고 양손으로 자신의 어깨를 잡게 한다.		
6	자신은 대상자의 등을 잡고 신호하며 천천히 일으킨다.		

5) 휠체어 사용 돕기

(1) 목 적 휠체어를 이용하여 안전하게 이동한다.

(2) 주의사항

① 휠체어의 선택: 신체 기능 및 사용 공간, 체형에 맞는 것 선택, 휠체어 기능(바퀴의 잠금장치, 핸들, 팔받침, 다리 받침대) 확인
② 위치: 항상 대상자 가까이에서 지지

(3) 준비물품 휠체어, 쿠션(베개), 무릎덮개

	돕는 방법	확인	
		Pass	Fail
1	대상자에게 자신을 소개한다.		
2	대상자를 확인하고 절차를 설명한다.		
3	휠체어를 침대 옆에 두고 잠금장치를 잠근 후 다리받침을 올린다.		
4	대상자를 이동 절차에 따라 휠체어로 이동시킨다.		
5	휠체어에 있는 대상자의 체위를 유지시킨다.		
6	휠체어의 잠금장치를 푼다.		
7	대상자가 탄 휠체어를 이동시킬 경우 휠체어 뒤에서 돕는다.		
8	위관, 유치도뇨관, 튜브, 드레싱, 부목 등이 있는 경우 당겨지거나 움직이지 않도록 한다.		
9	침대에서 휴식없이 3시간 이상 휠체어에 두지 않는다.		
10	대상자가 침대로 올라가도록 돕는다.		

6) 휠체어 사용 돕기(문턱, 언덕, 승강기)

(1) 목 적 휠체어를 이용하여 안전하게 이동한다.

(2) 주의사항

① 휠체어의 선택: 신체 기능 및 사용 공간, 체형에 맞는 것을 선택, 휠체어 기능(바퀴의 잠금장치, 핸들, 팔 받침, 다리 받침대) 확인

② 위치: 항상 대상자 가까이에서 지지

(3) 준비물품 휠체어, 쿠션(베개), 무릎덮개

	돕는 방법	확인	
		Pass	Fail
1	대상자에게 자신을 소개한다.		
2	대상자를 확인하고 절차를 설명한다.		
3	〈문턱 오르고 내리기〉 문턱을 오를 때는 티핑레버를 밟고 휠체어를 뒤쪽으로 기울여 앞바퀴를 든 다음 손잡이를 이용해 문턱을 오른다.		
4	문턱을 내려올 때는 뒤로 향하여 손잡이를 잡아들어 올리면서 뒷바퀴부터 내려놓으면 앞으로 고꾸라지지 않는다.		
5	〈언덕 오르고 내리기〉 언덕을 오를 때는 앞을 향하여 지그재그식으로 오른다.		
6	언덕에서 내려올 때 휠체어를 뒤로 향하게 하여 자신이 앞에 서서 지그재그식으로 내려간다. 경사로에서는 속도를 줄인다.		
7	〈승강기에 타고 내리기〉 승강기에 탈 때는 휠체어 방향을 뒤로 한 후 자신이 먼저타고 티핑레버를 밟아 앞바퀴를 들어 올려 뒷바퀴로 탄 후 잠금장치를 한다.		
8	승강기에서 내릴 때는 잠금장치를 풀고 휠체어 방향을 뒤로 한 후 자신이 먼저 내리고 티핑레버를 밟아 앞바퀴를 들어 올려 바퀴만으로 내린다.		
9	〈울퉁불퉁한 길〉 대상자가 진동을 느끼지 않도록 앞바퀴는 들어 올리고 뒷바퀴만으로 민다.		

7) 침대에서 휠체어로 이동 / 휠체어에서 침대로 이동

(1) 목 적 휠체어를 이용하여 안전하게 이동한다.

(2) 주의사항

① 휠체어의 선택: 신체 기능 및 사용 공간, 체형에 맞는 것을 선택, 휠체어 기능(바퀴의 잠금장치, 핸들, 팔 받침, 다리 받침대) 확인

② 위치: 항상 대상자 가까이에서 지지

(3) 준비물품 휠체어, 쿠션(베개), 무릎덮개

	돕는 방법	확인	
		Pass	Fail
1	대상자에게 자신을 소개한다.		
2	대상자를 확인하고 절차를 설명한다.		
3	〈침대에서 휠체어로 이동〉 침대를 낮은 위치로 내린 후 휠체어를 침대 옆에 45° 각도로 두고 바퀴를 고정한다.		
4	침대머리를 가장 높게 올려 대상자를 앉힌 후 내린다.		
5	대상자를 일으켜 세운다.		
6	건강한쪽 다리를 축으로 빙그르 돌려 등을 휠체어로 향하게 하고, 자신이 불편한쪽 다리를 지지하면서 휠체어에 내려놓는다.		
7	대상자가 앉는 동안 건강한쪽 팔을 의자의 팔걸이에 놓아 스스로 안정성을 유지한다. 대상자가 앉는 동안 자신의 무릎과 둔부를 굽힌다.		
8	대상자가 앉는 동안 자신의 무릎과 둔부를 굽힌다.		
9	대상자가 앉은 다음 발 받침대를 내려놓아 다리를 발 받침대에 차례로 올려 놓는다.		
10	필요한 곳에 베개를 사용하고, 대상자에게 무릎덮개를 덮어준다.		
11	〈휠체어에서 침대로 이동하기〉 휠체어를 45° 각도로 대상자 침대 옆에 놓은 다음 잠금장치를 잠근다. 대상자의 건강한쪽이 침대 쪽을 향하도록 한다.		
12	잠금장치가 잠겨있는지 확인한다.		
13	장기요양요원은 마주서서 대상자의 다리를 밑으로 내리고 둔부를 앞으로 이동시킨다.		
14	장기요양요원의 무릎으로 대상자의 불편한쪽 무릎을 눌러 대상자를 일으켜 세운다.		
15	대상자의 방향을 바꾸어 대상자가 건강한쪽 손으로 침대를 잡고, 무릎을 구부려 침대에 앉게 한다.		

8) 바닥에서 휠체어로 이동하기

(1) 목 적 휠체어를 이용하여 대상자의 안전한 이동을 돕기 위함이다.

(2) 준비물품 휠체어, 쿠션(베개), 이동식 좌변기, 무릎덮개

	돕는 방법	확인	
		Pass	Fail
1	대상자에게 자신을 소개한다.		
2	대상자를 확인하고 절차를 설명한다.		
3	올바른 손씻기를 한 후 일회용 장갑을 낀다.		
4	필요한 물품을 준비한다.		
5	〈바닥에서 휠체어로 이동〉 휠체어의 잠금장치를 잠그고 발 받침대를 올려 발을 바닥에 내려놓는다.		
6	장기요양요원은 대상자가 일어나 앉는 것을 도와 양 손으로 휠체어를 잡게 한다.		
7	물품을 정리하고 손을 씻는다.		

2. 전문구강서비스

1) 전문가 치면세정술

(1) 목 적 와타나베 방법으로 치간사이의 치면세균막의 제거와 마사지효과를 높여 치간사이의 청결과 치간 유듀의 마사지를 도모한다.

(2) 주의사항

① 전문가만이 시행할 수 있는 방법이다.
② 와타나베법을 위해 고안된 와타나베 brush를 사용한다.
③ 칫솔을 가볍게 pen grasp로 잡는다.
④ 치아의 순면에서 설면으로 치간 사이를 중심으로 주로 미는 동작을 계속 반복한다.
⑤ 치아 전체의 청결을 도모하는 효과는 낮으므로 잇몸질환 대상자 등에게 적용하거나, 부분적으로 사용한다.

(3) 준비물품 일회용 장갑, 마스크, 방수용 에이프런(大), 이동용 흡입기, 안면가리개, 마우스개구기, 설압자, 일회용 치경, 거즈, 수건, 바세린, 물, 컵, 치면착색제, 면봉, 와타나베 brush, 치약, 입술보호제, 욕실의자

	돕는 방법	확인	
		Pass	Fail
1	대상자에게 자신을 소개한다.		
2	대상자를 확인하고 절차를 설명한다.		
3	올바른 손씻기를 한 후 일회용 장갑을 낀다.		
4	필요한 물품을 준비한다.		
5	대상자의 위치를 조정한다.		
6	대상자의 목에서 가슴부위에 수건을 대준다.		
7	술자의 위치를 조정한다.		
8	Tocthpick brush를 가볍게 pen grasp로 잡는다.		
9	치아장축과 칫솔면이 전치부는 30°, 구치부는 50~70°을 유지하며 협면에서 설면으로 미는 동작을 반복한다. ※대상자의 악궁의 크기와 형태, 치아배열에 따라 다소 다르므로 적절히 응용한다.		
10	교합면과 혀를 닦아준다. 필요시 일반칫솔을 이용한다.		
11	잇몸에 출혈이 없는지 확인하고 입술보호제를 바른다.		
12	물품을 정리하고 손을 씻는다.		

2) 치간청결물리요법

(1) 목 적

물리적 기구를 이용해서 치간사이의 치은연상 및 치은연하 1~3 mm까지 치면세균막을 제거하여 치주질환 예방 및 치주조직 건강증진을 도모한다.

(2) 주의사항

① 설측부터 시작한다.
② 저속엔진을 약하게 밟으면서 대상자에게 동의를 구한 후 진행한다.

(3) 준비물품

일회용 장갑, 마스크, 방수용 에이프런(大), 이동용 흡입기, 안면가리개, 마우스개구기, 설압자, 일회용 치경, 거즈, 수건, 바세린, 물, 컵, 프로핀 앵글, 콘트라앵글, 마이크로모터, 컨트롤박스, 공포, EVA tip, 연마제, 러버컵, 주사기, 치실, 러버컵, polishing brush, 20 cc 주사기, 식염수, 구강소독액

	돕는 방법	학습자확인	
		Pass	Fail
1	대상자에게 자신을 소개한다.		
2	대상자를 확인하고 절차를 설명한다.		
3	올바른 손씻기를 한 후 일회용 장갑을 낀다.		
4	필요한 물품을 준비한다.		
5	베개를 이용하여 하악을 시술할 경우 머리쪽에 베개를 받치고 상악의 경우 목에 베개를 받친다.		
6	주사기나 러버컵을 이용하여 치면에 연마제를 도포한다.		
7	공포를 덮은 후 저속용모터에 러버컵 또는 polishing brush 등을 부착해 연마제를 묻힌 후 협, 설면의 세마를 시행한다. 이 때 이동용 흡입기를 함께 사용한다.		
8	Eva tip이 치간부로 들어갈 때 tip은 치간유두가 내려갈 때까지 교합면쪽으로 10° 정도의 각을 준다.		
9	시술순서는 하악대구치 설측부터 시작하여 상악구치부 설측과 협측으로 진행한다.		
10	치실 또는 칫솔을 이용하여 치간부에 붙어 있는 치면세균막과 연마제를 깨끗이 제거한다.		
11	20 cc 주사기에 증류수를 넣어 세척한다.		
12	치은염이 있는 경우 주사기에 구강소독액을 넣어 치은경계부에 도포한다.		
13	식염수로 세척한다.		
14	물품을 정리하고 손을 씻는다.		

3) 치면세마

(1) 목 적

치면세균막은 구강 내 치면에 증식된 세균덩어리로써 이를 제거하여 치아우식증과 치주질환을 예방하고 치주조직의 건강증진을 도모한다.

(2) 주의사항

① 전신질환(고혈압, 당뇨) 등 생징후를 확인한다.
② 출혈이 계속되는지 살펴보고 적절한 조치를 취한다.

(3) 준비물품

일회용 장갑, 마스크, 방수용 에이프런(大), 이동용 흡입기, 안면가리개, 마우스개구기, 설압자, 일회용 치경, 거즈, 수건, 바세린, 물, 컵, 콘트라앵글, 마이크로모터, 컨트롤박스, 이동용스켈러, 공포, 연마제, 러버컵, 주사기, 치실, polishing brush, 구강소독액, 식염수

	돕는 방법	학습자확인	
		Pass	Fail
1	대상자에게 자신을 소개한다.		
2	대상자를 확인하고 절차를 설명한다.		
3	올바른 손씻기를 한 후 일회용 장갑을 낀다.		
4	필요한 물품을 준비한다.		
5	베개를 이용하여 하악을 시술할 경우 머리쪽에 베개를 받치고 상악의 경우 목에 베개를 받친다.		
6	공포를 덮은 후 초음파 치석제거기 또는 핸드 스케일러를 이용하여 치은 연상 및 치은 연하에 부착 되어 있는 치석과 침착물을 제거한다.		
7	마이크로모터에 콘트라앵글을 부착시킨 후 러버컵 또는 polishing brush를 이용 치면을 매끄럽게 활택시킨다.		
8	치실 또는 칫솔을 이용하여 남아 있는 연마제를 모두 제거한다.		
9	20 cc 주사기에 증류수를 넣어 세척한다.		
10	치은염이 있는 경우 주사기에 구강소독액을 넣어 치은경계부에 도포한다.		
11	구강소독액을 손가락에 묻혀 잇몸 마사지를 해준다.		
12	구강근육 마사지를 실시한다.		
13	식염수로 세척한다.		
14	물품을 정리하고 손을 씻는다.		

4) 불소도포

(1) 목 적

노인들의 구강문제 중 잇몸질환으로 인한 치조골 소실로 치아사이에 공간이 생기면서 인접면 치아우식증이 빈번하게 발생하고 횡마법에 의한 치경부마모로 인해 이가 시리게 되어 시린이 예방을 위해 불소도포가 필수적이라 할 수 있다.

(2) 주의사항

① 삼키지 않도록 사전에 불소에 대하여 설명한다.
② 불소가 침착되는데 필요한 시간을 설명한다.

(3) 준비물품

일회용 장갑, 마스크, 방수용 에이프런(大), 이동용 흡입기, 안면가리개, 마우스개구기, 설압자, 일회용 치경, 거즈, 수건, 바세린, 물, 컵, 1.23% 불화인산나트륨, 불소겔트레이, 칫솔, 코튼롤, 이동용 흡입기, 거즈, 불소바니쉬(4%), 치약

① 칫솔로 도포하는 방법

	돕는 방법	확인	
		Pass	Fail
1	대상자에게 자신을 소개한다.		
2	대상자를 확인하고 절차를 설명한다.		
3	올바른 손씻기를 한 후 일회용 장갑을 낀다.		
4	필요한 물품을 준비한다.		
5	대상자 본인의 칫솔에 치약을 묻혀 칫솔질 및 양치를 한다.		
6	이동용 흡입을 사용하거나, 없을 경우 최대한 침을 삼키게 한 후 거즈를 이용하여 치면을 닦아내고 상악 협면에 코튼롤을 삽입한다.		
7	칫솔에 1.23% 불화인산나트륨을 묻혀 치면에 불소를 도포한다.		
8	4분간 도포 후 거즈를 이용하여 불소를 제거한다.		
9	동일한 방법으로 하악도 시행한다.		
10	도포후 30분간 입안을 헹구거나 음식물 섭취를 금지시킨다.		
11	물품을 정리하고 손을 씻는다.		

② 불소겔 트레이를 이용하는 방법

	돕는 방법	확인	
		Pass	Fail
1	대상자에게 자신을 소개한다.		
2	대상자를 확인하고 절차를 설명한다.		
3	올바른 손씻기를 한 후 일회용 장갑을 낀다.		
4	필요한 물품을 준비한다.		
5	대상자 본인의 칫솔에 치약을 묻혀 칫솔질 및 양치를 한다.		
6	이동용 흡입기가 있는 경우 구강 내 타액을 흡입시키고, 없을 경우 최대한 침을 삼키게 한 후 거즈를 이용하여 치면을 닦아낸다.		
7	불소겔트레이에 1.23% 불화인산나트륨을 넣어 구강 내 삽입한다.		
8	4분간 도포 후 트레이를 제거하고 거즈를 이용하여 불소를 제거한다.		
9	도포후 30분간 입안을 헹구거나 음식물 섭취를 금지한다.		
10	물품을 정리하고 손을 씻는다.		

③ 불소바니쉬를 이용하는 방법

	돕는 방법	확인	
		Pass	Fail
1	대상자에게 자신을 소개한다.		
2	대상자를 확인하고 절차를 설명한다.		
3	올바른 손씻기를 한 후 일회용 장갑을 낀다.		
4	필요한 물품을 준비한다.		
5	대상자 본인의 칫솔에 치약을 묻혀 칫솔질 및 양치를 한다.		
6	이동용 흡입기를 사용하거나, 없을 경우 최대한 침을 삼키게 한 후 거즈를 이용하여 치면을 닦아내고 상악 협면에 코튼롤을 삽입한다.		
7	4% 불소바니쉬를 치아에 도포한다.		
8	동일한 방법으로 하악도 시행한다,		
9	도포 후 4~5시간 입안을 헹구거나 음식물 섭취를 금지한다.		
10	물품을 정리하고 손을 씻는다.		

5) 의치관리

(1) 목 적

의치청결유지로 구취예방, 상쾌함 증가 및 세균 증식과 점막 염증을 예방한다.

(2) 주의사항

① 의치를 뜨거운 물에 담가 두지 않도록 한다.
② 식사 때마다 의치용 칫솔을 이용하여 의치 청결을 유지하도록 지도한다.
③ 의치를 제거한 후 잔존치아와 잇몸도 함께 닦도록 지도한다.

(3) 준비물품

일회용 장갑, 마스크, 방수용 에이프런(大), 이동용 흡입기, 안면가리개, 마우스개구기, 설압자, 일회용 치경, 거즈, 수건, 바세린, 물, 컵, 의치용 칫솔, 국소의치용 칫솔(시험관솔) 의치세정제, 의치보관함, 주방용세제, 입술보호제

	돕는 방법	확인	
		Pass	Fail
1	대상자에게 자신을 소개한다.		
2	대상자를 확인하고 절차를 설명한다.		
3	올바른 손씻기를 한 후 일회용 장갑을 낀다.		
4	필요한 물품을 준비한다.		
5	상악, 하악 순서로 의치 한쪽씩 제거한다(대상자가 제거 가능).		
6	수건을 깔고 용기(볼)에 물을 받아서 담아둔다.		
7	의치용 솔에 합성세제를 묻혀서 미온수로 닦는다.		
8	국소의치의 clasp부분은 denture brush를 이용하여 세밀하게 닦는다.		
9	의치의 형태, 깨진 부위 등 이상부분을 확인한다.		
10	대상자의 입안을 살피어, 의치로 인해 자극을 받아 상처가 난 부위가 있는지 확인한다.		
11	상처가 난 부위나 염증이 있을 경우, 소독약을 발라주거나 필요시 치과의사에게 의뢰한다.		
12	취침 시 일정한 장소와 용기(의치용보관함등)에 물과 의치용세정제를 넣은 후 의치를 보관하도록 교육한다.		
13	구강 내 잇몸 마사지를 해준다.		
14	입안을 헹구도록 한다.		
15	구강 외 안면근육 마사지를 해준다.		
16	물품을 정리하고 손을 씻는다.		

6) 상처, 구내염처치

(1) 목 적

상처, 구내염의 빠른 치유와 2차 감염을 예방한다.

(2) 주의사항

① 구강 소독액 적응증을 숙지하도록 한다.
② 환부에 위해한 행동을 삼가도록 지도한다.

(3) 준비물품

일회용 장갑, 마스크, 방수용 에이프런(大), 이동용 흡입기, 안면가리개, 마우스개구기, 설압자, 일회용 치경, 거즈, 수건, 바세린, 물, 컵, 20 cc 주사기, 구강소독액

	돕는 방법	확인	
		Pass	Fail
1	대상자에게 자신을 소개한다.		
2	대상자를 확인하고 절차를 설명한다.		
3	올바른 손씻기를 한 후 일회용 장갑을 낀다.		
4	필요한 물품을 준비한다.		
5	구강상태를 살핀다.		
6	의치를 하고 있을 경우 의치를 제거한다.		
7	환부를 제외하고 부드러운 칫솔을 사용하여 칫솔질을 한다.		
8	환부를 제외한 구강 점막에 마사지를 한다.		
9	차가운 생리식염수로 입안을 헹구도록 한다.		
10	가글액이 목으로 넘어가지 않도록 포터블 석션기를 이용한다		
11	환부에 20 cc 주사기에 구강소독액 등을 넣어 rinsing한다.		
12	처방된 연고가 있으면 소독된 면봉에 연고를 덜어 환부에 도포한다.		
13	살구, 복숭아주스 등을 마시도록 지도한다.		
14	딱딱하고 거친 음식, 뜨거우며 신 음식, 자극이 강한 양념은 피하도록 식단을 작성하도록 지도하고 시중에서 파는 구강 청정제는 사용하지 않도록 지도 한다.		
15	흡연과 음주를 삼가고, 의치장착을 피하도록 지도한다.		
16	물품을 정리하고 손을 씻는다.		

7) 수술 후 처치

(1) 목 적

수술부위의 빠른 치유와 2차 감염을 예방한다.

(2) 주의사항

① 수술의 종류와 주의사항을 미리 숙지하도록 한다.
② 대상자의 전신적 특징을 미리 숙지하도록 한다.

(3) 준비물품

일회용 장갑, 마스크, 방수용 에이프런(大), 이동용 흡입기, 안면가리개, 마우스개구기, 설압자, 일회용 치경, 거즈, 수건, 바세린, 물, 컵, 의치용 칫솔, 국소의치용 칫솔(시험관솔) 의치세정제, 의치보관함, 주방용세제, 입술보호

	돕는 방법	확인	
		Pass	Fail
1	대상자에게 자신을 소개한다.		
2	대상자를 확인하고 절차를 설명한다.		
3	올바른 손씻기를 한 후 일회용 장갑을 낀다.		
4	필요한 물품을 준비한다.		
5	구강상태를 살핀다.		
6	의치를 하고 있을 경우 의치를 제거 한다.		
7	환부를 제외하고 부드러운 칫솔로 칫솔질을 한다.		
8	환부를 제외한 구강 점막에 마사지를 한다.		
9	차가운 생리식염수로 입안을 헹구도록 한다.		
10	가글액이 목으로 넘어가지 않도록 포터블 흡입기 이용한다.		
11	환부에 음식물잔사가 있을 경우 주사기에 생리식염수를 넣어 제거하도록 한다.		
12	환부에 20 cc 주사기에 구강소독액(chlorhexidine등)을 넣어 rinsing한다.		
13	처방된 약이 있으면 투약 지도한다.		
14	시중에서 파는 구강 청정제는 사용하지 않도록 지도한다.		
15	흡연과 음주를 삼가하고 의치장착을 피하도록 지도한다.		
16	물품을 정리하고 손을 씻는다.		

8) 투약 지도

(1) 목 적

치과 진료 시 투여되는 약물을 올바르게 복용하여 질병을 효과적으로 회복시키는 것이 일차적이고, 그 외에 복용하는 약물을 보호자와 환자가 올바르게 복용하고 있는지 교육을 통해 다시 검토하고 지도한다. 다른 것에 대한 질문은 담당 주치의와 의논하여 해결한다.

(2) 주의사항

① 항응혈제(아스피린) 약물을 복용자는 치과치료 시 반드시 치과의사와 의논할 것을 교육시킨다.

② 환자가 복용하는 약물은 치과 치료 시 반드시 의료진에게 전달하는 것을 교육시킨다.

③ 다량의 약물을 복용할 경우 나타날 수 있는 구강 내 변화를 교육시킨다.

(3) 준비물품

복용 중인 약물, 숟가락(필요해 의해서), 주사기, 물, 컵, 계량컵, 눈금있는 약물통

	돕는 방법	확인	
		Pass	Fail
1	대상자에게 자신을 소개한다.		
2	대상자를 확인하고 절차를 설명한다.		
3	올바른 손씻기를 한 후 일회용 장갑을 낀다.		
4	필요한 물품을 준비한다.		
5	대상자의 침상머리를 높이고 반 좌위를 취해준다.		
6	환자분에게 약의 사용 용도와 투약 절차를 설명한다.		
7	가루약은 약간의 물에 녹인 후 중간 크기의 숟가락을 사용하여 투약하거나, 바늘을 제거한 주사기를 이용하여 녹인 가루약을 흡인하여 입안으로 조금씩 주입한다.		
8	알약의 경우, 약의 개수가 많으면 2~3번에 나누어 투약하고, 직접 입안에 넣어준다(노인의 경우 손이 떨리거나 입안에 넣는 동작 중에 약을 분실할 우려가 있어 항상 조심한다).		
9	물약의 경우, 뚜껑을 열어 뚜껑의 위가 밑으로 가도록 놓고 계량컵을 눈높이로 놓은 다음, 처방된 양만큼 따른 후 대상자에게 투약한다.		
10	충분한 물을 제공한다.		
11	입을 벌리게 하거나 질문을 하여 전부 투약되었는지 확인한다.		
12	약을 먹으면서 기침을 심하게 한다거나 오심, 구토를 보인 경우 의료진에게 알린다.		
13	물품을 정리하고 손을 씻는다.		

9) 치면세균막 검사

(1) 목 적

치주 건강, 넓게는 구강건강증진을 위해 가장 중요한 것은 치면세균막을 제거하는 것이다. 그러나 환자 대부분의 경우 구강위생관리가 미흡함으로 일차적 치면세균막 검사를 통해 현재 구강위생상태를 파악한다. 치료 후 환자의 구강위생지수가 어떻게 변화하는지 평가한다.

(2) 주의사항

① 치면착색제(disclosing solution)가 환자 옷에 묻지 않도록 주의한다.
② 치면착색제(disclosing solution) 도포 시 삼키지 않도록 조심한다.

(3) 준비물품

Mirror, pincette, vat, cotton ball, 치면착색제(disclosing solution) 손거울, 에이프런, 에이프런 홀더, 차트, 삼색 볼펜, 바세린, 면봉

	돕는 방법	확인	
		Pass	Fail
1	대상자에게 자신을 소개한다		
2	대상자를 확인하고 절차를 설명한다.		
3	올바른 손씻기를 한 후 일회용 장갑을 낀다.		
4	필요한 물품을 준비한다.		
5	대상자의 침상머리를 높이고 반 좌위를 취해준다.		
6	에이프런 착용 시 대상자의 옷과 함께 집게로 고정하여 흘러내리지 않게 한다.		
7	착색제를 핀셋으로 집어서 이동하는 경로는 환자의 귀에서 입으로 하여 의복을 지나가지 않도록 한다.		
8	몸이 불편한 환자는 보호자의 도움을 받아 치면세균막 착색을 시작한다.		
9	핀셋을 이용해 구강 외에 치면착색제(disclosing solution)가 묻지 않도록 면을 이용해 입술 안쪽과 입술 밖으로 바세린을 바른다.		
10	핀셋을 이용해 치면착색제(disclosing solution)가 묻은 코튼을 살짝 눌러가면서 차아의 협·설면에 도포한다(문지르듯하면 치면세균막을 제거 할 수 있으므로 주의한다).		
11	〈순서〉 상악 좌측 협면부터 좌측으로 이동 → 상악 우측 구개측에서 우측으로 이동 → 상악 교합면: (10시 방향에서) 하악은 좌측 협면으로 우측으로 이동 → 하악 설측은 우측에서 좌측으로 이동 → 하악교합면: (8시 방향에서)		
12	구강을 한번 헹군다(보호자의 도움을 받을 수도 있다).		
13	붉은색으로 염색된 부분을 차트에 기록한다.		
14	O'Leary plague control record 방법을 이용하여 차트에 기록한다.		
15	물품을 정리하고 손을 씻는다.		

10) 치면세균막관리 교육

(1) 목 적

치면세균막을 제거하여 구강 건강을 증진시키고 효과적인 치면세균막관리로 치은의 면역성을 증가시킨다. 치면세균막으로 인해 발생되어질 수 있는 구강병을 교육시킨 후 기본적 칫솔질, 치간칫솔, 치실, 첨단칫솔을 이용한 치면세균막관리를 교육시킨다.

(2) 주의사항

① 의사소통이 안 되는 경우는 보호자를 반드시 동반하여 교육시킨다.
② 지금까지 닦았던 방법을 전달 받는다. 치은 출혈이 있는지 파악한다.
③ 구강관리를 못하고 있던 경우라면, 보호자를 동반하여 철저하게 교육시킨다.
④ 칫솔질 시 치은 출혈이 있으면 반드시 전문치과위생사의 도움을 요청한다.

(3) 준비물품

손거울, 구강에 맞는(칫솔, 치실, 첨단칫솔) 치아 모형 덴티폼 / 교육용 칫솔

	돕는 방법	확인	
		Pass	Fail
1	대상자에게 자신를 소개한다.		
2	대상자를 확인하고 절차를 설명한다.		
3	올바른 손씻기를 한 후 일회용 장갑을 낀다.		
4	필요한 물품을 준비한다.		
5	대상자의 침상머리를 높이고 반 좌위를 취해준다.		
6	현재 대상자가 사용하고 있던 구강위생용품을 파악한다.		
7	현재 구강 내 잔존하는 치아를 확인한 후 그 환자에게 맞는 방법을 교육한다.		
8	의치 사용 중인 대상자: 의치 관리법도 함께 교육한다(지대치 관리 / 의치관리 별도 교육).		
9	자연치아를 모두 가지고 있는 대상자: 치은 출혈이 있는 경우를 판단하여 교육한다.		
10	다량의 결손치아로 보철이 진행되지 않은 대상자: 첨단칫솔도 이용하여 치면세균막관리를 할 수 있도록 교육한다.		
11	치은 출혈이 있는 경우: 회전법으로 치면세균막을 제거한 후 마지막으로 클로르헥시딘을 칫솔에 적시어 변형바스법으로 닦도록 교육한다.		
12	칫솔질 시 치은 출혈이 있으면 반드시 전문 치과위생사의 도움을 요청하도록 교육시킨다.		
13	치은 출혈이 없는 경우는 회전법을 이용하여 치면세균막을 관리하도록 교육한다.		
14	물품을 정리하고 손을 씻는다.		

11) 구강건조증 처치

(1) 목 적

구강건조증을 처치 및 예방하여 타액분비를 원활하도록 하여 대상자의 구강 내 자정작용과 연하작용을 돕고 구취를 예방한다.

(2) 주의사항

① 대상자가 복용하는 약물에 대한 정보를 파악한다.
② 구강건조증을 노화현상으로만 보아서는 안 된다.

(3) 준비물품

일회용잡갑, 마스크, 파라핀 조각, 눈금용 실린더, 수건, 입술보호제

	돕는 방법	확인	
		Pass	Fail
1	대상자에게 자신을 소개한다.		
2	대상자를 확인하고 절차를 설명한다.		
3	올바른 손씻기를 한 후 일회용 장갑을 낀다.		
4	필요한 물품을 준비한다.		
5	대상자의 구강건조증 유발원인을 파악한다. • 복용하고 있는 약물 종류를 확인한다. • 방사선 치료 여부를 확인한다.		
6	구강건조증 자가인식이 심한 경우 타액분비량을 측정한다.		
7	〈타액분비량 측정〉 • 파라핀 조각을 씹도록 한다. • 5분 동안에 분비되는 타액을 눈금이 있는 튜브에 수집한다. • 분비된 타액의 양을 정량한다.		
8	〈구강건조증 처치〉 • 수면 시 가습기를 이용하도록 교육한다. • 입술보호제를 발라준다. • 무설탕 껌, 과일, 신 음식을 자주 먹도록 교육한다. • 술과 담배를 금하도록 교육한다.		
9	타액분비량이 정상보다 20~30% 감소하였고, 일반적인 구강건조증 처치로 해결되지 않을 경우 전문가에게 의뢰한다.		
10	잇몸에 출혈이 없는지 확인하고 입술보호제를 바른다.		
11	물품을 정리하고 손을 씻는다.		

12) 구강 내 점막마사지와 구강 외 근육마사지

(1) 목 적

구강 내 점막마사지를 통해 잇몸의 혈액공급을 원활히 하며, 구강 외 근육마사지로 타액선과 림프절 자극을 통해 자정작용을 원활히 하며, 근육의 탄력성 강화를 통해 저작 및 연하작용의 증진을 기대한다.

(2) 주의사항

① 대상자의 얼굴을 직접 만지는 것이므로 대상자에게 충분히 설명한다.
② 칫솔 뒷면을 이용하여 근육마사지를 할 경우 칫솔 뒷면이 치은을 자극하지 않도록 주의한다.
③ 너무 강한 힘을 주어 대상자의 불편을 초래하지 않는다.

(3) 준비물품

칫솔, 라텍스글러브, 마스크, 욕실의자, 입술보호제

	돕는 방법	확인	
		Pass	Fail
1	대상자에게 자신을 소개한다.		
2	대상자를 확인하고 절차를 설명한다.		
3	올바른 손씻기를 한 후 일회용 장갑을 낀다.		
4	필요한 물품을 준비한다.		
5	대상자의 위치를 조정한다.		
6	술자의 위치를 조정한다.		
7	〈구강 내 점막마사지〉 • 엄지와 검지를 이용하여 조심스럽게 잇몸을 잡고 눌러준다. • 검지손가락으로 전치부에서 구치부 방향으로 옆으로 이를 문질러 준다. • 검지손가락으로 교합면을 문질러 준다. • 검지손가락 혹은 칫솔 뒷면을 구치부에 대고 근육을 위로 늘려주듯 당겨 스트레칭을 해준다.		
8	〈구강 외 저작근 및 구륜근 마사지〉 • 엄지, 검지, 중지손가락을 이용하여 마사지를 한다. • 권골근(광대뼈 부근)에서 시작하여 협근과 이근(턱끝)까지 눌러주며 마사지를 한다. • 입주변 구륜근 마사지를 위해 인중부분에서 시작하여 턱까지 눌려주며 마사지를 한다. • 림프절 자극을 위해 턱 아래쪽과 목의 양쪽을 문질러 주듯 마사지를 한다.		
9	〈혀 운동〉 스스로 혀 내밀기가 가능한 대상자는 혀를 내밀어 좌우로 움직임을 반복하게 한다.		
10	잇몸에 출혈이 없는지 확인하고 입술보호제를 바른다.		
11	물품을 정리하고 손을 씻는다.		

13) 저작 및 연하운동

(1) 목 적

복식호흡, 소리내기, 피리불기, 글씨읽기 등을 이용하여 대상자의 호흡 및 연하에 이용되는 근육들을 자극함으로써 섭식과 연하작용에 도움이 되도록 한다.

(2) 주의사항

① 복식호흡, 소리내기 등으로 인해 대상자의 입이 마르지 않도록 한다.
② 입이 말라서 불편해 할 경우 입안을 헹구어 준다.
③ 연하장애가 있는 대상자, 의식이 없는 대상자, 사레가 잘 드는 대상자는 연하운동을 하지 않는다.

(3) 준비물품

큰 글씨 달력, 피리, 파라핀 왁스, 물(식수)

	돕는 방법	확인	
		Pass	Fail
1	대상자에게 자신을 소개한다.		
2	대상자를 확인하고 절차를 설명한다.		
3	올바른 손씻기를 한 후 일회용 장갑을 낀다.		
4	필요한 물품을 준비한다.		
5	〈복식호흡〉 • 숨을 들이마실 때 배가 부풀어 오르도록 하고, 내쉴 때 배가 깊이 들어갈 수 있도록 지도한다. • 숨을 내쉴 때 "아~" 소리를 내어 횡경막에 계속 힘이 들어가도록 한다. • 숨이 차거나 배에 통증을 느끼는 경우 실시하지 않는다.		
6	〈부는훈련〉 • 피리불기: 피리를 불 때 "투투투" 소리를 내듯 호흡을 자연스럽게 유지할 수 있도록 한다. • 새털 불어서 날리기 • 촛불 끄기 • 풍선 불기		
7	〈글씨읽기〉 • 대상자가 누워서도 보일 수 있을 정도의 큰 글씨를 반복하여 읽도록 한다. • 되도록 입을 크게 하고, 소리를 내어 말하도록 한다.		
8	〈저작운동〉 • 저작운동 및 타액자극을 위해 파라핀왁스를 씹도록 한다. • 파라핀왁스를 길게 하여 일부 파라핀이 구강 밖으로 나와 있도록 한다. • 파라핀에 끊어지지 않도록 5회 미만으로 씹고, 새것으로 교체 한다.		
9	〈연하운동〉 • 소량의 물을 천천히 삼킬 수 있도록 반복 연습한다. • 사례에 잘 걸리는 대상자는 실시하지 않는다.		
10	입술보호제를 바른다.		
11	물품을 정리하고 손을 씻는다.		

3. 응급처치와 기본소생술

1) 질식

(1) 목 적

음식물이나 의치 등 고형물로 인해 기도가 폐쇄되어 숨이 막히거나 호흡하기가 어려울 때 도움을 주기 위함이다.

	돕는 방법	확인	
		Pass	Fail
1	스스로 해결할 수 없을 경우, 119에 도움을 요청한다.		
2	기도가 막혔는지를 확인한다. '목에 무엇이 걸렸어요?' 라고 묻거나 기침, 호흡을 할 수 있는지를 확인한다.		
3	이물의 종류와 위치를 확인하고 갑작스러운 기침, 구역질, 호흡곤란, 청색증 등의 증상을 관찰한다.		
4	대상자가 말하거나 기침 및 호흡을 할 수 없는 경우 주위의 도움을 요청한다.		
5	이물이 육안으로 보이는 경우 큰기침을 하여서 이물을 뱉어내도록 한다.		
6	이때 손을 넣어 빼려고 하거나 구토를 일으키는 방법은 시간이 지체되고, 이물질이 기관지로 더 내려가도록 할 위험이 있으므로 삼간다.		
7	대상자가 의식이 있으나 말을 못하고 기침이나 호흡이 불가능한 경우 복부 밀어올리기 방법인 하임리히방법을 시행한다.		
8	대상자의 몸 뒤에 서서 양손을 깍지끼어 배꼽과 명치사이 2/3부분에 대고 뒤쪽 위로 세게, 빨리 누른다.		

2) 경련

(1) 목 적

경련 시에는 몸이 뻣뻣해지거나 호흡곤란 및 의식변화가 있을 수 있으므로 외상과 기도 흡인을 예방한다.

	돕는 방법	확인	
		Pass	Fail
1	스스로 해결할 수 없을 경우, 119에 도움을 요청한다.		
2	대상자의 머리 아래에 부드러운 것을 대주고 위험한 물건을 치운다.		
3	몸에 꽉 끼는 옷의 단추나 넥타이를 풀고, 편하게 호흡하도록 한다.		
4	대상자의 얼굴을 옆으로 돌리거나 왼쪽으로 돌려 눕혀 기도를 유지한다.		
5	입에 이물질을 넣어서는 안 된다.		
6	경련은 1~2분 후면 끝나므로 조용히 기다린다.		
7	경련성 질환이 없던 대상자가 경련을 일으키거나 5분 이상 경련이 지속될 때, 담당자에게 즉시 보고한다.		

3) 기본소생술

(1) 목적

기본소생술은 갑작스런 심장마비, 질식, 사고로 인하여 폐와 심장의 활동이 멈추게 되는 경우 호흡과 혈액순환을 유지함으로써 심장, 뇌, 그 외의 주요 장기에 산소를 공급하여 대상자의 생명을 구하는 데 그 목적이 있다.

	돕는 방법	확인	
		Pass	Fail
1	대상자를 반듯이 눕히고, 의식이나 반응을 확인한다.		
2	의식이 없을 경우, 119를 부르고 주변에 도움을 요청한다.		
3	기도를 확보하고 호흡을 확인한다.		
4	호흡이 없으면 다음의 절차에 따라 2회의 인공호흡을 실시한다.		
5	흉부압박을 실시한다.		
6	의료진이나 119가 도착할 때까지 시행한다.		
7	의료진이나 119가 도착하거나, 처치자가 지쳐서 더 이상의 소생술을 할 수 없을 경우, 대상자의 호흡과 맥박이 회복된 경우, 대상자의 사망이 확인된 경우에는 소생술을 종료한다.		

4. 의사소통

1) 말벗하기

(1) 목 적

노년의 외로움, 소외감, 건강에 대한 우려 등에 대한 이야기를 들어 주며 신뢰감을 형성하여 대상자의 욕구를 파악한다.

(2) 주의사항

① 의사소통의 어려움 즉, 잘 듣지 못하거나 언어장애가 있는지 살핀다.
② 잘 듣지 못한다고 하여 고음으로 대화하는 것은 바람직하지 않다.
③ 대상자가 편안하게 이야기할 수 있도록 해주어야 한다.

	돕는 방법	확인	
		Pass	Fail
1	대상자에게 자신을 소개한다.		
2	자연스럽게 옆에 앉으며 눈인사나 손을 잡아주어 편안함을 준다.		
3	이야기를 하면서 손짓, 몸짓, 표정, 시선 등의 비언어적 방법도 사용한다.		
4	대상자의 이야기를 잘 듣는다.		
5	부드러운 어조와 태도를 유지한다.		
6	대상자의 말에 귀를 기울이고 있음을 몸짓이나 눈빛으로 반응을 보인다.		
7	지시하거나 명령하는 말투는 삼간다.		
8	말은 대상자가 알아들을 수 있는 쉬운 표현으로 천천히 정확하게 말한다.		
9	대상자의 눈을 맞추고 이야기하며 프라이버시 보호에 주의한다.		
10	이야기가 끝나면 겸손하게 인사를 하고 나온다.		

2) 의사소통 돕기

(1) 목 적

의사소통은 공감대 형성 및 의견 존중, 의사표현을 통한 신뢰 형성을 돕는다.

(2) 주의사항

① 분명하고 단순한 언어의 사용, 언어적 표현과 비언어적 표현이 일치하도록 한다.
② 상대방이 질문이나 피드백할 기회를 제공해야 한다.
③ 어떻게 말을 전달할지 계획하고 자신을 분명하게 소개해야 한다.
④ 의사소통의 목적을 분명히 설명하고, 듣고, 이해한 것이 맞는지 확인해야 한다.
⑤ 불분명한 언어를 확인하고 질문에 분명히 답해야 한다.
⑥ 언어적 비언어적으로 상대의 말을 듣고 싶다는 것을 표현해야 한다.
⑦ 이해되지 않는 부분을 질문하되 공격이나 논쟁하지 않아야 한다.

	돕는 방법	확인	
		Pass	Fail
1	대상자에게 자신을 소개한다.		
2	편안한 내용을 주제로 하여 이야기를 시작한다.		
3	적당한 반응이 보이면 얼른 공감을 보이고 내용에 대해 관심을 표현한다.		
4	공감을 표현할 때는 손을 잡아 주거나 몸을 앞으로 구부려 대상자의 이야기를 진지하게 듣고 있음을 보인다.		
5	부정적인 말이나 '힘내라', '기운 내라', '괜찮다' 라는 등의 대상자가 힘겨워하는 표현을 피한다.		
6	손을 잡아주며 느낌을 표현한다.		
7	내용에 대해 관심을 표현하면서 대상자가 더 편안히 이야기하도록 한다.		
8	내용에 대한 해결방안은 혼자서 해결하지 않고 의료진이나 가족과 상의한다.		

3) 의사소통 및 라포 형성 방법

(1) 목 적

대상자와 효과적인 의사소통을 하고 라포 형성을 함으로써 상호간의 이해와 신뢰를 형성하여 구체적이고 실질적인 문제해결 계획을 수립하여 대상자의 안위를 도모하기 위함이다.

(2) 주의사항

① 대상자의 모든 것(옷차림, 얼굴, 태도, 자세, 행동, 생활여건 등)을 긍정적인 시각으로 보면서 존중한다.
② 대상자를 진실하고 솔직하게 대한다.
③ 목소리, 억양, 빠르기, 부드러움 등에 유의하고 언어선택도 신중히 해야 한다.

	돕는 방법	확인	
		Pass	Fail
1	대상자에게 자신을 소개한다.		
2	〈분명해야 한다〉 대상자가 쉽고 정확하게 이해할 수 있도록 간단한 문장과 평이한 용어를 사용한다.		
3	한 번에 하나의 의견이나 느낌을 전달한다.		
4	대상자의 지적 수준이나 경험에 맞는 단어를 사용한다.		
5	〈간결해야 한다〉 이야기가 너무 길거나 복잡하면 대상자가 지루해 하고 무슨 말인지 혼란스러워한다.		
6	너무 짧으면 이해를 하지 못할 수 있다.		
7	노인에게는 간단히 말한다고 해서 명령조가 되어서는 안 된다.		
8	〈구체적이어야 한다〉 예: '언제 그런 일이 있었어요?' 보다 '오늘은 O월 O일인데 그 일이 일어난 것은 어제였어요, 그제였어요, 더 오래전이었어요?'		
9	〈정확하고 적절하게 표현한다〉 대상자에게 정보를 전달할 때에는 내용이 정확해야 한다.		
10	꼭 필요한 정보라 할지라도 시기를 잘 선택해서 전달해야 한다.		
11	〈관심과 수용을 보인다〉 아무리 좋은 정보여도 대상자가 받아들일 자세가 되어 있어야 한다.		
12	따라서 대상자가 거부하거나 좌절해 있을 때에는 다른 이야기보다는 온정과 이해로 대상자에게 관심을 보이고 동조해준다.		

	돕는 방법	학습자확인	
		Pass	Fail
13	〈말하기〉 무슨 말을 하려고 하는지, 목적은 무엇인지 분명히 한다.		
14	대상자가 이해할 수 있는 친숙한 단어를 사용한다.		
15	말과 몸짓이 일치하도록 한다. 특히 대상자는 몸짓 같은 비언어적 메시지를 잘 파악한다. (예: 친절하게 말하면서도 눈은 딴 곳을 보고 있거나 눈썹을 찌푸리고 있다)		
16	대상자가 이해할 만큼만 이야기한다(너무 한꺼번에 많은 것을 이야기하지 않는다).		
17	마지막 부분에 이야기하려고 하는 바를 다시 반복하고 잘 알아들었는지 확인한다.		
18	〈듣기〉 대상자에게 관심이 있음을 몸짓으로 보여준다(예: 내가 이야기하는 중이라도 대상자가 이야기를 시작하면 내 말을 멈추고 들어준다. 몸을 약간 대상자 쪽으로 기울이고 열심히 듣는다).		
19	대상자의 이야기를 듣다가 바로 반박하거나 충고를 하고 싶어도 자신의 감정을 절제하고 먼저 대상자를 인정하도록 한다.		
20	대상자의 비언어적 메시지에 주의한다.		
21	〈질문하기〉 대상자가 나의 이야기를 정확히 이해했는지 확인하는 과정이자 내가 대상자의 이야기를 잘 이해했음을 확인해주는 과정이다.		
22	애매한 단어가 있으면 물어본다. 이를 통해 서로 다른 이야기를 하고 있는 것은 아닌지 확인할 수 있다.		
23	좀 더 알고 싶은 내용이 있는지 물어본다. 곧, 질문은 대상자를 더 잘 알고 친해지고자 하는 적극적인 태도의 일환이다.		

참고문헌

- 강기호 외. 노인치과학. 지성출판사. 2001.
- 강부월, 박정란, 이형숙, 황윤숙. 노인을 위한 구강관리. 군자출판사. 2008.
- 건강연대. 건강보험 보장성에 대한 국민의견조사. 2008.
- 고경환 외. 한국의사회복지지출추계. 보건복지부. 2003.
- 고용상 연령차별금지 및 고령자고용촉진에 관한 법률.
- 高知市保健所. 健康づくり課, かるかる 百歳?操と 口腔ケア. 高知市保健所. 2007.
- 공적노인요양보장제도 실행위원회. 노인요양보장체계 시안공청회. 2004.
- 국무조정실 노인복지 대책위원회. 고령사회에 대비한 노인보건복지종합대책. 2002.
- 국민건강보험공단. 고령화 사회의 상병별 노인의료비 추이분석. 2003.
- 국민건강보험공단. 노인장기요양보험도입방안. 2001.
- 국민건강보험공단. 선진국의 장기요양서비스체계 자료집. 2002.
- 국민기초생활보장법 시행령.
- 국민연금법.
- 권덕철. 독일수발보험제도 실시 현황 및 평가. 한국노인문제연구소. 2003.
- 권상로, 박종렬. 미국과 독일의 노인장기요양제도에 관한 연구. 법학연구, 제19권.
- 권현숙 외. 구강보건교육학. 청구문화사. 2010.
- 김광수 외. 지역사회구강보건학. 고문사. 2010.
- 김귀분 외. 노인질환관리 I. 현문사. 2006.
- 김근홍. 독일 플레게보험에 관한 연구. 한국사회복지학회. 1999.
- 김금순 외. 재가노인간호. 신광출판사. 2001.
- 김명, 고승덕, 서미경, 서혜경. 노인보건복지 이론과 실제. 집문당. 2004.
- 김명자 외. 최신기본간호학. 현문사. 2005.
- 김미숙. 일본의 공적개호보험제도의 문제점과 과제. 노인복지연구. 2003.
- 김수영 외. 건강한 노화. 양서원. 1998.
- 김숙향 외. 임상치위생학. 대한나래출판사. 2007.
- 김승권 외. 저출산대비 인구정책개발 및 범정부추진 체계 수립 연구. 보건복지부. 2003.
- 김연화 외. 최신치과임상. 고문사. 2006.
- 김영경 외. 간호와 영양. 현문사. 1998.
- 김영호, 장우심. 케어복지실천기술론. 창지사. 2005.
- 김용택. 일본개호보험제도 시행 후의 검토과제와 논의점. 한국노인문제연구소. 2003.
- 김이겸 외. 최신노인치과학. 정문문화사. 2000.
- 김정한. 노후생활보장실태의 국제비교 및 한국에의 시사점. 고령사회의 복지정책방향. 2003.
- 김종배 외. 공중구강보건학. 고문사. 2007.
- 김주희 외. 노인간호학. 현문사. 1998.
- 김주희 외. 장기요양 노인간호. 군자출판사. 2005.
- 김진 외. 전신질환자의 치과진료의 임상길잡이. 군자출판사. 2004.
- 김진우 외. 한국인의 치주질환과 심장질환 유병 상태와 관련성. 대한구강보건학회지 2007;31(3):387-395.
- 김태진. 우리나라 개호보험제도의 도입방안. 사회복지개발연구원. 2001.
- 노인복지법시행규칙.
- 노인복지법시행령.

- 대한구강내과학회. 전신질환자 및 노인. 신흥인터내셔날. 2007.
- 대한구강보건학회. 치과의원에서 가능한 계속구강건강관리법 실습메뉴얼. 예방구강진료연구회. 2008.
- 대한치과위생사협회 노인·장애인 구강보건특별위원회, 노인구강건강증진을 위한 전문치과위생사 양성과정. 2009.
- 박노예. 보건교육. 수문사. 2003.
- 박상범. 장기간병보험의 활성화를 통한 노인복지의 개선. 보험개발연구원 보험연구소. 1999.
- 박승두 외. 일본개호보험제도의 시행상의 문제점과 개선과제에 관한 연구. 인간과연구. 2003.
- 박영애 외. 포항시 일부지역 노인의 전신건강 및 식생활 습관과 구강건강과의 관련성. 대한구강보건학회지 2006;30(2):183-192.
- 박재간. 노인에 대한 가족부양과 앞으로의 과제. 한국노인복지학회. 1999.
- 박재용. 공적노인요양보장체계 재정운영방식. 공적노인요양보장추진기획단. 2003.
- 배창진. 우리나라 공적노인요양보장제도의 과제. 한국노인복지학회. 2003.
- 보건복지가족부. 요양보호사 공통 표준교재. 2008.
- 보건복지부 건강증진사업지원단. 2005년도 보건소 운동사업 담당자 교육교재. 2005.
- 보건복지부 건강증진사업지원단. 의사소통·홍보·보건교육 권역개발 교육자료집 I. 2006.
- 보건복지부 중앙응급의료센터. 일반인을 위한 응급처치. 2005.
- 보건복지부. 2003년도 노인보건복지사업안내. 2003.
- 보건복지부. 2004년도 노인복지시설 현황. 2004.
- 보건복지부. 2009년도 국민건강 영양조사. 2009.
- 보건복지부. 2010년도 국민구강건강실태조사 요약본. 보건복지부 2010:463-466.
- 보건복지부. 2011년 구강보건사업안내.
- 보건복지부. 고령사회에 대비한 노인보건복지종합대책 실행계획안. 2002.
- 보건복지부. 노인실태조사. 2008.
- 보건복지부. 노후소득보장 사각지대 해소대책위원회설치 및 운영계획. 사각지대해소대책전문위원회 1차 회의 보고안건. 2004b.
- 보건복지부·대한구강보건협회. 노년기 구강관리 CD. 2005.
- 보건복지부. 요양보호사 표준 교재. 2008.
- 보건복지부. 참여복지5개년계획 2004-2008. 보건복지부 참여복지기획단. 2004a.
- 서순림 외. 노인건강증진. 현문사. 2006.
- 선우덕. 고령사회 노인인력의 효율적 활용방안. 보건복지포럼. 2003a.
- 선우덕. 공적장기요양보험제도의 도입방안. 한국사회보장학회. 2003b.
- 성혜영, 조희선. Rowe와 Kahn의 구성요소를 활용한 성공적 노화. 한국노년학 2005;26(1):105-123.
- 손건익. 대한임상노인의학회 춘계학술대회. 한국 노인보건의료정책의 현황 및 발전방안. 2008.
- 송미순 외. 노인간호의 연구와 전망. 서울대학교출판부. 1997.
- 송미순 외. 노인일차건강관리. 군자출판사. 2006.
- 안필준. 일본의 노인간병보험제도. 한국노인문제연구소. 1998.
- 양철호. 노인복지법개정을 위한 제안. 2003.
- 예방치학연구회. 현대예방치학, 3판. 군자출판사. 2010.
- 원정원. 노인의학. 이퍼블릭. 2007.
- 윤현숙. 미국의 노인보건정책과 관련법. 한국노인문제연구소. 2001.
- 이미숙. 장수 지역 장수인의 식생활. 경상대학교 노인건강연구센터 학술대회 2004:33-52.
- 이미숙. 한국 노인의 영양섭취의 문제점, 대한 의사협회지 2001;44(8):823-942.
- 이미애. 미국·영국 고령자 간병정책. 한국노인문제연구소. 1998.

- 이상각. 독일의 간병보험제도. 한국노인문제연구소. 1998.
- 이선경, 현기용, 이승우. 필로카핀 투여방법에 따른 구강건조증 환자의 치료 효과에 관한 연구. 대한구강내과학회지 1994;19(2):25-44.
- 이용갑. 노인사회와 노인에 대한 의료보장. 카톨릭대학교 사회복지연구소. 1998.
- 이혜영. 여성 골다공증환자의 골다공증에 대한 지식. 류마티스건강학회지 2001;8(1): 65-85.
- 장기완 외. 구강보건교육학. 고문사. 2007.
- 장병원. 개호보험제도의 정책과정 및 제도개요. 한국노인문제연구소. 2003b.
- 장병원. 공적노인요양보장정책의 방향과 기본 문제. 노인복지연구. 2003a.
- 장지연. 고령사회에 대비한 노인인력활용방안. 한국사회보장학회. 2003.
- 전국대학보건관리학교육협의회. 보건교육학. 한미의학. 2010.
- 전미진 외. 전남 일부지역 장기요양노인의 치매 유병에 따른 구강건강상태 비교 연구. 대한구강보건학회지 2008;32(3):299-308.
- 전채근. 우리나라 실버산업의 활성화 방안. 노인복지연구. 2003.
- 정경희 외. 전국 노인장기요양보호서비스 욕구조사. 한국보건사회연구원. 2001.
- 정길홍. 한국의 케어복지 정책적 방안. 한국노인복지학회. 노인복지연구 제20호 2003여름.
- 정문규 외. 노인치과학. 신흥인터내셔날. 2008.
- 정세환 외. 생애주기별 구강보건사업 발전방안 연구. 강릉대학교 산학협력단, 건강증진사업지원단. 2007.
- 정원균 외. 알기 쉬운 고급 치주기구 조작법. 대한나래출판사. 2006.
- 정재훈. 노령사회에 대비하는 새로운 가능성. 한국사회복지학회. 2001.
- 정한영. 노인가정요양 간병가이드. 군자출판사. 2008.
- 정형선. 고령화시대의 보건복지서비스공급체계. 한국사회보장학회. 2003.
- 조민정 외. 치면세마총론. 고문사. 2006.
- 조유향. 공공보건기관 재가노인복지사업의 활성화 방안, 공공보건기관 재가노인복지사업 현황과 과제. 2002.
- 조유향. 노인간호, 제4판. 현문사. 2008.
- 조유향. 노인보건. 현문사. 2008.
- 조유향. 선진국의 노인보건복지사례. 보건연구정보센터. 2002.
- 조유향. 일본개호보험제도의 개요. HEALTH RESEARCH. 2000.
- 조유향. 일본의 노인보건복지시설과 서비스에 관한 고찰. 한국노년학연구. 1996.
- 조유향. 일본의 재가노인복지사업. 강진군노인서비스전달모델의 개발. 1999.
- 조은별. 구강기능향상운동이 노인의 구강기능과 삶의 질에 미치는 영향. 충남대학교 보건대학원. 2009.
- 최병호. 노인 장기요양보험제도의 도입방안 검토. 한국보건사회연구원. 2002.
- 최병호. 독일과 미국의 노인장기요양제도 비교연구. 한국보건경제학회. 2002.
- 최병호. 인구추계변화가 사회보험재정에 미치는 영향 분석. 사회보장연구. 2003.
- 최성재 외. 노인 장기요양보호에 관한 한 · 일 비교연구. 한국노년학회. 2000.
- 최성재, 장인협. 고령화사회의 노인복지학. 서울대학교출판문화원. 2010.
- 최영희 외. 노인과 건강. 현문사, 4판. 2009.
- 최용근. 노년치의학을 배워야 하는 11가지 이유. 대한치과의사협회지 2011;49(10):594.
- 최정희 외. 노인과 건강. 현문사. 2010.
- 치과위생사. 퀸테센스. 2011;(3):20
- 치과위생사. 퀸테센스. 2011;(9):48-50.
- 통계청. 장래인구추계. 2001.
- 하버드 의과대학. 하버드 메디컬 스쿨 가정의학 가이드. 교학사. 2004.

- 한국보건사회연구원. 장애인 실태조사. 2005.
- 한국보건사회연구원. 전국 노인생활실태 및 복지욕구조사. 1998.
- 한국보건산업진흥원. 시 · 도립 치매요양병원 및 노인전문병원사업 및 실적 평가. 2001.
- 한국보건산업진흥원. 장기요양병상 및 전문병상 적정 공급방안 연구. 2001.
- 한국영양학회. http://www.kns.or.kr/
- 한국치과위생사교육협의회. 치과위생사를 위한 치주기구 활용능력 표준화 평가지침서. 청우. 2006.
- 허남숙 외. 치과보철학. 고문사. 2007.
- 홍미령. 독일의 노인보건정책의 현황과 과제. 한국노인문제연구소. 2001.
- 홍미령. 미국의 노인을 위한 사회적 서비스 프로그램. 한국노인문제연구소. 2001.
- 홍미령. 우리나라 공적노인요양보장제도 도입을 위한 논의과정에 관한 연구. 한국노인문제연구소. 2003.
- Abe, S., Ishihara, K., Adachi, M., Okuda, K. Tongue-coating as risk indicator for aspiration pneumonia in edentate elderly.
- Archives of Gerontology and Geriatrics 2008:47(2):267-275.
- Avcu N et al. Oral findings and health status among hospitalized patients with physical disabilities, aged 60 or above. Arch Gerontol Geriatr 41, 2005:69-79.
- Baum BJ, Ship JA, Wu A. Salivary gland function and aging: a model for studying the interaction of aging and systemic disease. Crit Rev Oral Biol Med 1992;4:53-64.
- Billings RJ, Proskin HM, Moss ME. Xerostomia and associated factors in a community-dwelling adults population. Community Dent Oral Epidemiol 1996;24:312-316.
- Cassolato SF, Turnbull RS. Xerostomia: clinical aspects and treatment. Gerodontology 2003;20:64-77.
- Darby & Walsh. Dental Hygiene Theory and Practice 3th. SAUNDERS ELSEVIER 2010.
- Dung SZ. Effects of mutans streptococci, Actinomyces species and Porphyromona gingivalis on collagen degenerations. Chung Hua I, Hsueh Tsa Chihi (Taipai). 1999;62:764-74.
- Esther M. Wilkins, Clinical Practice of the Dental Hygienist(Ninth Edition). LWW. 2005.
- Fox PC. Management of dry mouth. Dent Clin North Am 1997;41(4):863-875.
- Ghezzi EM, Ship JA. Aging an secretory reserve capacity of major salivary glands. J Dent Res 2003;82(10):844-848.
- Hanneman SK, Gusick GM. Frequency of oral care and positioning of patients in critical care: a relocation study. Am J Crit Care. 2005;14:378-386.
- Harber D. Health Promotion and Aging-Practical Application for Heath Professionals- 3rd ed., Springer Publishing Co., 2003:154-192.
- Hazzard WR., Bierman EL., Blass JP. Ettinger WH, Halter JB. Principles of geriatric medicine and gerontology. New York: McGraw Hill. 1994.
- Horwarth C. Marriage and diet in elderly Australians: Results from a large random survey. Jornal of Human Nutrition and Dietetics 1989;2:185-193.
- Jones H, Newton JT, Bower EJ. A survey of the oral care practices of intensive care nurses. Intensive Crit Care Nurs 2004;20-69-76.
- Kathleen DV. The biology salivary glands. CRS Press 201-227.
- Lamkin MS, Oppenheim FG. Structural features of salivary function. Crit Rev Oral Biol Med 1993;4:251-259.
- Mandel ID. The functions of saliva. J Den Res 66(Spec Iss) 1987:623-627.
- Mandel ID. The role of saliva in maintaining oral homeostasis. J Am Dent Assoc 1987;119(2):298-304.
- Martha B. Holstein, Meredith Minkler. Self, Society, and the "New Gerontology". The Gerontologist 2003;43(6):787-796.
- Martha R. Crowther, Michael W. Parker, W. A. Achenbaum, Walter L. Larimore, Harold G. Koenig. Rowe and Kahn's Model of Successful Aging Revisited Positive Spirituality?The Forgotten Factor. The Gerontologist 2002;42(5):613-620.

- Mellberg JR. Demineralization and remineralization of root surface caries. Gerodontology 1986;5:25-31.
- Michele Keonardi Darby and Margaret M. Walsh. Dental Hygiene Theory and Practice, 2nd Edition. Elseriver Science Health Science div 2003:960-988.
- Miller CA.. Nursing for wellness in Older Adults ? Theory and Practice-, 4th ed., LWW 2004:279-307.
- Newman HN., Levers BGH. Tooth eruption and function in an early Anglo-Saxon population J.R.Soc. Med 1979;72:341-50.
- Nippon Koshu, Eisei Zasshi. Effect of home visit dental health services. Japanese 1998;45(9):915-920.
- Nishiyama Yoshihide. Changes of General and Oral Health Status of Elderly Patients Receiving Home-visit Dental Services. 口病誌 2005;72(2):172-182.
- Norman O. Harris, Franklin Garcia-Godoy. Primary Preventive Dentistry: Pit and Fissure Sealants. New Jersey: Pearson 2004:285-318.
- Papas AS. Geriatric Dentistry aging and oral health. Mosby-Year Book. 1991.
- Percival RS, Challacombe SJ, Marsh PD. Flow rates of resting whole and stimulated parotid saliva in relation to age and gender. J Dent Res 1994;73:1416-1420.
- Rello J, koulenti D, Blot S, et al. Oral care practices in intensive care units: a survey of 59 European ICUs. Intensive Care Med 2007;33:1066-1070.
- Russel et al. Motified food guide pyramid for people over seventy years of age. Journal of Nutrition 1999;129:751-753.
- Sadowsky DC, Kunzel C, Phelan J. Dentists' knowledge, case-finding behavior and confirmed diagnosis or oral cancer. J Cancer Ed. 1988;3:127-34.
- Scannapieco FA. Saliva-bacterium interactions in oral microbial ecology. Crit Rev Oral Biol Med 1986;5:203-248.
- Sreebny LM, Schwartz SS. A reference guide to drugs and dry mouth. Gerodontology 1986;5:75-102.
- Taeko Hayashi, Mutsuko Kimura, Naomi Tamura, Shoji Hirata, Tomoko Yabunaka, Yasuko Kamimura. Oral and Dental Health and Oral and Dental Support of Home Patients-Role of Dental Hygienist in the Home Service Nursing Station. Jpn J Cancer Chemother 1999;26:305-308.
- Wolk et al. A prospective study of association types of fat with risk of breast cancer Archives of Internal Medicine 1998;158:41-45.